深圳市名老中医系列

罗陆一临证经验集

主　编　罗陆一

副主编　程　红　邢　洁　徐　翀　罗中奇

编　委　程　红　邢　洁　徐　翀　罗中奇

　　　　华　青　殷建明　李　根　杨志刚

　　　　邓　斌　张卫斌　黄梦雨　赵珊珊

　　　　司徒宝珍　庄国立　何志明

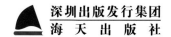
深圳出版发行集团
海天出版社

图书在版编目（CIP）数据

罗陆一临证经验集 / 罗陆一主编.— 深圳 : 海天
出版社, 2013.8
（深圳市名老中医系列）
ISBN 978-7-5507-0745-0

Ⅰ.①罗… Ⅱ.①罗… Ⅲ.①中医学—临床医学—经
验—中国—现代 Ⅳ.①R249.7

中国版本图书馆CIP数据核字（2013）第123186号

罗陆一临证经验集
LUOLUYI LINZHENG JINGYAN JI

出 品 人　尹昌龙
出版策划　毛世屏
丛书主编　许四虎　廖利平
责任编辑　何志红
责任技编　梁立新
责任校对　万妮霞　孙海燕　刘发明
装帧设计　龙瀚文化

出版发行　海天出版社
地　　址　深圳市彩田南路海天大厦（518033）
网　　址　www.htph.com.cn
订购电话　0755-83460293（批发）0755-83460397（邮购）
排版设计　深圳市龙瀚文化传播有限公司　Tel：0755-33133493
印　　刷　深圳市华信图文印务有限公司
开　　本　787mm×1092mm　1/16
印　　张　17
字　　数　250千
版　　次　2013年8月第1版
印　　次　2013年8月第1次
印　　数　1—2000册
定　　价　38.00元

总　序

　　中医药学源远流长，岐黄神农，医之源始；仲景华佗，医之圣也。在中医药学发展的长河中，临床名家辈出，促进了中医药学的迅猛发展。继承与创新是中医药事业发展的两大核心内容，继承是发展的目标，创新是发展的源头活水。深圳市名老中医是中医药学特有的智能资源，有着鲜明的学科特点和无以替代的学术地位。名老中医是将中医药学基本理论、前人经验与临床实践相结合，解决临床疑难问题的典范，代表着中医学术和临床发展的水平。他们的学术思想和临证经验是中医药学术特点、理论特质的集中体现。与浩如烟海的中医古籍文献相比，它们更加鲜活，更具可用性和现实性，是中医药学这个伟大宝库中的一笔宝贵财富。名老中医学术思想、临证经验研究，是中医继承工作最重要的组成部分。因此开展名老中医学术思想、经验传承研究具有十分重要的意义。

　　该套《深圳市名老中医系列》丛书收录的深圳名老中医均为国家级、省级名中医。这些名老中医在来深圳之前，就已经是当地颇有盛名的医家。在深圳工作的几十年中，更是结合岭南特殊的地理环境、气候特点及人群疾病特征积累了大量的临床经验，为保障深圳人民的健康做出了卓越贡献。他们医德高尚、医术精湛，"怀丹心以济世，执妙方以活人"，为患者所爱戴。同时，他们在长期的临床实践中勇于探索、勤于思考，穷岐黄奥趣，继古圣先贤，成卓然医家。深圳市从2006年开始启动"学经典、做临床"中医经典培训工作，深圳各位名老中医不辞劳苦，担任授课老师，为我市培养"铁杆中医"；其执着和卑谦深得钦佩。

　　深圳市卫生和人口计划生育委员会坚定贯彻落实党的十七届六中全会精神，将中医药文化纳入社会主义文化来推动其繁荣与发展。因此，我们组织策划编写该套《深圳市名老中医系列》丛书，目的是为我市积累和沉淀中医药文化，培养"铁杆"中医后继人才，记载这些名老中医为中医药事业发展的奋斗历程和卓著贡献；与此同时，大书特书名老中医作为我市行业发展的标杆作用，彰显他们的人格魅力和学术地位与作用。该套丛书共有10个分册，分别为10位深圳名老中医的学术成果和临床经验总结，本书的作者罗陆一老先生第五个交稿，成为该套丛书的第五分册，由衷地表示祝贺！

当前，该套丛书对于市卫人委提出的"以实施重点学科建设，提升医疗水平；以加强职业道德精神建设，提升人民群众的满意度"两大提升工程具有一定的现实指导意义。所以，它不仅是深化医药卫生体制改革，全面贯彻落实《国务院关于扶持和促进中医药事业发展若干意见》的成果，而且是践行落实《中共广东省委、广东省人民政府关于建设中医药强省的决定》的成果；不仅是贯彻落实《深圳经济特区中医药条例》的成果，而且是贯彻落实我市"两大提升工程"、首批开展中医药名家师承继续教育的重大成果。由此，我们深感欣慰！

该套丛书紧密结合临床，面向临床实用，所编录的名老中医的应用经验和心得体会，不仅有对传统疗效的新认识、新运用、新经验，还有许多名老中医在长期临床实践中积累的、对传统疗效的拓展应用，颇多独到见地，能很好地启迪读者的思路。读者当在辨证论治原则的指导下，借鉴名医处方用药思路，触类旁通，举一反三，将会深受裨益与启迪。

《深圳市名老中医系列》丛书编辑委员会
2012年6月11日

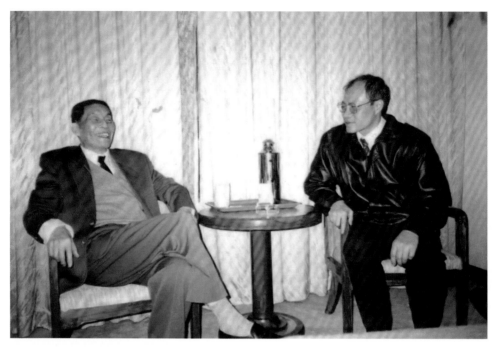

罗陆一与中医泰斗董建华

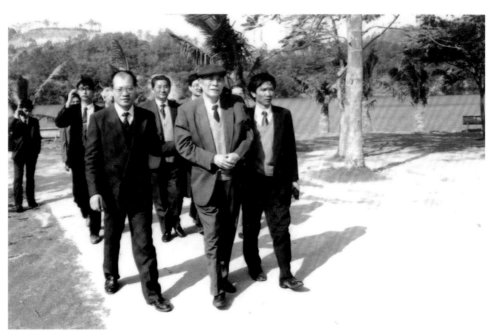

罗陆一和董建华、吉良晨等专家

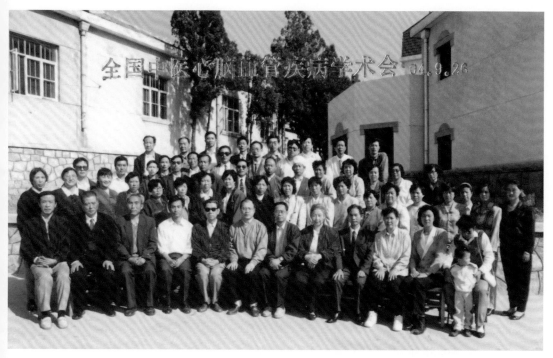

罗陆一（前排左6）参加中医心脑血管疾病学术会

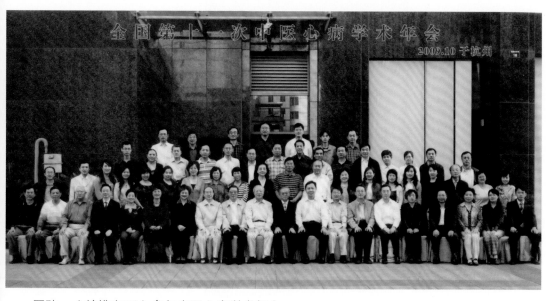

罗陆一（前排左10）参加中医心病学术年会

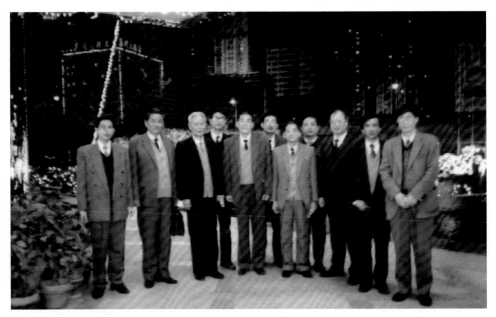

罗陆一与中医泰斗董建华，国医大师路志正，国家名中医焦树德、吉良晨等专家合影

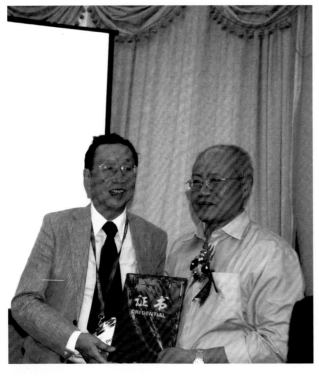

罗陆一与时任中华医学会心血管专业委员会主任委员、中国医师会心血管分会主任胡大一教授合影

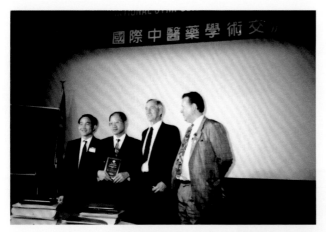

罗陆一赴美国参加首届国际中医药学术交流会

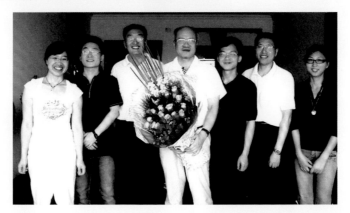

罗陆一和博士生

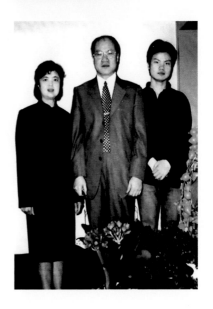

罗陆——家

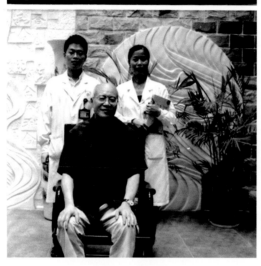

与深圳市首批名中医高徒副主任医师
程红及副主任医师李根合影

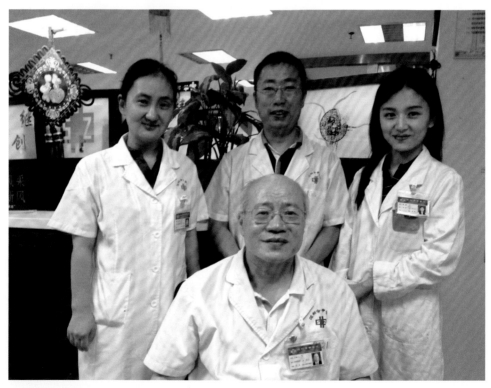

与全国名中医师承高徒主任医师邢洁博士、主任医师邓斌博士及徐珊硕士合影

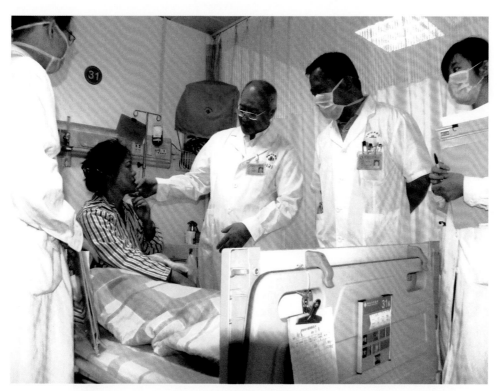

罗陆一在心血管病区查房

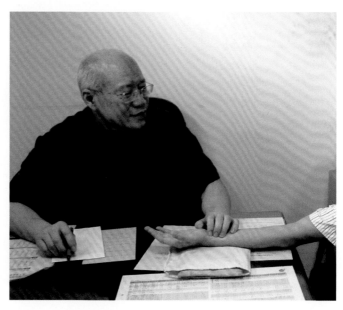

罗陆一在为患者把脉

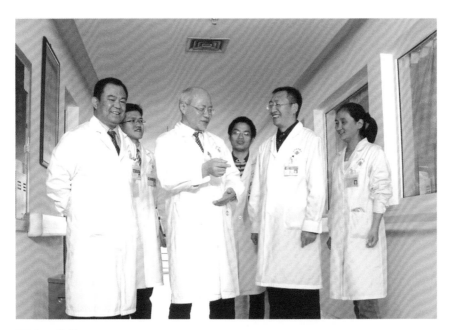

罗陆一带教

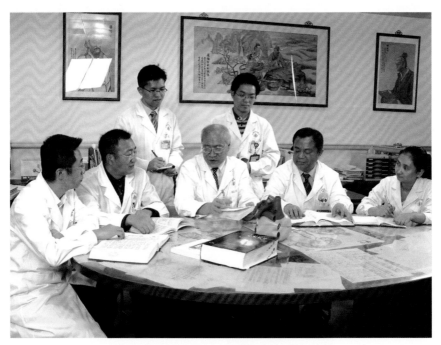

学科带头人罗陆一主持学术讨论

自 序

　　伟哉，中华；昭哉，中医。昔者，盘古开天辟地，三皇立而文明始，有巢氏、燧人氏，仰观天象，俯察地理，列排星辰，创制阴阳。伏羲氏依河洛画八卦，炎帝建连山，黄帝造归藏，文王演周易，起我中华医学之源。神农尝百草，著汤液，岐伯设五运立六气，订我中华医学之本。传之伊尹、扁鹊、越人、仲景，中华医学乃至臻至善焉。魏晋华佗、叔和、甫谧又有继承，隋唐思邈、葛洪，宋元子和、元素、丹溪、河间、东垣不断光大，明清景岳、时珍、叶桂、薛氏、鞠通亦有发扬。宏哉，中医，有如浩瀚之宇宙；深哉，中药，宛如汪洋之大海。广不可及，深不可测，唯有夜以继日，努力学习，不断参悟，探其奥妙。

　　余幼承祖训，研习岐黄，多处寻师问贤，少时求学于景德镇之唐云卿、张了然、斋公、李惠民等，并求教于走方医、蛇伤医、草药医、佛道医，后又跟师于南阳之赵清理、郑州之李振华、南京之周仲瑛等。叹自己性愚不聪，未尽老师之真传，未穷岐黄之秘奥。只得中医一点方术。不觉悬壶至今，已过耳顺之年，从师带教，教学相长，偶有一得，师徒记而录之。然中医之博大精深，余之一得，实为沧海之一粟，海滩之一贝。

　　今深圳市卫人委组织编写深圳市名老中医之经验，余不揣浅陋，将近来所得整理付梓，如能有益同道，启迪后学，余心足矣。

罗陆一

癸巳年丙辰月癸卯日

目　录

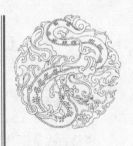

第一章 基础理论篇

罗陆一教授博览医学书籍，临床经验丰富，特别是通过望诊诊断疾病并指导预防及治疗，是其毕生经验之重要部分，望诊作为"四诊"之首，在临床诊病过程中，极为重要，本篇主要包括以下内容：望诊下极（山根）、望面色、望指甲、望手少阴心经、手厥阴心包经及望神诊断心病，望半月痕了解人体体质，望鼻柱诊断情志病，望睛明诊断消渴病，望人中论治月经病，望诊诊断脑血管疾病等等；罗陆一教授临证时结合五行学说，将人分为"木火土金水"五类，即结合人之特质为其诊病；每每疗效极佳。本章通过一篇"中医临证拾贝"叙述其数个临证特点，而某些中药的独特应用也是其的经验之一，虽只收集近年来总结，也体现出罗老与众不同的用药特点；其平日临证过程中，注重五运六气与生理病理及治则，主张中医养生，"天人相应"，顺应天时而起居、模拟五禽以动作、据食物之寒热温凉而饮食，不仅使病人的疾病能够早日恢复，亦使与其相交之同事、友人终生获益。

一、《内经》心病面部望诊理论与临床实践

1. 望诊渊源

望诊，就是医生用眼睛观察病人全身和局部神色、形态、舌象等的变化。中医望诊以五行学说及整体观念为理论基础，认为体表任何一个相应的局部都可反映身体脏腑功能及疾患的信息。正如《灵枢·本脏》记载："视其外应，以知其内脏，则知所病矣。"由表面局部微小的变化而测知整体的状态，即"见微知著"。正是这种诊断思想，决定了望诊诊法在疾病诊断中的优势和实用性。我们可以通过望诊，运用司内揣外、见微知著、以常达变的方式，来测知异常变化与病因。

望诊历来被列为中医"望、闻、问、切"四诊之首，《难经·六十一难》曰"望而知之者谓之神"，将望诊列为诊断的最高境界。运用望诊最著名的例子是载于《史记·扁鹊仓公列传》关于先秦名医扁鹊相齐桓侯的故事，扁鹊单凭望齐桓侯的气色而不用切脉，就知病情由腠理入血脉、肠胃、骨髓，桓侯不听劝告，不到一个月便毙命。

自神农始，随着中医发展，望诊理论也得到日益完善。其中《黄帝内经》对望诊有了系统的归纳。如《灵枢·五色篇》："黄帝曰：庭者，首面也。阙上者，咽喉也。阙中者，肺也。下极者，心也。直下者，肝也。肝左者，胆也。下者，脾也。方上者，胃也。中央者，大肠也。扶大肠者，肾也。当肾者，脐也。面王以上者，小肠也。面王以下者，膀胱子处也……此五藏六府肢节之部也，各有部分。"详细记载了面部望诊的重要部位。

2. 中医心病

中医学的"心"与西医解剖学的心不同，《黄帝内经》曰"心主血脉""心藏神"，可见中医之"心"包含了现代医学的循环和神经系统的部分功能，如《金匮要略》中提到"胸痹不得卧，心痛彻背""喘息咳唾，胸背痛，短气""背痛彻心"等症状，从其所描述的症状，接近现代医学的冠心病，涉及临床上的心绞痛和心肌梗死。因此，可通过望诊对心血管病的病情、预后判断进行诊断并可

进行疾病的预防及早期治疗。

3. 心病面部望诊

《素问·六节脏象论篇》提出五脏各有其华，"心者，生之本，神之变也，其华在面，其充在血脉"，其中"华"有光彩、荣华外露之意，反映了面部望诊在心病望诊中的重要性；《灵枢·邪气藏府病形》："十二经脉，三百六十五络，其血气皆上于面而走空窍。"由于头面为"诸阳之会"，全身血气皆上注于面，血脉丰富，而"心主血脉"，故心的气血的盛衰，可以从面部神色的变化而显露出来，所以面部望诊常被作为中医推断心之气血、功能盛衰的重要参考指标，由此可见面部望诊在心病望诊中尤为重要。

心病面部望诊又可分为望神、望色、望特殊部位，中医理论认为，"心主神明"，"心藏神"，人的精神意识、情绪、思维等均由心所主，望神即可知心；"心者君主之官，其华在面"，面部色泽改变均受心血的影响，面色为心之外候，望面色即可知心。又《灵枢·五色》曰："五藏次于中央，六府挟其两侧，首面上于闲庭，王宫在于下极。"王宫即为心，下极即为两目之间，鼻梁上方之处，又名"山根"，由此可知下极这一部位对心病望诊具有特殊意义。

（1）望神

《素问·灵兰秘典论篇》说："心者君主之官，神明出焉"，心主神明，指人的精神、意识、思维活动为心所主。《素问·宣明五气篇》说："心藏神"，《灵枢·邪客》把心称为"五脏六腑之大主"，强调了心为产生神之源，是五脏之首；《灵枢·本神》云："所以任物者谓之心"，都说明心具有接受外来信息并对其作出相应反应的能力。心之主"神明"包括人的感觉、认知、意识思维、情绪、行为活动等多方面的内容。现代医学将这些功能归之于大脑，而中医将这些功能归属于心。

神的表现是多方面的，但望神的重点在于望目，包括目光、表情和动态等。《灵枢·大惑论》说："目者，心之使也；心者，神之舍也。"面部望诊中的诊察部位头面部为"诸阳之会"，也就是人身十二经脉中的六个阳经均上连头面，是全身气血、阳气贯注的地方，也是神气集中的部位，因而面部表情、神态亦是望神的重要内容。通过望神即可以推测心之盛衰，心的生理病理状况。

若心的气血旺盛，血脉和畅，则双目炯炯有神，面色红润光泽，神情平静恬淡；若心脏发生病变，气血受损，亦会在面部有所表现。例如，心气、心血不足则双目半睁、无神，面色无华、晦滞，精神疲惫，神怯气弱；气滞血瘀则眼神呆滞，面色晦暗，表情木讷。临床常见冠心病心绞痛、心肌梗塞患者。

面色暗滞、双目无神——预测冠心病

望神为望诊之首，疾病的最初表现常为神之失常，因而失神为预测疾病、治未病之重要依据。"心者……其华在面"，面色暗滞、精神疲乏、双目无神对预测冠心病有重要意义。

病例：欧阳×，62岁，初诊2004年5月。其兄因患冠心病、脑梗塞、Ⅱ型糖尿病在我科住院治疗，其来探视期间，望其面色暗滞萎黄，精神疲乏，双目无神，下极低平色淡白，有数条浅横纹，口唇暗红，再望舌淡暗，伸舌左歪，苔白腻，诊断为椎基底动脉供血不足，推测其将罹患冠心病，嘱其预防冠心病、脑梗塞。患者自觉身体强健，未予重视；2010年9月复诊时见面色晦暗，精神萎靡，双目失神，下极低平色暗，横纹增多加深，口唇紫暗，诊断为冠心病，询其病史，述胸闷痛间作半年，气短、乏力，活动后加重，记忆力减退，2010年8月16日在深圳第六人民医院行双源螺旋冠脉CT检查示：左主干，前降支，左旋支，右冠近段、中段及远段均有60%－75%不同程度的狭窄、钙化。2010年9月30日我院心电图示：窦性心动过缓，T波改变，提示心肌缺血，诊断为冠心病不稳定型心绞痛。6年前望诊可见其心气先天不足，后天亏损，证属心脾亏虚，痰瘀内阻，预测其将罹患冠心病。

其兄69岁，2004年始在我科就诊，初诊时同见面色暗滞，精神疲乏，双目无神，下极低平，色淡白，有数条横纹，口唇暗，同予告知心气亏虚，易罹患冠心病后，积极接受中医治疗，予养心健脾、活血化痰通络中药治疗。

坚持治疗6年后，患者精神渐好转，面色有光泽，双目有神，下极较前色淡，横纹变浅，胸闷痛症状鲜有再发；2010年在第二人民医院行双源螺旋冠脉CT未见明显异常。可见望诊预测冠心病，及早用药起到了消退动脉粥样斑块，预防冠心病的作用。

（2）望色

《灵枢·五色》提出"以五色命藏，青为肝，赤为心，白为肺，黄为脾，黑为肾"。此五色归五脏。"五脏之气，故色见青如草兹者死，黄如枳实者死，黑如炲者死，赤如血者死，白如枯骨者死，此五色之见死也。"描述了病情危重、预后不良的五种恶色。"青如翠羽者生，赤如鸡冠者生，黄如蟹腹者生，白如豕膏者生，黑如乌羽者生，此五色之见生也。"此五色是有生机而预后良好的五种善色。

"生于心，如以缟裹朱；生于肺，如以缟裹红；生于肝，如以缟裹绀；生于脾，如以缟裹栝蒌实；生于肾，如以缟裹紫，此五脏所生之外荣也。"描述面色如细白的薄绢裹着朱砂、天青色丝绸、栝蒌实、紫色丝绸，体现的则是五脏的生机显露于外的荣华。

而《灵枢·五色》"五色各见其部，察其浮沉，以知浅深；察其泽夭，以观成败；察其散抟，以知远近；视色上下，以知病处；积神于心，以知往今"，则为望色十法奠定了基础。

中医学认为五脏各有其华，心"其华在面"，是说心的生理功能是否正常以及气血的盛衰，可以显露于面部色泽的变化上。正常人的面色被称为正常色，中国人是黄种人，因此正常的面色应当是红黄隐隐，明润含蓄。这是人体阴阳平衡、精气充足、气血充盛的表现。

心主全身的血脉，由于血脉循行周身，人的血气是否充盈，可以在望诊面色时看出来。

例如，心气虚证以面色㿠白为主，兼有萎黄、晦滞，体现了心气不足，气血运行无力，不荣于面的病理特点；心血虚证以面色萎黄无华居多，兼见淡白，反映出营血亏虚，颜面失于充养的病理性质；心脉瘀阻证面色多见青灰、青紫，兼见黯黑，反映了患者胸阳不振，血行不畅，气血瘀滞的病理特征；心血暴脱，则面苍白如纸或枯槁无华，即《灵枢·决气》所说："血脱者，色白，夭然不泽。"

当然，面色也存在着个体差异，随着年龄、环境、季节、情绪等的变化，面色也会在正常范围内发生改变，如《医宗金鉴·四诊心法要诀》："脏色为主，时色为客"，应注意观察主色和客色的变化，以五行生克理论为基础，推测病情善恶及预后。形色相生者为善，病情预后良好；反之，形色相恶者预后较差。如心病患者见面色青，预后较好；反之心病患者见面色黧黑，预后较差。

面色㿠白、下极色淡白——心肌炎后遗症

下极为心之处，望下极色对心病同样具有重要意义。下极色淡白多为心阳亏虚，常与心肌炎后遗症相关。

病例：周×，女，32岁，初诊2011年6月。望其面色㿠白，下极色淡白，细而窄，精神倦怠，双目半闭，眼睑浮，眼角下垂，表情忧郁，少气懒言，两颐瘦削，再望舌淡胖,苔白。初步诊断:①心肌炎后遗症;②扩张性心肌病。

询其病史,述3年前感冒后出现心慌气短,活动后加重,下肢轻度浮肿,气喘、胸闷,活动时加重,神疲乏力,在深圳市人民医院住院治疗,经检查诊断为"病毒性心肌炎",后因受凉上述症状复发并加重,在南山医院住院治疗,经检查心脏彩超示扩张性心肌病,EF38%,诊断为"心肌炎后遗症、扩张性心肌病"。与望诊结果相符。患者中医诊断为心悸,证属心阳亏虚、寒饮内阻、瘀阻络脉,治以养心温阳、温化寒饮、活血化痰通络为法。

处方:小青龙汤加减,麻黄15克、白芍10克、细辛5克、干姜15克、桂枝15克、五味子15克、当归15克、炙甘草15克。

服上方2月后复诊,患者心悸、胸闷较前好转,无咳嗽,肢冷、畏寒、尿频等症状好转。已无外感证,去解表药,续以养心温肾、活血化痰通络为法。

处方:党参20克、白术20克、茯苓20克、炙甘草10克、陈皮10克、法半夏15克、制南星15克、杜仲20克、巴戟天20克、仙茅15克、淫羊藿10克、紫河车30克、木香10克(后下)、远志15克、酸枣仁30克(打碎)、全蝎15克、蜈蚣5条、蛤蚧1对。

续服上方2月后复查心脏彩照示心脏扩张较前好转,EF63%。心悸、胸闷鲜有发作,下极转为黄里透红。

治疗后复查心脏彩照示心脏扩张较前好转,EF65%。心悸、胸闷鲜有发作。下极转为黄里透红。

(3)望下极

黄帝曰:"庭者,首面也;阙上者,咽喉也;阙中者,肺也;下极者,心也。"中医心之功能盛衰,可通过下极反映出来。因而望下极对心病望诊有着特殊意义。下极望诊属于局部望诊,是面部望诊的一部分,临床上广泛应用于心病诊疗及预后推测。在未作西医辅助检查的条件下为我们提供了有效可靠的判断依据。

望下极可再分为望色、望形,其中望色方法与面部望诊相同。望形态则有多种表现,各自代表不同意义。如下极细窄或低平者多为先天心气亏虚,容易罹患心病如病毒性心肌炎、冠心病等;下极有横纹者多后天心气受损,横纹数量越多代表心气亏虚程度越高。

望下极时,应结合形色综合评价。如望下极色青白,有数条横纹,多提示心气亏虚,心阳不振;望下极色暗,横纹深而贯穿两目间者则提示心气亏虚,血瘀内阻。此外，还有一些具有特殊临床意义的下极形态。

①下极、印堂"八"字纹——肥厚型心肌病

下极连印堂为督脉、膀胱经行经之处，膀胱与肾相表里，肾虚则膀胱受邪，经络阻滞，日久成瘀，表现为下极、印堂"八"字纹。可见下极处有"八"字纹者多与心肌肥厚、心脏扩大有关，常伴有心脏瓣膜返流及关闭不全。

病例：朱×，男，55岁，初诊2010年5月。望其下极、印堂低陷，有"八"字纹，再望其精神疲倦，双目无神，面色晦暗，舌淡暗，中有一纵裂纹，边尖有瘀点，苔白厚腻。由此初步诊断为：a. 肥厚型心肌病；b. 心功能不全。

再询其病史，述于2002年开始出现胸闷痛，劳累及活动后明显，夜间阵发呼吸困难，咳嗽咯痰，鼻塞，曾晕厥一次，嘱其住院诊治，查心脏彩超示心肌重度肥大，经中医治疗，病情有所缓解后又至深圳市二医院住院治疗，查心电图示ST-T改变，心脏彩超提示肥厚型心肌病，诊断为"肥厚梗阻型心肌病"，经治疗病情加重，遂到深圳市中医院治疗。患者中医诊断为胸痹心痛，证属心肺亏虚痰瘀内阻；治以养心补肺、活血化痰通络为法。

治疗3月后复诊，患者病情好转，精神可，胸闷减、无气促，夜间寐安，无呼吸困难，无咳嗽，鼻塞好转，纳可，大便溏。门诊随访6月后患者诸证未作。下极转红，裂纹变浅。

②下极横纹如断裂——急性心肌梗塞

冠心病日久，或病情急重者，下极横纹深而贯穿两目间犹如断裂，为心虚日久，痰瘀内阻，多为冠心病患者，甚则心肌梗塞，常有明显胸闷、心慌、气短等症状。

病例：刘×，男，60岁，初诊2010年9月。望其下极有多条横纹，其中一条深而贯穿两目之间，有如下极断裂之感，色暗，面色黧黑，精神可，双目无神，眼睑低垂，表情淡漠，口唇紫暗，两颊凹陷，再望舌暗，中有一裂纹，苔白腻，诊断为急性心肌梗塞。询其病史，述胸闷间作5年，刻下乏力，无明显胸闷胸痛，望诊可判断患者心亏日久，瘀血阻络，病情深重，故嘱其住院做进一步检查，见心电图示ST段抬高，各项心肌酶、同工酶升高，肌钙蛋白阳性，西医确诊为急性心肌梗塞。符合望诊结果。患者中医诊断为胸痹，证属心肾亏虚痰瘀内阻，治以养心补肾、活血化瘀通络为法。

治疗10天后复诊，患者下极横纹稍浅，色较前转淡，面色转萎黄，精神可，目光有神, 无胸闷痛, 无乏力, 查心肌酶转阴, 嘱卧床休息, 续予上方2月, 随访胸闷痛未作, 心肌酶正常, 心电图正常。心肌梗塞恢复良好。

综上所述, 心病望诊以面部望诊为主, 其中以望神、望色、望下极为重点。除此以外, 还须结合整体望诊及舌象变化综合考虑, 以保证辨证准确。面部望诊是中医亟待挖掘的宝库, 望而知五脏之症结, 可提前发现疾病, 为防病治病提供了廉、简、便的方法。

(罗陆一 徐翀)

二、望诊辨治冠心病经验

中医学认为, 人体是一个有机的整体。机体内部脏腑、气血、经络的生理和病理变化, 必然有某种征状表现于外。中医望诊是根据人体内外相应的理论, 观察人体外在的器官, 如五官、舌、手脚、身体、指甲、皮肤、分泌物、排泄物等的神、色、形、态变化, 从而推断体内的生理和病理变化, 分析了解疾病的情况而作出诊断。除医者临证注重望诊外, 望诊也提供人们早发现、早防治疾病的手段。人们可自我望诊, 又或可向其亲友望诊助其早发现、早防治疾病。不少人突然倒下来, 才发现有冠心病、高血压、高血脂等, 所以望诊能令病者及早求医。吾师罗陆一教授主任医师临床诊治内科疾病经验丰富, 辨证精准, 望诊更有其独到擅长之处, 现将罗老师望诊辨治冠心病的经验介绍如下:

1. 望心包经(手中指至指端)青紫、心经(手小指内侧至末端)暗滞无光

病例: 谢×, 男, 56岁, 2008年11月初诊。就诊时罗老师先望其左手手掌见中指缘指脚至指端在中线上有一青紫色条纹, 罗老师认为是冠心病之征兆, 再望小指见指内侧暗滞无光。后询问患者其果有胸闷痛复发作3个月, 近5天加重, 气短喘促, 咯痰色白量多, 观其舌见暗红, 苔浊腻, 按其脉滑。查其心电图"ST-T波改变"示冠心病心绞痛。西医诊断: 冠心病, 不稳定型心绞痛。中医诊断: 胸痹心痛。病因病机: 痰浊内生, 阻滞心脉。治法: 宽胸理气, 化痰泄浊。方予瓜蒌薤白半夏汤加味: 瓜蒌皮20克、薤白20克、半夏20克、陈皮10克、延胡索30克、川芎15克、苏梗15克、麦芽15克、山楂15克、葛根30克、甘草5克、当归5克、全蝎15克、大蜈蚣5条。服上方2周后二诊见胸闷痛减少, 观其面萎黄暗

滞,予上方加黄芪30克、杜仲20克、田七15克,加强益气补肾通络之功,继服2周后三诊见所有症状均基本消除。

按语: 从经络学说看,手厥阴心包经的经脉循行是"起于胸中,出属心包络……循中指,出其端",而手少阴心经是"起于心中,出属心系……循小指内,出其端"。心包经和心经在其循行位置上的表体征状能反映个体心脏功能的强弱盛衰。而中指、小指位置处于心包经、心经的止点上,又是四末之端,故最能显示心脏的生理病理情况。今望患者左手手掌见中指缘指脚至指端在中线上有一青紫色条纹,依据罗老师多年临床经验总结,提示心绞痛、心功能障碍等证状。再望患者小指见指内侧暗滞无光亦提示心绞痛,血脉不畅,瘀血阻络的证状。单凭以上的望诊诸证状几可判断疾患为因痰瘀阻络而导致的冠心病心绞痛。再者本例患者平素多劳多思,心脾亏虚,脾虚失于运化,心失所养,痰瘀内生,阻滞心脉,则见胸痹心痛。气短喘促,咯痰色白量多,舌暗红,苔浊腻,脉滑均为痰瘀内生,阻滞心脉之象,急时治标先用瓜蒌薤白半夏汤加味宽胸理气、化痰泄浊治之。另外中指端中冲穴,与小指内侧端少冲穴,二穴皆为针灸治疗胸痹心痛、心悸的要穴。

2. 望耳垂部皱褶痕、心穴区发白

病例: 张×,男,70岁,2009年4月初诊。就诊时罗老师先望其双耳,见耳垂部出现明显皱褶痕,望耳腔内见心穴区发白,再望耳廓见肾穴区出现白色丘疹。罗老师即诊其为冠心病证属心肾阳虚。后询问患者其果有胸痛反复发作8年,近5天感寒加重,痛引肩背,心悸喘促,倦怠乏力,腰痛,畏寒肢冷,夜尿频,观其舌淡胖,按其脉沉微。查其心电图示ST段下移,冠状造影示三支病变、狭窄。西医诊断:冠心病不稳定型心绞痛。中医诊断:胸痹心痛。病因病机:心肾阳虚,寒凝心脉。治法:温阳补肾,阴中求阳。方予桂附地黄汤加味:熟地黄20克、淮山20克、山茱萸20克、牡丹皮15克、茯苓15克、泽泻15克、肉桂10克、制附子10克(先煎)。服上方4周二诊见胸痛减轻,效不更方,予上方加鹿角胶10克(另化服)继服4周,三诊见胸痛消失,复查心电图示ST段下移明显改善,余症消除,胸痹心痛得以痊愈。遂嘱其注意饮食忌宜,防寒保暖,及常服三七粉胶囊、右归丸以防胸痹心痛复发。

按语: 中医学认为"心开窍于耳, 藏精于心", 又有"肾主耳""肾开窍为耳"之说, 因此五脏之中, 耳与心、肾的关系至为密切。耳的表体变化最能反映心肾生理病理变化, 强弱盛衰。今望患者双耳, 见耳垂部出现明显皱褶痕, 再望耳腔内见心穴区发白, 依据罗老师多年临床经验总结, 两征状皆提示为冠心病、心肌梗死、心绞痛等血瘀证候。耳廓肾穴区出现白色丘疹提示肾虚, 肾阳虚为主。单凭以上的望耳诸证状已可判断疾患为因心肾阳虚而导致的胸痹心痛。再者患者年老体衰, 心脾肾亏损, 气血阴阳不足。其病之本为肾阳亏虚, 心阳不振, 寒邪内遏, 气机痹阻, 心脉凝滞, 不通则痛, 故胸闷痛, 心悸喘促; 肾阳亏虚, 形神失于温养, 故腰痛, 倦怠乏力, 畏寒肢冷; 肾气虚衰, 固摄无权, 则夜尿频; 舌淡胖, 脉沉微均为心肾阳虚, 寒凝心脉之象。故用桂附地黄汤加味以温阳补肾、阴中求阳治之。

3. 望中指指甲纵向紫暗条纹

病例: 吴×, 男, 62岁, 2009年3月初诊。就诊时罗老师先望其左手中指指甲见中间有一纵向紫暗条纹。再望其拇指食指甲面有数条棱角状条纹, 甲面凹凸不平, 指甲半月痕内呈灰黑色, 罗老师认为是冠心病之征兆。后询问患者其果有胸闷痛反复发作2年, 近7天加重, 神疲气短、耳鸣、腰膝酸软无力、肢体困倦, 常有阳痿、遗精等肾虚证候, 观其舌淡体胖、按其脉沉迟。查其心电图"ST-T波改变"示冠心病心绞痛。西医诊断: 冠状动脉粥样硬化性心脏病。中医诊断: 胸痹心痛。病因病机: 肾虚瘀阻。治法: 补肾活血、宣痹祛瘀。方予罗老师经验方补肾活血汤加减: 黄芪30克、党参20克、白术20克、川芎30克、仙茅15克、仙灵脾10克、巴戟天20克、制附子20克(先煎)、熟地15克、杜仲30克、菟丝子15克、泽泻15克、茯苓30克、大蜈蚣5、全蝎15克。服上方4周后胸闷痛减少, 效不更方继服上方加减4周后症状基本消除。

按语: 指诊与甲诊为古今中医所常采用。指与甲的色泽、形态、活动等可提示个体内里存在的生理病理情况, 甚至能揭示某种疾病的发生。今望本例患者左手中指指甲见中间有一纵向紫暗条纹, 依据罗老师多年临床经验总结, 是冠心病心绞痛、瘀阻心脉的症状。甲面棱角状条纹, 凹凸不平, 亦是因心脑供血不足、缺氧, 而导致微丝血管末梢循环长期障碍, 精微不能达于四末所造成。半月痕内呈灰黑色亦提示肾虚瘀阻、心供血不足之象。根据以上望甲诊几能判断疾患为肾虚瘀阻所导致的冠心病心绞痛。再者本例患者年老多劳，致肾阳亏虚，肾气不足，人体机能减弱，使气血功能失调，血脉运行不利，脉络瘀阻而发为胸痹心痛。而神疲气短、耳鸣、腰膝酸软无力、肢体困倦、阳痿、遗精、舌淡体胖、脉沉迟均为肾阳亏虚、脉络瘀阻之征。故用补肾活血汤加减补肾活血、宣痹祛瘀治之。

4. 望舌尖瘀斑

病例： 余×，男，60岁，2008年12月初诊。就诊时罗老师先望其舌质偏紫暗，舌尖有瘀斑瘀点，苔薄白，罗老师认为是冠心病的征象。望其唇黯黑，望其齿槁垢，齿龈萎缩。后询问患者其果有胸闷痛、心悸7年，伴头晕乏力，面色白，形寒肢冷，口干，脉迟，时结。查其心电图示病态窦房结综合征房性早搏、ST-T段缺血性改变，活动平板心电图阳性。西医诊断：冠心病心绞痛、病态窦房结综合征。中医诊断：胸痹心痛。病因病机：心肾阳虚，阴寒内盛，胸阳被遏，心气不畅。治法：温通心阳，补益心气。方予麻黄附子细辛汤加味：麻黄15克、制附子20克（先煎）、细辛20克、红参10克。服上方2周二诊见胸闷痛、心悸明显减轻、头晕减少，面色转红润，四肢转温，望唇色较前红润，望舌质淡红，瘀斑瘀点减少。予上方加鹿角胶15克（另化服）继服2周，三诊见胸闷痛、心悸消失，再查心电图示ST-T段恢复正常。遂嘱其慎起居，忌寒凉饮食，畅情志，积极调理，常服肾气丸以防复发。

按语： 中医学认为"舌为心之苗"，"心主舌……在窍为舌"，又有"舌尖为心"之说，故舌最能反映心脏的状况。本例患者舌质偏紫暗，舌尖有瘀斑瘀点提示瘀血内结，罗老师认为是冠心病的征象。中医学又认为"脾开窍于口，其华在唇"，因此口唇能反映脾作为生化之源的功能，与个体血气之旺衰、血脉的流畅或瘀阻。今望患者其唇色黯黑，提示脾虚不能统血，致血虚瘀阻脉络，依据罗老师多年临床经验总结，唇色黯黑为冠心病等心脏疾患的征兆。中医学认为"肾主骨，齿为骨之余"，齿的生理功能和病理变化，与肾精的衰旺密切相关。再望患者其齿槁垢，齿龈萎缩，提示肾精败绝，气血亏虚，脾肾之气大虚之象。单凭以上唇齿舌望诊诸证几可判断疾患为因心肾阳虚而导致的冠心病心绞痛。再者本例患者因久病体虚，致心肾阳虚，心阳不足，心失温养，胸阳失旷，心血失运，故胸闷痛，心悸，头晕，乏力，面色白，形寒肢冷，脉迟，时结均为心肾阳虚、阴寒内盛之征。故用麻黄附子细辛汤加味以温通心阳、补益心气治之。

5. 结语

冠心病可以有很多的兼证与并病，如高血压、高脂血证、血脂异常、血管动脉硬化、心功能不全、糖尿病、脑出血、脑梗塞等等。而病位病性、病情病势、转归愈后等也是多样化而复杂的，所以罗老师指出望诊能提供准确而有效的病理讯息，这些讯息甚至早于心电图、动态心电图、冠状动脉造影等辅助检查。当然临床上冠心病诊断结合四诊，详询患者病情、病史，再配合必要的辅助实验室检查验证，综合仔细参详后更能确诊。只有这样才能真正了解病因病机，找出病源，应病势顺病情而立方施药治之，当可药到病除。

（司徒宝珍）

三、望诊辨治心血管疾病

1. 望山根

《灵枢·五色》说："下极，居两目之中，心之部也。"即心在面部的外候为两目内侧的联线上，为鼻梁骨的最低处，又称山根。山根位于两目内眦之间，手少阴心经"还目系"，手太阳小肠经循行至目内眦，由于心与小肠互为表里，其经气均能上达目内眦间，故山根最能反映心气的存亡，为心在面部的诊断的重要部位。如山根明显低陷，反映先天禀赋不足，心脏发育不良；如山根处出现一道或多道横纹，提示心脏出现功能性或器质性的病变，若加上胸闷、胸痛等症状，更能推断心脏可能已有严重病变，影响全身供血，直接威胁人体各个器官的正常运作。

病例： 龙×，女，61岁，2011年3月2日初诊。患者就诊时，罗老师观其行动迟缓，山根处有多道明显横纹，目眶与鼻梁黯黑，初步判断患者有冠心病心气不足、心脉瘀阻的病变。患者家人诉其胸闷气短3月余，每晚11时后心烦不寐，平日肢体乏力，步履不稳，嘴唇发麻，脘痛口苦，动脉造影检查发现冠状动脉硬化，其舌暗红苔白腻有齿痕，脉沉细。罗老师诊断为冠心病（胸痹心痛），证属心气亏虚，肝郁血瘀。治则为益气养心，疏肝祛瘀。选药：党参30克、白术30克、茯苓30克、黄芪30克、酸枣仁30克、首乌藤30克、陈皮10克、柴胡10克、白芍10克、当归15克、川芎30克、全蝎15克、蜈蚣5条、三七15克、天麻20克、煅龙骨30克（先煎）、煅牡蛎30克（先煎）。服药7剂后复诊，脘痛消除，失眠明显改善，胸闷减轻，续以原方加减治疗，服药1月后诸症基本消除。

按语： 罗老师从患者山根处有多道明显横纹、胸闷气短、失眠乏力、脉沉细判断患者为心气亏虚的病变；从目眶及鼻梁黯黑、唇麻、脘痛口苦判断其为肝肾不足、精血亏虚不足以上输头面之征；又见患者在子时始心烦不寐，而相关时辰为肝胆二经经气在体内循行的时段，更证明为肝郁气滞之故；从其舌暗红苔白腻判断为痰瘀阻络，故综合诊断患者为胸痹心痛，证属心气亏虚，肝郁血瘀，故临床以益气、养心、疏肝、祛瘀为法治疗，疗效显著。

2. 望指甲及指端

望手指末端及指甲形态与色泽的改变，能准确反映脏腑气血盛衰。由于心血亏虚，脉络瘀阻，长期气血不足，无以荣养肢端，引起肢端生长表现异常，可见手指末端颜色青紫黯黑，指甲发黑或青紫。如指甲有明显棱纹，或甲面凸凹不平，或指端麻木、感觉减退，或手指活动不灵，更证明患者出现长期肢端失养的情况。

经络学说说明人体的病理变化，可通过经络循行部位，直接反映其所属脏腑的正邪盛衰。所谓肺朝百脉，而拇指为手太阴肺经循行之处，若拇指指甲紫暗或有明显紫色或黑色直纹，反映患者周身血行不畅；由于中指属手厥阴心包经循行部位，如中指指甲中间有一道明显紫色或黑色直纹，提示患者很可能存在心脉瘀阻的病变。而小指为手少阴心经循行部位，能反映心系的先天及后天状况，如小指短小，伸掌时小指长度不及无名指末节横纹，提示患者先天不足，心系虚损，较容易出现心血管疾病。若加上小指色泽青紫黯黑，更能反映患者为心气虚衰、血脉瘀阻的证候。

病例： 李×，男，72岁，2011年3月16日初诊。患者就诊时，罗老师指出其指甲紫暗，中指及小指指甲上有明显黑色直纹，初步判断患者为冠心病心脉瘀阻的证候。询问病史，患者近月来心慌心悸加重，失眠多梦，手麻震颤，气短痰多，下肢乏力，畏寒肢冷，有渗出性心包炎、缺血性贫血及下肢静脉曲张等病史，有吸烟史，其舌淡苔黄腻，舌体向右歪斜，脉沉细滑。罗老师诊断为冠心病（心悸），证属心肾气虚，痰瘀阻络。治则为养心补肾，豁痰化瘀。选药：党参20克、白术20克、茯苓30克、黄芪30克、紫河车20克、蛤蚧1对、当归15克、川芎20克、全蝎15克、蜈蚣5条、制半夏15克、制南星15克、白芍10克、厚朴10克、黄连5克、肉桂3克、天麻20克、煅龙骨30克（先煎）、煅牡蛎30克（先煎）。服药7剂后复诊，心悸改善，以原方去黄连、肉桂，加远志10克、石菖蒲10克治疗。再服药7剂后，心悸、失眠、手颤明显改善，续以原方加减治疗，1周后诸症明显改善。

按语： 罗老师从患者中指及小指指甲紫暗、年迈多病、心悸失眠、手麻震颤、肢冷乏力、山根有明显横纹、舌淡脉沉细滑判断患者为冠心病心肾两虚的病变；从痰多、舌体歪斜、舌苔黄腻判断其为痰瘀阻络，综合诊断患者为心悸，证属心肾气虚，痰瘀阻络，故临床以益气、养心、补肾、祛瘀、化痰、纳气为法治疗，取得满意的疗效。

3. 望面色

《素问·五脏生成篇》说："心之合脉也，其荣色也。"心主血脉，其华在面，面部色泽的变化，能准确反映人体气血的盛衰，心气心血的充盈。如面色淡白、苍白，为心气虚、阳气虚衰不足以上荣头面，以致气血运行无力；如面色萎黄，则为脾胃气虚，气血生化不足，以致心血亏虚不及充养颜面；如面色青紫晦暗鬓黑，多为心阳不振，血行不畅，以致血脉瘀阻之故，若兼见唇色青紫黯黑，形寒肢冷，更能反映其心脉瘀阻之候。

病例： 陈×，男，33岁，2011年5月4日初诊。患者就诊时，罗老师观其面色灰暗，天庭处低陷，山根有一道明显横纹，多指色泽晦暗，指甲变形，左手大拇指指甲有紫暗直纹，初步判断患者为冠心病心肺气虚、瘀血阻络的证候。询问病史时，患者自诉胸闷两年，心悸气短，失眠易醒，肢冷，有冠心病史，其舌淡苔白厚腻，脉沉细滑。罗老师诊断为冠心病（胸痹心痛），证属心肺气虚，痰瘀阻络。治则为益气养心，化痰祛瘀。选药：党参30克、白术30克、茯苓30克、黄芪30克、田七15克、当归15克、川芎30克、制半夏15克、制南星15克、薤白30克、天麻30克、酸枣仁30克、山茱萸15克。患者服药3周后复诊，胸闷心悸明显改善，续以原方加减治疗两月，其间无胸闷心悸，余症明显改善，面色亦渐见红润。

按语： 罗老师从患者胸闷气短、心悸失眠、天庭低陷、山根有明显横纹判断患者为冠心病心肺气虚的病变；从面色灰暗、指色晦暗、指甲变形、拇指指甲有紫暗直纹推断其为瘀血阻络；从其舌淡苔白厚腻、脉沉细滑判断其为痰湿内阻，综合诊断患者为胸痹心痛，证属心肺气虚，痰瘀阻络，故临床以益气、养心、祛瘀、化痰为法治疗，取得满意的疗效。

4. 望舌

舌为心之苗，心主血脉，舌象的变化最能反映心气盛衰、心血盈亏、邪气深浅，可准确提示脏腑经络气血的状况。心血亏虚，气血不足以上荣舌体，舌色淡白无华；心肾阳虚无以推动气血，血行不畅，气虚血瘀则舌色青紫、舌上有瘀点瘀斑、或舌下络脉怒张，若见胸中刺痛、唇色紫暗，更能反映为心脉瘀阻的证候；心阳不足，痰湿内阻，则舌苔滑腻或厚腻，如加上形寒肢冷、胸痛彻背、舌色暗淡等表现，为心阳亏虚、寒痰内闭心窍之候，舌苔多为白厚腻。

病例： 肖×，女，39岁，2011年6月22日初诊。患者就诊时，罗老师察其舌尖暗紫，山根低平，目眶和人中发黑，小指短小，初步判断患者为冠心病心肾两虚的证候。询问病史时得知患者胸闷气短半年，经常头晕头痛，心慌善惊，失眠多梦，右上下肢发麻，月经来潮时诸症加重，其舌体右歪，舌尖暗紫苔白厚腻，脉沉细。罗老师推断患者除了心脉瘀阻之外，兼有瘀阻脑络的病变，查脑核磁共振证实患者为脑梗塞。罗老师诊断患者为冠心病及脑梗塞（胸痹心痛及中风病——中经络），证属心肾亏虚，痰瘀阻络。治则为补益心肾，豁痰化瘀通络。选药：党参20克、白术20克、茯苓30克、当归15克、川芎15克、地龙15克、柴胡15克、白芍10克、制半夏15克、制南星15克、天麻20克、酸枣仁30克、柏子仁10克、杜仲30克、巴戟30克、仙茅15克、淫羊藿10克、代赭石30克、煅龙骨30克（先煎）、煅牡蛎30克（先煎）。服药7剂后复诊，胸闷心慌、头痛肢麻改善，复以原方加减治疗，1月后诸症明显改善。

按语： 罗老师从患者胸闷气短、心慌善惊、失眠多梦、山根低平、小指短小判断患者为冠心病心气亏虚的病变；从其目眶和人中发黑、月经来潮时症状加重判断其为肾虚不足；从其经常头晕头痛、舌体右歪、舌尖暗紫苔白厚腻判断其为痰瘀阻络，综合诊断患者为胸痹心痛及中风病——中经络，证属心肾亏虚，痰瘀阻络，故临床以养心、补肾、益气、活血、化痰、通络为法治疗，取得满意的疗效。

所谓"有诸内者必形诸于外"，望诊为早期发现心血管病变，预防心血管疾病的重要手段，结合闻诊、问诊和切诊等四诊合参，能准确诊断病情，配合辨证论治，对预防及治疗心血管疾病有莫大的帮助。

（庄国立　罗陆一）

四、望诊在心病中的运用

望诊是中医"望、闻、问、切"四诊中之首。《难经》："望而知之谓之神。"《史记》中也记载扁鹊望齐桓侯之色而断生死，可见在中医学中望诊之重要。《丹溪心法·能合色脉可以万全》："欲知其内者，当以观乎外，诊于外者，斯以知其内。"人体是一个有机的整体，机体内部脏腑、气血、经络的生理和病理变化，必然有某种征象表现于外。中医望诊是根据人体内外相应的理论，观察人体外在的器官，如五官、舌、手脚、身体、指甲、皮肤、分泌物、排泄物等的神、色、形、态变化，从而推断体内的生理和病理变化，分析了解疾病的情况而作出诊断。

罗老师在临床诊断中尤重望诊，在心病中运用望诊辨证用药治疗，别具特色。现总结如下：

1. 望神

心主神明，心主藏神，人的精神意识、情绪、思维等均由心所主，望神即可知心；心者君主之官，神明出焉。通过望神可推测心的生理病理情况。若心的气血旺盛，血脉和畅，则神志清楚、反应灵敏，面色红润光泽而有神；若心发生病变，气血受损，则表现为少神甚至失神，表现为精神疲倦、体力下降、反应迟钝、目无光彩、气短乏力等。

心其华在面,故在面部常能反映心气血盛衰情况,如心气虚证以面色淡白为主,兼有萎黄、晦滞,体现了心气不足,气血运行无力,不荣于面的病理特点;心血虚证以面色萎黄无华居多,兼见淡白,反映出心血虚病人营血亏虚,水谷精微不足,颜面失于充养的病理性质;心脉瘀阻证面色多见青灰、青紫,兼见黧黑、苍老,反映了患者胸阳不振,血行不畅,气血瘀滞的病理特征;心血暴脱,则面苍白如纸或枯槁无华;心经血分有热则面色红赤,有寒则面色发青。

2. 望山根

面部的不同部位分属于不同的脏腑和经络。前额属心,下颏属肾,左颊属肝,右颊属肺,鼻部属脾。对心的面部望诊部位的界定,《灵枢·五色》说:"下极,居两目之中,心之部也。"即心在面部的分区是两目连线的中点,即鼻梁骨的最低处——山根。在临床上常见冠心病患者山根低平,晦暗无光,或有黑斑,或有凹槽,或有横纹。

3. 望舌

中医学认为"舌为心之苗","心主舌……在窍为舌",又有"舌尖为心"之说,故舌最能反映心脏的状况。

4. 望手心经、心包经

手厥阴心包经的经脉循行是"起于胸中,出属心包络……循中指,出其端",而手少阴心经是"起于心中,出属心系……循小指内,出其端"。心包经和心经在其循行位置上的表体征状能反映个体心脏功能的强弱盛衰。而中指、小指位置处于心包经、心经的止点上,又是四末之端,故最能显示心脏的生理病理情况。故临床上可望手心经、心包经在手部循行部位,诊断心病。

5. 病例分析

病例一:张×,女,69岁,就诊望其面色晦暗无华,神倦声微,山根低平,有横纹,断其心气亏虚,又望其唇紫暗,舌淡暗,舌尖有瘀斑,断其瘀血内阻心脉,询问病史"胸闷痛间作6月,加重4日",症见胸闷痛间作,乏力,口干,眠差。

中医诊断：胸痹，辨证为：心气亏虚，瘀血内阻。中药处方：党参30克、白术20克、茯苓30克、枣仁20克、龙眼肉30克、当归15克、川芎20克、田七10克。

体会： 本病例望诊其神倦无华，面色晦暗，且言语低微，为无神之象，反映病人正气不足，脏腑亏耗，在临床上多见于慢性病患者，病情较重。患者山根低平，有横纹，山根候心，故心有疾患；舌为心之苗，舌尖瘀斑，故瘀血内阻心脉。辨证为心气亏虚，瘀血内阻。治疗以养心益气活血通络。

病例二： 方×，男，46岁，就诊先望其形体肥胖，肉松皮缓，动则气喘，面色黑而无光，山根低平有凹槽，唇紫暗，手掌紫暗，手掌中指有一青紫色条纹，小指内侧紫暗无光。断其心肾阳虚，瘀血阻络。询问病人，活动后气短，胸闷。舌淡红，左偏，苔薄白，脉沉。中医诊断：胸痹。中药处方：制首乌30克、山茱萸30克、茯苓30克、桂枝30克、黄芪30克、当归20克、川芎30克、田七10克、三菱15克、莪术15克、水蛭15克。

体会： 患者为商人，平素缺乏运动且烟酒应酬过多，过食肥甘之味，阳气亏虚，心肾不足。体胖、肉松皮缓，动则气喘均为阳气不足之象；面色黧黑无光泽说明肾气不足，山根低平有凹槽说明心气亏虚；唇紫暗，手掌紫暗说明体内有瘀血；手中指、小指为心经、心包经循行之处，反映心脏生理、病理情况，其色紫暗说明瘀血内阻心脉。故辨证心肾阳虚，瘀血阻络，中药处方以温阳补肾益心，活血通络。

（邢洁）

五、望指甲半月痕诊病

指甲半月痕位于指甲之间的下方五分之一处，一条白色弧形的痕迹，形同月牙。

罗陆一教授善于望诊，即所谓望而知之者也，认为指甲半月痕是人体阴阳经脉之界线，可以代表人体精气的盛衰，当人体生病时，半月痕也会随之发生变化，就会变色、模糊、减少，甚至消失。

中医认为："爪为筋之华，血之余，气不耗归于肝为血，血不耗归于肾为精，精不耗归于骨为髓。"精髓是元气之所在，因此半月痕可以很好地显示人体精气血津液的盛衰及疾病状况。

正常半月痕的数量一般8—10个为好，面积约占指甲五分之一，颜色多为奶白色。

从数量上说，半月痕减少，面积较小，甚至没有的人，体质偏于虚寒，气血津液不足，精力衰减，临床多见一些慢性疾病，症状主要表现为疲乏无力、精神不振、失眠多梦、易醒，或嗜睡，而醒后精力仍觉不足、畏寒、肢冷、腹胀便溏、夜尿多，男性阳痿早泄，女性宫冷不孕、月经不调等等。精气血不足，日久导致气虚血瘀、痰阻，因此此类病人以补五脏、调气血为主。

而半月痕的数量较多，面积较大、超过五分之一，颜色较红的人多为热证，由于现在生活方式的改变，多贪凉饮冷，多见虚寒，故此类人较为少见，此类人阳气旺盛，脏腑功能强壮，但如太过，则脏腑功能亢进，可见面红、烦躁、易怒、口干、怕热、便秘等阳热症状，此类病人多以清热泻火为主；有些人半月痕面积虽大，但边缘模糊，颜色苍白，此类病人多为久病、多病、大病，身体虚弱，肾气不足，元气耗散。

半月痕数量无明显变化，但色泽暗滞无华或色泽紫暗，边界欠清晰，多为瘀滞证，其中包括气滞、血瘀、痰阻等。症状多见：面色暗赤甚者发黑，口唇青紫，身体重着，夜寐欠佳，或时有胸肋隐痛不适，舌质淡紫或紫暗或有瘀斑，脉多弦滑或弦涩。

1. 半月痕减少

病例：田××，女性，43岁，×公司职员，工作较为繁重，压力较大，近期出现精神不振、疲乏无力、失眠多梦、畏寒、肢冷、纳呆、腹胀便溏、夜尿多、月经前后不定期等症状，严重影响了工作，在×医院体检，未发现任何指标异常，遂前来就诊，观其面色萎黄，十指指甲月牙仅剩左手拇指留存，且各指甲竖纹较多，以大拇指竖纹较深。罗老师望诊后认为，此人平日劳累过度，伤及元气，属脾肾阳气虚衰，治疗应以补益脾肾为主，遂以金匮肾气丸合归脾汤加减，方药：熟地黄30克、淮山20克、山茱萸10克、茯神10克、桂枝10克、制附子10克（先煎）、怀牛膝15克、党参20克、白术20克、黄芪20克、木香10克（后下）、砂仁10克（后下）、制远志15克、酸枣仁15克。服用上方1个月后再诊，拇指及食指月牙长出，患者觉精神明显好转，各种症状明显减轻，继续原方加减治疗两个月后再诊，中指也见月牙长出，患者各种症状基本消失，能够正常工作生活，患者要求停服中药，嘱其继续用人参10克、紫河车30克、陈皮10克每日炖服。1年后患者面色红润，精神振奋，工作时精神易集中，月经按时以下。

2. 半月痕过大

病例： 王×，男性，因近期心情烦躁易怒前来就诊，罗老师嘱其伸出手指，见其十指甲均见半月痕，颜色较红，观其面色较红，形体偏胖，并见口干、口苦、口臭、脘腹胀满、怕热、便秘等阳热症状，舌质红、苔黄腻、脉弦滑，辨证属阳明实热、肝经火热证，治以清热通便、疏肝行气为治，方用小承气汤和丹栀逍遥散加减，药用：大黄10克（后下）、厚朴10克、枳实10克、丹皮10克、栀子10克、当归15克、白芍30克、柴胡10克、茯苓15克、白术15克。服用7剂后，患者即觉神清气爽，诸证明显减轻。再嘱其平日饮食清淡，忌食肥甘醴酪，恬淡虚无，调养性情。

3. 半月痕暗滞

病例： 王×，男性，因胸闷时有胸痛前来就诊，叙述其稍有活动便胸闷痛不适。观其手指，见十指月牙仅此五六，且颜色暗滞，舌质淡暗、边有瘀斑，尺脉较沉、寸关脉弦涩，检查心电图提示有心肌缺血，中医辨证为瘀血内阻、肾气不足，方用血府逐瘀汤合肾气丸加减，药用：当归15克、熟地黄15克、桃仁15克、红花10克、枳壳10克、川芎15克、柴胡10克、桔梗5克、川牛膝15克、甘草5克、制附子15克、淮山15克、桂枝10克、茯苓10克、丹皮10克。服7剂后，胸痛明显减轻，按原方加减使用1个月，患者觉无明显胸痛。嘱其继续用人参10克、田七10克每日泡茶晨起服用，其后患者无明显胸痛，活动耐力明显提高。

（程红）

六、望鼻柱诊断情志致病

罗陆一教授将中医经典与临床灵活相结合，尤擅长望诊，所谓"望而知之者，上工也"。随着社会发展，人们学习、工作压力增大，情绪抑郁、紧张，进而导致了各种各样的疾病，但是很多病人就诊时，并不认为这些情绪因素是导致疾病的根本原因，因此，望诊就显得很重要。罗老师认为：通过望鼻柱可以诊断情志致病。

病例一：李×，男性，53岁，因"寐差、多梦、乏力4年"前来就诊，就诊时主要症状为：寐差、多梦、乏力，时而胸闷心悸、焦躁不安、不欲饮食、纳谷不香，时而畏寒，时而畏热，舌质淡红，苔薄白，脉细弦。观其直下鼻两侧处，色青，有色斑形成，问其近期是否情绪不够稳定，急躁易怒，时常忧郁，叙述其多年来家事繁多，较为烦心，劳心劳力多年，曾因以上不适去多家医院就诊，做过多种检查，仅仅低密度脂蛋白稍偏高，经过多种治疗，如服用谷维素、维生素B1等等，经常服用舒乐安定以改善睡眠，但最终还是无明显效果，近期愈加难以忍受，故前来就诊。辨证该患者应属少阳证，方用柴胡加龙骨牡蛎汤合柏子养心汤加减。药用：柴胡10克、龙骨30克（先煎）、桂枝10克、茯苓15克、半夏10克、牡蛎30克（先煎）、大枣6枚、生姜5片、生黄芪20克、酸枣仁15克、人参10克、柏子仁10克、茯神15克、川芎20克、制远志20克、当归15克、炙甘草10克。该方药仅服用7剂，寐差、多梦、乏力、时而胸闷心悸、焦躁不安等症状明显好转，继续原方加减治疗1个月，患者觉身体明显轻松，精力好转，无明显胸闷心悸，寐好，梦少，精神亦觉愉快。

按语：柴胡加龙骨牡蛎汤在《伤寒论》中用来治"伤寒往来寒热，胸胁苦满，烦躁惊狂不安，时有谵语，身重难以转侧"，《伤寒论》中有云："识得一证便是，不必悉具。"加以患者长久劳心、劳神，好伤心气，因此见寐差、梦多，今以柏子养心汤养心安神，使神有所守，两方相伍，一内守、一外敛，诸证得以改善。

病例二：胡××，女性，47岁，因"寐差、多梦1年"前来就诊，就诊时主要症状为：寐差、多梦、乏力，两胁胀闷不适，不欲饮食，纳谷不香，腰膝酸软，头晕耳鸣，四肢逆冷，舌质淡红，苔薄白，脉细弦，尺脉沉取不应，观其直下鼻两侧处，色青，面色暗黄，问其近期是否时常忧郁、情绪不佳，诉确有其事，近1年来，由于各种原因，一直情绪不佳，进而出现以上症状，故前来就诊。罗老师辨证后认为，该患者为肝郁日久，致肾脏虚损，水不涵木，导致肝气更加郁滞不舒，故用滋水涵木法治疗，方用二仙丸、六味地黄丸、小柴胡汤加减。药用：柴胡10克、党参20克、熟地黄15克、淮山15克、山萸肉15克、炙远志15克、首乌藤

15克、陈皮10克、半夏10克、仙茅15克、仙灵脾10克、炙甘草10克。该方药仅服用7剂，患者诸症明显好转，继续原方加减治疗1个月，患者无明显不适，给予紫河车粉每日冲服，紫河车旨在使用血肉有情补益先天不足、后天失养导致的肾脏虚损，患者服用后1年再诊，观其阙中直下鼻两侧处，青色消失，面色转红润，精神亦佳。

按语：《灵枢·五色篇》中有云："庭者，首面也。阙上者，咽喉也。阙中者，肺也。下极者，心也。直下者，肝也。肝左者，胆也。下者，脾也。方上者，胃也。中央者，大肠也。挟大肠者，肾也。当肾者，脐也。面王以上者，小肠也。面王以下者，膀胱、子处也……此五藏六府肢节之部也，各有部分。""庭者"即前额，"阙上者"即眉间以上，"阙中"即眉间以中，"下极"者，即鼻根部，俗称"山根"，"直下者"即鼻柱部位，下极的直下方，"方上者"即鼻准头的两盘处，在迎香穴略上方处，"中央者"，在两颧下，鼻两旁迎香以外的部位，《类经》六卷三十二注："中央者，面之中央，谓迎香之外，颧骨之下，大肠之应也。""面王"即鼻准头的位置，望不同部位可知其病所在也。

现代生活节奏加快，压力增大，身体出现各种不适，如不欲饮食、纳谷不香，寐差、多梦、乏力，焦躁不安，但每次体检却不能发现有何异常，而中医望诊即可看出其病处之所在，望此类病人多在阙中直下鼻柱两侧处，色青，甚或有色斑形成，青色在五行属木，在脏为肝，故为肝经不舒所致肝气瘀滞，方用《伤寒论》之柴胡加龙骨牡蛎汤加减治疗，往往效果颇佳；肝肾同源，肝郁日久，致肾脏虚损，患者除出现情志不畅的相关症状之外，亦可出现肾脏虚损的相关症状，如腰膝酸软、头晕耳鸣等，临床使用"滋水涵木"的方法治疗，效果亦颇佳。"小柴胡汤"在《伤寒论》中用以治疗少阳病证。邪在半表半里，症见往来寒热，胸胁苦满，默默不欲饮食，心烦喜呕，口苦，咽干，目眩，舌苔薄白，脉弦者。且有"但得一证便是，不必悉具"。罗老师认为，此为"证"，非"症"，故小柴胡汤证，当属足少阳胆经之证，但见足少阳胆经之证，大可用之。

（程红）

七、望睛明诊断消渴病经验

消渴病的根本病机是"阴虚燥热"，因此，针对此病机，诸多医家多采用滋阴降火的方法进行治疗，但却很难奏效，对此，未免使很多医家产生困惑，是否应该对消渴的经典病机"阴虚燥热"提出质疑呢？罗陆一教授理解为"阴虚燥热"其实均为消渴的表面病机，真正引起"阴虚燥热"的病因应该是肾气虚衰，肾中寓有阴阳，肾阴亏虚，则自然燥热，如肾阳亏虚，则气化不足，津液不生，抑或可出现虚阳外越或上浮，出现类似阴虚燥热的症状。因此治疗此病先以补充肾气为第一要务，足少阴肾经与足太阳膀胱经相表里，观察经络的循行可以协助诊断消渴病。罗陆一教授多年的临床观察发现，消渴病人多在足太阳膀胱经起始于目内眦角之睛明穴至攒竹穴处浮肿，于是凡见睛明穴至攒竹穴处浮肿之患者均嘱其进行葡萄糖糖耐量或胰岛素分泌实验，多屡试屡验，因此对于早期发现糖尿病或糖耐量异常有非常重要的意义。

病例一： 余×，女性，42岁，因"月经量少，先后不定期6个月"曾经在西医医院长期注射黄体酮，并口服雌性激素治疗，但效果不明显，前来就诊。主要症见：月经先后不定期、量少、乏力、畏寒、肢冷，夜尿偏多，观其身体稍胖，目内眦角之睛明穴至攒竹穴处微微浮肿，舌质淡胖、边有齿痕、舌尖有瘀点，脉沉。嘱其检查葡萄糖糖耐量，结果提示，空腹血糖正常，餐后2小时血糖为8.9mmol/L，诊断为糖耐量异常，中医辨证属于肾阳亏虚，瘀血阻滞。嘱其停用黄体酮及雌性激素，并从肾阳虚衰角度进行辨证施治，方用理中丸、二仙丸加减，药用：红参10克、干姜10克、炒白术30克、茯苓30克、仙灵脾10克、仙茅15克、当归15克、黄芪30克、川芎20克、巴戟天20克、杜仲15克、韭菜子30克、菟丝子15克、甘草10克。该方以四君子为补益后天之功用来补益先天，以仙灵脾、仙茅、巴戟天、杜仲、韭菜子、菟丝子等补益先天之阳气，当归、川芎活血散瘀。服用7剂后，患者觉乏力、畏寒、肢冷有明显好转，遂继续原方加减，去韭菜子、菟丝子，加用紫河车30克血肉有情之品，补益先天。《本草纲目》："儿孕胎中，脐系于母，胎系母脊，受母之荫，夫精母血，相合而成，虽后天之形，实得先天之气，显然非他金石草木之类所比，其滋补之功极重，久服耳聪目明，须发乌黑，延年益寿。"国人自古识"胎盘"为滋补上品，它能从根本上医治和调节人体各器官的生理功能。继续服用15剂，月经当时而下，复查葡萄糖糖耐量，无异常。

病例二：王×，女性，64岁，因"头晕反复发作7年"就诊，有高血压病史7年，经口服降压药后，血压控制稳定，但仍反复头晕，故前来就诊，主要症见：头晕、乏力、畏寒、肢冷，时有腹胀、便溏，夜尿偏多，观其身体稍胖，眼睑虚浮，目内眦之晴明穴至攒竹穴处浮肿，舌质淡紫、边有齿痕、舌有瘀斑，脉沉。嘱其检查葡萄糖糖耐量，结果提示，空腹血糖7.1mmol/L，2小时血糖为13.7mmol/L，诊断：Ⅱ型糖尿病。辨证属于脾肾亏虚，瘀血阻滞。方用右归丸、四君子加减，药用：熟地30克、制附子15克（先煎）、淮山20克、桂枝10克、山茱萸15克、菟丝子15克、当归15克、黄芪30克、党参30克、炒白术30克、茯苓30克、川芎20克、鹿角胶10克（烊化）、肉豆蔻10克、炙甘草10克。该方以右归丸补益先天、四君子补益后天，当归、川芎活血散瘀。服用7剂后，患者觉腹胀、乏力、畏寒、肢冷有明显好转，遂继续原方加减。

《景岳全书》对消渴之病机有详尽叙述，"三消之病，三焦受病也。上消者渴证也，随饮随渴，以上焦之津液枯涸，古云其病在肺，而不知心脾阳明之火，皆能熏炙而然，故又谓之膈消也。中消者中焦病也，多食善饥，不为肌肉，而日加消瘦，其病在脾胃，又谓之中消也。下消者下焦病也，小便黄赤，为淋为浊，如膏如脂，面黑耳焦，日渐消瘦，其病在肾，故又名肾消。此三消者，古人悉认为火证，然有实火者，以邪热有余也。有虚火者，以真阴不足也。使治消证而不辨虚实，则未有不误者矣。"由此可以看出，病机最终归为"真阴不足"，即肾水不足也，此水即五行之水，寓有真阴、真阳。现代社会，人们大多生活在不良的生活习惯当中，"以酒为浆，以妄为常，醉以入房，以欲竭其精，以耗散其真，不知持满，不时御神，务快其心，逆于生乐，起居无节"，导致肾气虚损，发为消渴病。此类病人往往病史较长，病势缠绵，变证丛生，根据六经辨证大多属三阴证，以太阴、少阴为主。

人身之元气寄藏于肾，元气本属阳热之气，其性趋上，但能寄藏于人身下焦肾中，皆赖肾之藏性，肾主藏。今肾被阴寒所占，肾之藏性亦失去效用，元气上越而为害，正所谓"气有余便是火"。我们能够去除肾中的阴寒，则肾的收藏功能自然恢复，太阳寒水之气的收敛功能亦能得以发挥，浮越于外的元气自然回归于肾，则不需清火而火自除，不需引火则火自归元。

（程红）

八、望诊论治月经不调

望诊，就是医生用眼睛观察病人全身和局部神色、形态、舌象等的变化。《灵枢·本脏》记载："视其外应，以知其内脏，则知所病矣。"由表面局部微小的变化而测知整体的状态，即所谓"见微知著"。其中望"人中"对月经失调病的诊断具有重要意义。月经的产生以肾—天癸—冲任—胞宫轴为基础，妇女以血为用，冲为"血海"，所以冲脉与女性生理密切相关，任脉与三阴经相交，总司一身之阴精而为"阴脉之海"，《灵枢·五音五味》曰："冲脉任脉，皆起于胞中……上循脊里，其浮而外者，循腹右上行，会于咽喉，别而络唇口。"冲、任二脉下起胞宫，上与十二正经相联，均环唇而过，交汇于人中，而与脏腑相通，从而把胞宫与整体经脉联系在一起，因而"人中"的颜色、淡暗、清浊、深浅均在一定程度上反映胞宫功能，在月经失调病的望诊中显得尤为重要。再者，配合整体望诊以判断气血、阴阳之盛衰也是中医妇科诊断不可忽视的环节。

案例分析

（1）望人中晦滞——瘀阻胞宫

病例：洪×，女，27岁，家庭主妇，已婚未孕。初诊时间：2009年12月1日。望其神疲，面色萎黄，无光泽，人中黯滞，见若干瘀点，眼周、口圈晦暗，唇甲暗淡无华，手掌中心发白，小鱼际单薄，体形消瘦，舌淡暗，苔薄白，边有齿印，舌尖红。根据望诊，初步辨证为脾肾亏虚，瘀血内阻；再询问其病史，诉近半年来月经未来潮，既往常月经后期，少腹阵痛、坠胀，畏寒肢冷，时有头晕、心悸，纳呆，寐差，小便多，大便溏，脉沉细。中医诊断：闭经，证属脾肾亏虚，瘀血内阻；治法：健脾补肾，化瘀通络。

处方：党参20克、白术20克、茯苓30克、熟地黄15克、山茱萸20克、丹皮10克、当归15克、川芎15克、桂枝15克、黄芪30克、紫石英30克、仙茅15克、仙灵脾10克、水蛭10克、煅龙骨30克、煅牡蛎30克、砂仁10克，8剂，日服1剂。

2009年12月17日复诊，精神好转，人中瘀点消退，色转淡，月经来潮，色暗有血块，量多，腹痛坠胀感消失，面色较前红润有神，唇甲有光泽，仍述畏寒肢冷，纳寐欠佳，夜间小便频，舌淡暗较前好转，舌尖红，脉细。

处方: 党参20克、白术20克、茯苓30克、熟地20克、当归15克、川芎15克、三七15克、白芍10克、紫石英30克、仙茅15克、仙灵脾10克、黄芪30克、韭菜子15克、杜仲30克、巴戟天20克、锁阳20克、紫河车30克, 30剂。

1个月后再复诊, 面色红润有光泽, 人中色淡红, 眼周、口圈色转淡, 唇甲色淡红。诉无少腹阵痛、下坠, 月经来潮, 量色均正常。

按语: 患者人中晦滞, 见若干瘀点, 眼周、口圈晦暗, 小鱼际单薄, 为肾水亏虚、瘀阻胞宫之象; 又见精神疲倦, 体形消瘦, 面色萎黄, 口唇淡白, 手掌中心发白, 纳呆, 舌边有齿印, 均为脾胃亏虚之征象。手掌中心为中土脾胃之处, 体现脾胃功能之盛衰, 脾土开窍于口, 其华在唇, 可知其后天脾土失运, 气血生化乏源, 患者肾水亏虚, 无以资心火故见心悸、失眠等心阳浮越之象, 肾虚不能化生精血为天癸, 癸水匮乏, 致冲不盛, 任不通, 诸经之血不能汇集冲任下注胞宫而形成月经, 故闭经。治宜健脾补肾, 补气养血, 化瘀通络, 拟十全大补汤、二仙汤合桂枝加龙骨牡蛎汤化裁, 久病入络, 予水蛭破瘀通络, 砂仁温肾化湿, 并予紫河车、紫石英补督脉、温肾阳, 补益为重, 补而不滞, 通而不伤正。二诊时经血已来潮, 人中色较前转清, 面色红润, 唇甲色淡, 瘀血已去, 血脉通畅, 改予三七活血, 脾肾虚之证仍在, 此时加强温补肾阳之力, 酌加韭菜子、杜仲、巴戟天等, 并以锁阳固敛肾阳。

(2) 望人中淡白——肾元亏虚

病例: 蔡×, 女, 23岁, 学生。初诊时间: 2010年3月11日。视其面色㿠白, 人中、鼻准淡白, 白睛色青, 唇白无华, 舌淡, 边有齿痕, 据此初步辨证为肾元亏虚, 脾胃不足, 继问其病史, 诉月经连续4月延后10余天, 经量少, 痛经, 小腹疼痛, 头痛, 畏寒肢冷, 纳呆, 寐可, 小便多, 大便2—3日一行, 脉沉细。

中医诊断: 月经后期, 证属肾元亏虚, 脾胃不足; 治法: 培补肾元, 健运脾胃。

处方: 党参20克、白术20克、茯苓30克、黄芪3克、桂枝15克、附子15克、水蛭15克、当归15克、川芎20克、紫河车30克、紫石英30克、鹿角胶10克(烊)、韭菜子15克、菟丝子15克、三七15克、炙甘草10克、山楂20克, 15剂, 水煎服。

复诊3月26日, 诸症减, 面色红润, 手足转暖, 嘱其忌食生冷, 并予归脾汤合二仙汤健脾补肾, 此后随访月经正常, 无痛经。

按语: 患者人中色淡白提示肾元亏虚, 火微则寒生, 寒入胞宫, 寒凝血瘀则痛, 其面色㿠白, 畏寒肢冷, 可知素体阳虚, 鼻准淡白, 白睛色青, 唇白, 为脾阳不足之象,《景岳全书·妇人规》曰:"凡血寒者, 经必后期而至。然血何以寒? 亦惟阳气不足, 寒从中生而生化失期。"脾阳不升, 肺气不降, 肾水无以滋养, 形成脾肾亏虚之证; 治宜温补脾肾, 以四君、四物、二仙化裁, 加桂枝、附子温经散寒, 韭菜子、菟丝子温补肾阳, 鹿角胶滋肾精, 紫河车、紫石英调补冲任, 三七、山楂活血健脾, 并以水蛭入肾通络, 复诊时寒凝血瘀证已好转, 无痛经, 继续健脾补肾治疗, 予归脾汤合二仙汤化裁, 脾气健运则气血生, 冲脉血海充盈, 肾气足则温煦有力, 阴霾消, 月事以时下。

(3) 望人中浅平——天癸不足

病例: 李×, 女, 41岁, 职员。初诊时间: 2010年3月9日。望其面色萎黄, 眼圈发黑, 颧黄褐斑, 人中浅平, 皮肤干燥, 舌淡暗, 苔薄白, 据望诊初步辨证为脾肾亏虚, 天癸不足, 再问其病史, 诉近3年来月经延后, 量少, 不孕, 腰酸痛、乏力, 失眠, 健忘, 多汗, 寐差易醒, 畏寒肢冷, 潮热, 脉细。

中医诊断: 月经后期, 不孕, 证属脾肾亏虚, 天癸不足; 治法: 健脾补肾, 补血益精。

处方: 党参20克、白术30克、茯苓30克、黄芪30克、当归15克、川芎15克、仙茅15克、仙灵脾10克、紫河车30克、菟丝子15克、韭菜子15克、枸杞子10克、蛇床子15克、紫石英30克、砂仁10克、覆盆子15克、水蛭15克、鹿角胶10克(烊)。

15剂后诸证减, 精神好转, 夜寐可, 复予15剂, 月经如期来潮。嘱其续服6月以巩固。

按语: 患者人中浅平, 眼圈发黑提示冲任虚衰, 癸水不足, "六七三阳脉衰于上, 面皆焦, 发始白。任脉虚, 太冲脉衰少, 天癸竭。"西医上称为卵巢功能减退, 故月经延后, 不孕; 肾虚则火微, 寒湿内生, 困阻脾阳则脾虚, 气血生化不足, 皮肤干燥、面色萎黄、舌淡胖边有齿印、舌苔白均为脾虚之象, 肾水亏虚不能资心火, 虚阳上浮故见寐差易醒, 潮热, 肾阳虚故见肢冷畏寒,腰酸痛;颧黄褐斑为肝肾精血亏虚之象,此时须补肾精以充养冲任二脉,使月经复至进而得孕。今以四君、四物、二仙合五子衍宗丸化裁,温肾阳,调冲任,《神农本草经》谓紫石英有"补不足,女子风寒在子宫,绝孕10年无子"之功,并加入鹿角胶、紫河车血肉有情之品以益精补血,阴阳同补,蛇床子燥湿通络,砂仁健脾温肾,"脾健则湿无以停,痰无以生",缘久病入络,以水蛭入肾经,破瘀通络。

(4)望人中淡暗——冲任失调

病例: 陈×,女,48岁,文员。初诊时间:2010年3月2日。望其面色萎黄,眼圈凹陷,山根低平,人中淡暗,形体消瘦,舌体瘦小,淡暗,边有齿印,据此初步辨证为脾肾亏虚冲任失调,询其病史,诉腰酸乏力,月经淋漓20余天,量少,色淡,腰酸乏力,纳寐差,二便尚调,脉细。

中医诊断:崩漏,证属脾肾亏虚冲任失调;治法:健脾补肾,调摄冲任。

处方:党参20克、炒白术30克、茯苓20克、川断30克、杜仲30克、巴戟天20克、仙茅15克、仙灵脾10克、阿胶10克、艾叶15克、熟地15克、当归15克、川芎15克、地榆30克、茜草20克,15剂,水煎服。

2010年3月17日复诊,服5剂药后经血已停,继服10剂后精神好转,腰酸诸症消除,嘱其续服中药30剂以巩固。

处方:党参20克、白术20克、茯苓30克、黄芪30克、当归15克、川芎20克、仙茅15克、仙灵脾10克、杜仲30克、巴戟天20克、菟丝子15克、韭菜子15克、山楂15克。

按语: 患者人中淡暗提示冲任固涩、濡养失职,山根低平,则提示先天肾气不足,肾阳温煦气化无力,冲脉不盈,任脉不通,冲任失调,固涩无力则经血淋漓不尽,腰酸乏力;女子七七,肾气亏虚,冲任不固,"冲任之气虚损,不能制其经脉,故血非时而下",发为崩漏。面色萎黄,眼圈凹陷,形体消瘦,舌体瘦小,边有齿印均为脾阳不升,脾失健运,气血亏虚之象;以四君、四物、二仙合胶艾汤化裁,健脾气,补气血,加续断强筋骨,补冲任,久失血必有瘀,予化瘀止血药地榆、茜草以加强收涩之力。崩漏止后再予健脾补肾,活血通络之中药培补脾肾,强壮冲任,预防崩漏再犯。

（5）望人中色青——肝郁肾虚

病例：周×，女，24岁，银行职员。初诊：2009年12月30日。望其面色萎黄，面红疹，色暗红，以两颊为多，人中、口圈色青，手指细长色暗，多汗，舌淡红苔厚腻，有齿印，根据望诊初步辨证为肝郁气滞，脾肾亏虚，患者诉2009年开始每次月经提前7～14天不等，量多，色鲜红，伴耳鸣，紧张焦虑，胃脘痛，畏寒肢冷，纳呆，寐欠安，脉弦，既往有慢性胃炎病史。

中医诊断：月经先期，证属肝郁气滞，脾肾亏虚；治法：疏肝解郁，健脾补肾。

处方：党参15克、白术15克、茯苓20克、制何首乌30克、白芷30克、丹参30克、柴胡15克、当归15克、白芍10克、仙茅15克、仙灵脾10克、防风10克、陈皮10克、香附15克、郁金10克、炙甘草10克，30剂，水煎服。

2010年1月29日复诊，月经正常，无耳鸣，面红疹基本消退，仍偶有胃脘胀痛，予香砂六君丸口服。随访未再复发。

按语：任、冲、督脉、厥阴经均绕口而行，肝木主色青，患者人中、口圈色青，手指细长色暗，属木型，为木失调之象，故见面红疹，两颊为甚，易紧张焦虑，加之患者平素工作紧张，肝气郁结，肝木伐脾土，脾失健运则见面色萎黄，胃脘痛，纳差，舌苔厚腻；《傅青主女科》曰："女子以肝为先天，下注血海而为月经。"若肝失濡养，疏泄及藏精储血功能失常，冲任之气不利，固涩不行，则月经提前。加之患者平素饮食不节，损伤脾气，脾运化升清功能不足，气血生化乏源，故肢冷畏寒，肝肾同源，肾水亏虚故耳鸣，本证实则肾虚肝郁。今以四君、二仙合逍遥丸化裁，加丹参、白芷宁心化湿活血，防风、陈皮行气化湿，香附、郁金理气疏肝，共奏健脾补肾、化湿行气、疏肝解郁之效。

体会：月经的产生以肾—天癸—冲任—胞宫轴为基础。吾师罗陆一认为，肾为先天之本，元气之根，主藏精气，脾乃后天之本，气血生化之源，若肾气不充，肾阳虚衰，脾虚不能化生精血为天癸，致冲不盛，任不通，诸经之血不能汇集冲任下注胞宫而形成经血，可见脾胃亏虚是月经病的重要病机。运用中医望诊，判断妇科疾病之阴阳、寒热、虚实，辨证施治，治以健脾气、温肾阳、调冲任；脾气健，则气血生化有源，精血足则化瘀有所依，肾气足则命门火旺，痰瘀自去，冲任调则天癸盈，胞宫有所养，则妇科诸疾得愈。

（徐翀）

九、望诊辨治慢性脑供血不足

罗陆一老师临床望诊辨治脑供血不足有丰富经验，现举例如下：

1. 望鼻唇沟

病例： 刘×，女，44岁，初诊2008年6月。患者就诊时，罗老师望其鼻唇沟左侧较深右侧较浅，笑时更加明显，见其口角左高右低，面色苍白，口唇青紫，手指末端青紫及拇指指甲凸凹不平，伸舌右歪，舌质淡红，边有齿痕，苔薄白，脉沉细。患者诉7个月前出现口角流涎不能自止，后逐渐伴有言语不利，就诊时伴有头晕，颈项僵硬疼痛，偶有头痛，手足凉，怕冷，胃部胀痛。父母均有冠心病病史。查头部MRI示：双侧半卵圆中心异常信号影，考虑为小缺血灶。证属脾肾亏虚、痰瘀内阻所致之中风——中经络。治以健脾补肾、活血化痰通络之法。药用：党参20克、白术20克、茯苓30克、黄芪30克、当归15克、川芎30克、田七15克、仙茅15克、淫羊藿10克、全蝎15克、蜈蚣5条、制半夏30克、制南星30克、陈皮10克、木香10克（后下）、砂仁10克（打碎、后下）。连服15剂后复诊望其鼻唇沟双侧基本对称，伸舌略右歪，自诉口角流涎能够自止，言语清晰，其他伴随症状消失。

按语： 罗老师从其鼻唇沟变浅、口角歪斜及伸舌右歪即判断患者存在头晕、头痛等，并从其手指末端青紫及拇指指甲不平判断其属中风——中经络。正常两侧鼻唇沟应对称相同的，如果一侧鼻唇沟变浅，可以间接反映存在慢性脑供血不足的改变。望患者口唇青紫、手指末端青紫为瘀血阻滞脉络，望其舌淡红边有齿痕、苔薄白，脉沉细为脾肾亏虚，气血津液运行失调，痰浊瘀血内生而阻滞经络，故临床运用健脾补肾、活血化痰通络法治疗。

2. 望口角、口唇

病例: 黄×, 男, 45岁, 2008年5月初诊。患者就诊时, 罗老师望其口角右高左低, 口唇青紫, 视其面色无华, 手指青紫, 指甲发黑, 双手大拇指指甲较短, 伸舌左歪, 舌质淡, 边有齿痕, 苔白滑, 脉沉细。患者诉头晕、手麻间作1年余, 就诊时头晕间作, 偶有头痛, 手麻, 足有时麻, 颈项酸痛。既往有高血压病史20年, 无烟酒嗜好, 父母均有脑梗塞病史。头部MRI示: 陈旧性多发腔隙性脑梗塞。证属脾肾亏虚、痰瘀内阻所致之眩晕。治以补肾健脾、活血化痰通络之法。药用: 熟地20克、山茱萸20克、茯苓30克、黄芪30克、当归15克、川芎30克、杜仲30克、仙茅15克、淫羊藿10克、全蝎15克、蜈蚣5条、天麻30克、制半夏30克、制南星30克、煅龙牡各30克。服上方1个月后复诊望其口角基本对称, 口唇淡紫, 伸舌略左歪, 头晕、手麻消失。

按语: 罗老师从其口角歪斜、口唇青紫、伸舌左歪及手指青紫、指甲发黑即判断患者存在头晕、头痛、手足时麻、颈项酸痛等症, 从其双手大拇指指甲较短判断其存在脑血管疾病的家族遗传倾向。脾开窍于口, 其华在唇, 手足阳明经环绕口唇。罗老师指出, 如果患者口唇青紫, 且口角歪斜, 则提示患者脾肾亏虚, 鼓动气血无力, 气血津液运行不畅, 痰浊瘀血内阻于脏腑经络, 则出现脑部缺血缺氧表现在口唇与口角。望患者口唇青紫、手指青紫、指甲发黑为瘀血阻滞经络, 望其舌淡边有齿痕、苔白滑, 脉沉细为脾肾两虚, 气血凝滞, 故临床运用补肾健脾、活血通络法治疗。

3. 望眼睑

病例: 王×, 女, 56岁, 2008年3月初诊。患者就诊时, 罗老师望其眼圈发黑, 左眼睑略下垂, 见其面色萎黄, 口角左高右低, 手指末端及指甲发黑, 左手中指指甲中间有一道明显黑线, 伸舌右歪, 舌质淡, 边有齿痕, 苔薄白, 脉弱。患者诉头痛间作半年, 就诊时伴头晕, 偶有胸闷隐痛, 气短乏力, 失眠, 健忘。证属脾肾亏虚、痰瘀阻络之头痛。治以健脾补肾、化痰活血通络之法。药用: 党参20克、白术20克、茯苓30克、黄芪30克、当归15克、川芎30克、天麻30克、制半夏30克、制南星30克、全蝎15克、蜈蚣5条、葛根30克、杜仲30克、夜交藤30

克、桑寄生30克、田七15克。服15剂后复诊眼圈发黑减轻,面色红润,口角略有歪斜,其余上症消失。

按语: 罗老师从其眼圈发黑、左眼睑略下垂、口角歪斜、伸舌右歪及手指末端指甲发黑即判断患者存在头痛、头晕、失眠、健忘等,从其左手中指指甲中间有一道黑线,判断存在胸闷、胸痛等。目与五脏六腑皆有联系,可反映脏腑精气的盛衰。《重订通俗伤寒论》说:"凡病至危,必察两目,视其目色,以知病之存亡也,故观目为诊法之首要。"因此,罗老师提出,当与患者原来比较,有一侧眼睑明显下垂者,则提示患者存在慢性脑供血不足的情况甚至已经发生严重的不可逆转的脑血管疾病。望其眼圈发黑、手指末端指甲发黑为肾虚气血凝滞脉络,肌肤爪甲不荣,望其手中指指甲中间黑线属手厥阴心包经循行部位,提示经络气血瘀阻,望舌淡边有齿痕、苔薄白,脉弱为脾肾亏虚,经脉不通。临床运用健脾补肾、活血通络之法治疗。

4. 望手指及指甲

病例: 杨×,男,42岁,2008年7月初诊。患者就诊时,罗老师望其双手手指末梢青紫,指甲发黑无华,左手拇指指甲有明显棱纹,凸凹不平,且紫暗发黑,视其面色无华,舌质淡红,边有齿痕,苔白腻,脉细。患者诉头晕半年,就诊时伴有手麻,左颈肩部酸痛僵硬,腹胀纳差,胸闷,心悸,气短乏力,二便可。证属心脾气血两虚、痰瘀阻络之眩晕。治以健脾养心、活血化痰通络之法。药用:党参20克、白术20克、茯苓30克、黄芪30克、厚朴15克、炒枣仁30克、当归15克、制半夏30克、制南星30克、木香10克(后下)、砂仁10克(打碎、后下)、炙甘草15克、龙眼肉15克。服10剂后复诊上症完全消失,手指末梢青紫减轻。

按语: 罗老师从其手指末梢青紫、指甲发黑无华即判断患者存在头晕、手麻,从其左手拇指指甲有明显棱纹,凸凹不平且紫暗发黑判断有颈项酸痛僵硬。望手指末端及指甲是罗老师根据多年临证经验总结归纳的独特临床望诊方法,由于慢性脑供血不足,导致脑血供或氧供减少,而且脑细胞长期处于功能性障碍水平,使末梢循环长期处于缺血缺氧的状态,则常常导致手指末梢青紫黯黑,手指甲发黑或青紫,或有明显棱纹、凸凹不平,或指端麻木感觉减退，或手指活动不灵等，中医认为多由患者平素劳累或先天失养，导致脾肾亏虚，气血津液运行失调，痰浊瘀血内生而阻滞经络气血，如此往复，则使肢端气血凝滞，血行不畅，则手指末端不得气血濡养，而出现发黑青紫等表现。特别是大拇指指甲出现青紫或指甲表面凹凸不平或有棱纹出现时，则提示颈部或腰部气血运行不畅，多伴有颈部或腰部酸痛僵硬，头晕或头痛，视物不清，记忆力减退等症。罗老师认为这是由于手大拇指的功能活动最多最灵活，在脑中对应的神经中枢范围也最广，因此更能灵敏地反映慢性脑供血不足的情况；或者由于经过大拇指的经脉循行于颈部及腰部，因此能反映出颈部及腰部气血运行情况。望其手指末梢青紫，指甲发黑无华，有明显棱纹，且凹凸不平属气虚血衰，爪甲失养所致，见于慢性久病，望其面色无华、舌淡边有齿痕、苔白腻，脉细属心脾气血两虚，痰浊瘀血阻滞经络，临床运用健脾养心、活血化痰通络之法治疗。

5. 望舌

病例： 秦×，女，58岁，2008年7月初诊。患者就诊时，罗老师望其舌质淡红，舌体中央有两处瘀点，舌苔花剥，伸舌右歪，口角左高右低，视其面色晦暗无华，神色疲惫，反应迟钝，脉沉细。患者诉左侧半身麻木、手足活动不灵、走路不稳10余年，就诊时伴有言语不利，反应迟钝，失眠，健忘，小便频，大便干，3到5天一次。证属肾阳亏虚、痰瘀阻络之中风——中经络。治以温阳益气、活血通络之法。药用：熟地20克、山茱萸20克、茯苓30克、黄芪30克、田七15克、川芎30克、麦冬20克、肉苁蓉30克、当归30克、玉竹30克、白芍30克、全蝎15克、蜈蚣5条、巴戟天20克、地龙15克。服药15剂后复诊自诉手足麻木减轻，走路较前平稳，其余上症消失。

按语： 舌与脏腑经络气血有着密切的联系。罗老师在临床诊病期间，非常重视舌诊，他认为舌象的变化，能客观地反映正气盛衰、病邪深浅、邪气性质、病情进退，可以判断疾病的转归和预后，可以指导处方遣药。如果患者伸舌歪斜，且舌色青紫或紫暗，或舌边有瘀点、瘀斑，或舌边有齿痕或中有裂纹，舌苔厚腻或滑腻等，则提示存在慢性脑部缺血缺氧的改变。罗老师从其舌淡中有瘀点、苔花剥及右歪即判断其存在气血亏损，瘀血阻络，望其面色晦暗无华，神色疲惫，反应迟钝，脉沉细属肾阳亏虚，气血瘀滞脏腑经络，临床运用温阳益气、活血通络法治疗。

慢性脑供血不足是指由于各种原因引起的脑血管狭窄和（或）低灌注，导致脑血流量轻度低于脑生理需要所致的，在全脑血流减少和代谢降低基础上，但以区域性病理改变为主，引发波动性、轻度脑功能障碍而无明确神经缺失体征的疾病，病程在两个月以上。慢性脑供血不足常常导致脑部血液供应与脑部血液需求之间不平衡，从而引起头晕、头痛、失眠、记忆力减退等症状，慢性脑供血不足进一步发展可引起脑白质脱髓鞘、短暂性脑缺血发作、脑梗死、血管性痴呆，甚至出血性脑血管病等，它是致残性、致死性脑血管病的后备军。罗老师指出由于该病是一个慢性长期的脑血流量减少的过程，因此其对末梢组织及器官的灌注也是呈现慢性的不足过程，而引起末梢及相应器官会产生一些代偿或者缺血乏氧的表现。另外，罗老师还提出，导致慢性脑供血不足的危险因素常常有高血压、糖尿病、血脂异常、慢性心功能不全等，因此，在临床应用以上望诊方法时还应结合询问病史，四诊合参，以及必要的辅助实验室检查，综合评估病情程度，这样才能更好地明确疾病诊断，从而指导临床治疗方药的实施。

（赵珊珊）

十、望诊辨治脑血管疾病

1. 望鼻唇沟

鼻唇沟变浅、口角歪斜是脑供血不足的症状。由于脾开窍于口，其华在唇，为手足阳明经循行之处，而阳明经为多气多血之经，故最能反映人体气血盛衰。正常两侧鼻唇沟应对称相同，如一侧鼻唇沟变浅，伴口角歪斜，口唇青紫，为气血亏虚，痰瘀内阻脑络，以致局部失养。如伴见同侧肢体乏力或麻木，更能推断为痰瘀阻脑、脑窍失养的证候。

病例：罗×，男，70岁，2010年12月1日初诊。患者就诊时，罗老师观其右侧鼻唇沟较左侧为浅，口角左高右低，唇色紫暗，反应迟缓，舌暗红苔薄腻，脉滑，初步判断患者有脑梗塞的病变。查脑核磁共振证实患者有脑梗塞，询其病史得知患者反复头晕2月,伴手麻肢冷,食后腹胀不适,有高血压病、冠心病及高脂血症等病史。罗老师诊断为中风——中经络,证属脾肾亏虚,瘀血阻络。治则为益气健脾补肾,化瘀通络。选药:党参20克、白术30克、茯苓30克、黄芪30克、当归15克、川芎30克、杜仲30克、桑寄生30克、仙茅15克、淫羊藿10克、三七15克、全蝎15克、蜈蚣5条、陈皮10克、煅龙骨30克(先煎)、煅牡蛎30克(先煎)。服药7剂后复诊,心慌头晕减轻,手麻、腹胀改善,续以原方加减治疗,再服药1月后诸症明显改善,鼻唇沟变浅及口角歪斜亦见减轻。

按语: 罗老师从其鼻唇沟变浅、口角歪斜、反应迟缓、头晕及手麻综合判断患者属中风表现;从患者年事已高判断其因肾精亏损不能荣养脑窍,以致脑络失养;从食后腹胀判断其为脾气亏虚,加上唇色紫暗、舌色暗红反映其血行不畅、瘀血阻络之证候,诊断患者属中风——中经络,证属脾肾亏虚,瘀血阻络。因此,临床治疗以健脾、益肾、补气、活血、化瘀、通络为治则,效果显著。

2. 望眼睑及目眶

眼睑下垂、目眶发黑为慢性脑供血不足的症状。目与五脏六腑皆有联系,反映脏腑气血的盛衰。《灵枢·邪气脏腑病形》中述:"十二经脉,三百六十五络,其血气皆上于面而走空窍,其精阳上走于目而为之睛。"故目最能反映人体精气之盛衰。有一侧眼睑明显下垂,提示患者存在慢性脑供血不足的情况,甚至已经发生严重的不可逆转的脑血管疾病,加上目眶发黑,为脾肾两虚、脉络不通之征状,反映精气阳气不能上荣头目的状况。

病例: 吴×,女,63岁,2010年11月10日初诊。患者就诊时,罗老师观其左眼睑稍下垂,目眶黧黑,山根处有多条断横纹,伸舌时舌体向右歪斜,初步判断患者有脑梗塞的病变。询问病史得知患者近月言语艰涩,胸闷头晕,左手发麻,四肢厥冷,其舌色淡暗苔白厚腻,脉弦滑;查脑核磁共振发现有多发性腔隙性脑梗塞。罗老师诊断为中风——中经络,证属心肾亏虚,痰瘀阻络。治则为补益心肾,化痰祛瘀。拟方地黄饮子加减,选药:熟地黄15克、山茱萸20克、肉苁蓉20克、巴戟天20克、制附子15克(先煎)、石菖蒲15克、桂枝15克、黄芪30克、茯苓30克、白术30克、当归30克、川芎30克、全蝎15克、龙眼肉15克、制半夏15克、制南星15克、蜈蚣5条、杜仲20克、牛膝20克。服药1月后复诊,言语明显较前清晰,头晕明显减轻,胸闷、手麻、肢冷亦有改善,续以原方加减治疗,两月后诸症大体消失,眼睑下垂、舌体歪斜亦见减轻。

按语: 罗老师从患者舌体歪斜、言语艰涩、头晕手麻判断其为中风表现;从山根处有多条断横纹、胸闷判断其为心虚病变;从眼睑下垂、目眶黧黑、四肢厥冷判断其为心肾亏虚不能荣养颜面四肢;从舌淡暗苔白厚腻、脉弦滑判断其为痰瘀互结之征,故诊断患者为中风——中经络,证属心肾亏虚,痰瘀阻络。故此,临床以地黄饮子为基础以补肾益精、宁心开窍,辅以益气、养血、化痰、祛瘀之法,疗效显著。

3. 望指甲及指端

望手指末端及指甲形态与色泽的改变,可准确反映慢性缺血性脑血管疾病。由于心血不足,脉络瘀阻,长期气血不足,无以荣养肢端,引起肢端生长表现出现异常,可见手指末端青紫黯黑,指甲发黑或青紫,或有明显棱纹、凸凹不平,或指端麻木、感觉减退,或手指活动不灵等。由于中指属手厥阴心包经循行部位,如中指指甲中间有一道明显黑线,更提示患者存在心脉瘀阻、脑窍失养的情况。慢性脑供血或供氧减少,脑细胞长期处于功能性障碍水平,导致末梢循环长期处于缺血缺氧状态。

病例: 赵×,男,44岁,2010年11月10日初诊。患者就诊时,罗老师观其面色黧黑,指甲棱纹明显,甲色紫黑,初步判断患者有脑梗塞的病变。询问病史得知患者在同年7月因剧烈头痛入院,检查发现右脑出血,经治疗康复出院,自此经常头晕,健忘,夜尿频数;其脉细滑,舌淡红苔厚腻,有吸烟史;查脑核磁共振发现有多发性脑梗塞。罗老师诊断为中风——中经络,证属肾气亏虚,痰瘀阻络。治则为益气补肾,化痰祛瘀。选药:黄芪30克、白术30克、防风10克、车前子30克、茯苓20克、仙茅30克、淫羊藿10克、巴戟天10克、远志10克、石菖蒲10克、益智仁15克、砂仁10克(后下)、制半夏15克、制南星15克、鹿角胶15克(烊)、三七10克、乌药20克。服药30剂后复诊,面色好转,头晕、尿频明显改善,记忆力亦有改善。

按语： 罗老师从患者指甲变形紫黑、头晕、健忘判断患者为脑窍失养、脑络瘀阻的病变；从面色黧黑、夜尿频数判断其为肾气亏虚、精血不足；从其脉细滑、舌淡红苔厚腻判断为痰湿阻络，综合诊断患者为中风——中经络，证属肾气亏虚，痰瘀阻络。因此，临床以益气、补肾、化痰、祛瘀为法治疗，取得满意的疗效。

4. 望舌

舌为心之苗，心主血脉，舌象的变化客观反映正气盛衰、邪气深浅、疾病性质、病情进退，能准确提示脏腑经络气血的状况。由于慢性缺血性脑血管疾病多为阳气亏虚，瘀血痰浊互结于经络所致，故舌象多有舌色淡白或暗红，舌上有瘀斑、瘀点，舌苔滑腻或厚腻，以及伸舌歪斜等表现。舌色淡白主虚主寒，舌色暗红为气虚血瘀，舌上有瘀斑、瘀点为瘀血内阻之征，舌苔滑腻或厚腻反映阳虚津液内停化为痰浊内阻，而伸舌歪斜为痰浊瘀血阻络、脑络失养之候。

病例： 温×，男，64岁，2010年12月22日初诊。患者就诊时，罗老师观其步履不稳，指甲暗紫，指掌色泽晦暗，以大指及次指紫黑明显，伸舌时舌体向右歪斜，舌色暗红苔厚腻，初步判断患者有脑梗塞的病变。询问病史得知患者失眠加重两月，精神疲惫，肢体乏力，步履不稳，其脉滑；查脑核磁共振发现有多发性脑梗塞，有高血压、颈动脉粥样硬化、高脂血症、颈椎病及短暂性脑缺血发作等病史，有吸烟史。罗老师诊断为中风——中经络，证属心肾气虚，痰瘀阻络。治则为益气养心补肾，化痰祛瘀。选药：党参30克、白术30克、茯苓30克、黄芪30克、当归15克、川芎30克、远志15克、石菖蒲15克、天麻30克、制半夏30克、制南星30克、全蝎15克、蜈蚣5条、杜仲30克、桑寄生30克、煅龙骨30克（先煎）、煅牡蛎30克（先煎）、磁石30克（先煎）、水蛭10克、酸枣仁30克、首乌藤30克。服药7剂后复诊，精神体力明显改善，仍失眠多梦，故续以原方合交泰丸加减治疗，以交通心肾。再服药7剂后失眠明显改善，步行亦较前稳健。

按语： 罗老师从患者舌体歪斜、步履不稳、指甲暗紫、指掌色泽晦暗判断其为中风表现；从失眠、疲惫、乏力判断其为心气不足的症候，加上舌色暗红苔厚腻、脉滑等痰瘀内阻的征状，诊断患者为中风——中经络，证属心肾气虚，痰瘀阻络。因此，治以益气补肾、养心安神、化痰祛瘀为法，疗效显著。

所谓"有诸内者必形诸于外"，望诊为早期发现脑血管病变，预防脑血管疾病的重要手段，结合闻诊、问诊和切诊等四诊合参，配合现代医学的检查结果，能准确诊断病情及辨证论治，大大降低脑卒中的发生机会，对预防脑卒中的发生有极大的贡献。

（庄国立）

十一、望诊辨治脑梗塞

"望、闻、问、切"四诊是中医学辨证论治的基础。中医望诊自古便被列为四诊之首，早在《黄帝内经》就有"望而知之谓之神"之说，将望诊视为诊断疾病的至高手段。中医学认为，人体是一个有机的整体，机体内部脏腑、气血、经络的生理和病理变化，必然有某种征状表现于外。中医望诊是根据人体内外相应的理论，观察人体外在的器官，如五官、舌、手脚、身体、指甲、皮肤、分泌物、排泄物等的神、色、形、态变化，从而推断体内的生理和病理变化，分析了解疾病的情况而作出诊断。罗陆一老师临床对中风望诊有其独到擅长之处，以望诊为主施治诸病皆获良效。现将罗老师望诊辨治脑梗塞的经验介绍如下：

1. 望人中沟左右深浅

病例： 陈×，男，60岁，2009年6月初诊。就诊时罗老师先望其人中沟见色暗滞，无光泽，沟道发黯，人中沟左侧深而右侧较浅，说话时深浅差异更明显。再望其口唇青紫，嘴角轻微左歪向上，有轻微撮动及见流涎，罗老师认为是中风的征兆。察其舌质暗红，苔薄白，伸舌右歪，亦是中风的征兆。按其脉弦细。询问患者其高血压病史7年，3天前因恼怒而发病，左偏身力弱，语言不利，嘴角流涎不止，面色苍白无华，神志清醒而无昏蒙，头晕目眩，查其彩色多普勒超声TCD示脑动脉血流量低于正常，颅脑CT示腔隙性脑梗塞、脑腔底供血不足。西医诊断：腔隙性脑梗塞。中医诊断：中风——中经络。病因病机：肝肾亏虚，阴虚风动，痰瘀阻络。治法：补肾祛风，养血活血，化痰通络。方予通脉地仙丸，组成：制首乌、怀牛膝、川椒、覆盆子、防风、狗脊、茯苓、菟丝子、骨碎补、黄芪、白术、肉苁蓉、地龙、党参、杜仲、石菖蒲、炙甘草等。每天服用3次，每次12克。连服1个月后复诊再望其人中沟双侧深浅基本对称，色泽已较前明润，嘴角流涎已止，语言畅利，左侧肢体明显较前有力，余诸证皆减轻，予上方加鹿角胶15克每天早上另化服，继服2个月以加强滋补肝肾的疗效，三诊见所有证状均基本消除，再查彩色多普勒超声TCD示脑动脉血流量供血改善。遂嘱其凡事应少忧少虑，畅情志，忌暴怒，积极调理性情，常服左归丸滋养肝肾，调理善后以防复发。

按语： 从经络学说看，人中位置处于督脉和手足阳明经之交会点，是多气多血的交流、沟通关键部位，故人中的征状可反映人体生命力的强弱和肾气之盛衰。健康人人中多宽直，色泽明润，沟道红活，反映肾气充盈，气血通畅，命门火旺，阳气足。今望患者人中沟色暗滞，无光泽，沟道发黯提示肾气亏虚，命门火衰，阳气不足。而其人中沟左侧深而右侧较浅，结合嘴角左歪撮动、伸舌右歪等，均是气血运行失衡，血流蹇碍，痰瘀闭阻经络的体征表现。单凭以上的望诊诸征状即可判断疾患为因肾亏而导致的中风——中经络。再者左偏身力弱，语言不利，嘴角流涎，神志清醒而无昏蒙等正是中风——中经络的特有征状。面色苍白无华，口唇青紫，头晕目眩，舌质暗红，苔薄白，脉弦细均为肝肾亏虚、阴虚风动、痰瘀阻络之征象。故用通脉地仙丸补肾祛风、养血活血、化痰通络治之。另外人中还是生命中枢，与脑关系密切，故治疗中风或急救时，常会针灸或按掐人中（水沟）穴。

2. 望口唇歪斜

病例： 李×，男，70岁，2009年4月初诊。就诊时罗老师先望其唇色青紫，左唇角歪上，微颤，认为是中风的征兆。再望其齿，槁垢松动，齿龈萎缩，望其舌质偏暗有瘀点，边有齿痕，花剥苔，伸舌右歪，亦是中风的征兆。询问患者其左边膝软乏力数月，走路靠人扶持，不能自己走动，自汗，尿频尿多，睡眠差，眼浮肿，气短懒言，神疲乏力，二便常，脉细弱。查其颅脑CT提示：左侧腔隙性脑梗塞，脑腔底供血不足。西医诊断：腔隙性脑梗塞，脑腔底供血不足。中医诊断：中风——中经络。病因病机：元气耗伤，气血亏损，气滞血瘀，脑脉失养。治法：补益肝肾，益气活血，祛风通络。方予金匮肾气丸配伍蜈蚣、全蝎加减：制首乌20克、黄芪30克、当归15克、川芎10克、地龙10克、党参15克、白术20克、熟地黄15克、肉桂5克、制附子15克、僵蚕20克、石菖蒲15克、桑螵蛸10克、砂仁10克、全蝎15克、大蜈蚣5条。服上方2个月后，复诊见腰膝较前有力，但仍需人轻扶走路，望唇色较前红润，左唇角仅微歪，唇颤消失，望舌质转淡红，齿痕减少，伸舌右歪较轻微，余证皆减轻。予上方加紫河车20克、鹿角胶10克（另化服），继服2个月以补肝肾益精血，养血益气加强疗效。三诊见患者所有症状均基本消除。遂嘱其常服用人参丸、归脾丸等调理气血以防复发。

按语：中医学认为"脾开窍于口，其华在唇"，因此口唇能反映脾作为后天之本、生化之源的功能。今望患者其唇色青紫，提示寒凝血瘀，而左唇角歪上、唇颤则为中风的征兆。中医学认为"肾主骨，齿为骨之余"，齿的生理功能和病理变化，与肾精的衰旺密切相关。再望其齿槁垢松动，齿龈萎缩，提示肾精败绝，气血亏虚，脾肾之气大虚之象。中医学认为"心主舌……在窍为舌"，而在舌面上也反映出脏和腑的状况，有舌尖候心，舌根候肾，中央脾胃，左右两侧是肝胆之说。望其舌质偏暗有瘀点提示瘀血内结，边有齿痕则为脾虚而内有痰湿，花剥苔显示气血亏虚、瘀血阻络，伸舌右歪则为中风的征象。单凭以上唇齿舌望诊诸证即可判断疾患为因元气耗伤，气滞血瘀，闭阻脑脉而导致的中风——中经络。左边膝软乏力，走路靠人扶持，自汗，尿频尿多，睡眠差，眼浮肿，气短懒言，神疲乏力，脉细弱等均为元气耗伤，气血亏损，气滞血瘀，痰瘀阻络之象。故用金匮肾气丸配伍蜈蚣、全蝎补益肝肾、益气活血、祛风通络治之。

3. 望眼睑，左或右侧眼睑下垂

病例：黄×，女，65岁，2009年2月初诊。就诊时罗老师先望其头面眼睑，见左眼睑略下垂（单侧眼睑下垂），认为是中风征兆，再观其面色青白无华，双眼呆滞无神，角膜老化，形成老年环，瞳孔变细、色灰，眼外眦角有多条钩状血管增生。询问患者其半身不遂5天，高血压病史6年、冠心病史3年，右侧肢体瘫软，语言不利，头晕，口角流涎，胸闷心悸，自汗多，食少便溏，舌淡胖，边有齿痕，伸舌左歪，苔薄白，脉沉细。查其颅脑CT提示多发腔隙性脑梗塞，脑腔底供血不足。西医诊断：多发腔隙性脑梗塞，脑腔底供血不足。中医诊断：中风——中经络。病因病机：脾肾亏虚，痰浊瘀血，闭阻脑脉。治法：补肾健脾，益气活血，化痰祛瘀通络。方予六君子合补阳还五汤配伍蜈蚣、全蝎加减：黄芪30克、党参30克、白术20克、茯苓30克、制半夏20克、制南星20克、陈皮10克、赤芍20克、当归15克、川芎30克、地龙20克、桃仁20克、红花10克、炙甘草10克、全蝎15克、大蜈蚣5条。服上方3个月后，复诊望面色较前红润，双眼较前有神，左眼睑已无下垂，伸舌左歪较轻微，但右侧身仍间歇地活动不利，余证皆明显减轻。予上方加三七混红参粉各10克（另冲服）、鹿角胶10克（另化服），继服3个月以补肝肾益精血，养血益气加强疗效。三诊见患者肢体活动基本恢复正常自主，其他症状均消除或明显减轻，复查颅脑CT提示多发腔隙性脑梗塞情况改善，脑腔底供血得到改善。遂嘱其常服用人参丸、归脾丸等及配合适当食疗滋补脾肾，调理气血以防复发。

按语： 望患者头面眼睑神、色、形、态是中医望诊的基本。神之有神与无神，色之面部颜色与光泽，润泽鲜活或干枯晦暗，面部五官形、态特征，皆能判断正邪气的强弱、脏腑阴阳气血的盛衰，今望患者双眼呆滞无神，提示正气虚衰、气血亏损；而老年环与眼外眦角钩状血管增生皆提示心脑血管供血不足症状；而左眼睑（一侧眼睑）略下垂更提示脑供血不足，是中风的征状。再望患者面色青白无华，提示气血亏虚、血行不畅、瘀血阻络之象，加之伸舌左歪、语言不利、口角流涎等证状已可判断疾患为中风——中经络。头晕，胸闷，心悸，自汗多，食少便溏，舌淡胖，边有齿痕，苔薄白，脉沉细均为脾肾亏虚、痰浊瘀血、闭阻脉络之征象。故用六君子合补阳还五汤配伍蜈蚣、全蝎补肾健脾、益气活血、化痰祛瘀通络治之。

4. 望拇指指甲青紫

病例： 陈×，男，55岁，2008年12月初诊。就诊时罗老师先望其右手拇指食指甲面有数条棱角状紫暗条纹，甲面灰暗无光泽，指甲半月痕内呈灰黑色，罗老师认为此乃中风的征兆，再望其双手见手指末端青紫，皮色干枯。询问患者其右手指麻，右脚趾经常抽筋3个月，高血压病史4年，面色苍白无华，眩晕，健忘，舌暗红，边有瘀点，苔薄白，舌体左歪，脉细。查其颅脑CT示右腔隙性脑梗塞、脑腔底供血不足。西医诊断：右腔隙性脑梗塞，椎基底供血不足。中医诊断：中风先兆。病因病机：气血亏虚，瘀血阻络，筋脉失养。治法：补益肝肾，益气活血，祛瘀通络。方予金匮肾气丸配伍蜈蚣、全蝎加减：熟地黄20克、山茱萸20克、茯苓30克、黄芪30克、当归15克、川芎30克、石菖蒲30克、杜仲30克、仙茅15克、仙灵脾10克、荷叶30克、益母草30克、全蝎15克、大蜈蚣5条。服上方2个月后手指麻、脚趾抽筋明显减少，望其手指末端青紫色明显消退，色泽已较前红润，指甲面及半月痕亦较前有光泽平滑。效不更方继服上方2个月以巩固疗效。三诊见患者所有症状均基本消除。遂嘱其应保持每天适量运动，常服归脾丸及配合适当食疗滋补脾肾、调理气血以防复发。

按语： 指诊与甲诊为古今中医所常采用。指与甲的色泽、形态、活动等可提示个体内里存在的生理病理情况，甚至能揭示某种疾病的发生。今望本例患者双手手指末端青紫，皮色干枯，依据罗老师多年临床经验总结，是脑供血不足、气血双亏的症状。甲面灰暗无光泽、甲面棱角状紫暗条纹，亦是因脑供血不足、缺氧，而导致微丝血管末梢循环长期障碍，精微不能达于四末所造成。半月痕内呈灰黑色亦提示瘀血阻络、脑供血不足。而右手指麻木，舌体左歪更是中风的征兆。根据以上望诊即能判断疾患为中风先兆。面色苍白无华，眩晕，健忘，舌暗红，边有瘀点，苔薄白，脉细均为气血亏虚，瘀血阻络之象，故用金匮肾气丸配伍蜈蚣、全蝎加减补益肝肾、益气活血、祛瘀通络治之。

5. 结语

脑梗塞可以有很多的兼证与并病，如高血压、高脂血症、血脂异常、糖尿病、动脉硬化、脑出血、心功能不全、冠心病等等。而病位病性、病情病势、转归愈后等也是多样化而复杂的，所以罗老师指出望诊能提供准确而有效的病理讯息，这些讯息甚至早于脑磁力共振、颅脑CT等辅助检查。当然临床上脑梗塞诊断结合四诊，详询患者病情、病史，再配合必要的辅助实验室检查验证，综合仔细参详后更能确诊。只有这样才能真正了解病因病机，找出病源，应病势顺病情而立方施药治之，当可药到病除。

（庄国立）

十二、丑时喘治验

临床发现一些冠心病、心力衰竭、肺心病及哮喘所致的喘促多在夜间1—3时发作，罗老师称之为"丑时喘"。现将一些病例报告如下：

1. 心力衰竭

病例： 陈×，男，59岁，哮喘胸闷痛反复发作3年，近2周加重，每夜1—3时即发作，发作时胸闷痛、喘促，两足微肿，舌淡红苔薄白，边有齿痕，舌体微右歪，脉沉细。高血压3级病史。中医诊断：胸痹。病因病机：脾肾亏虚，水气凌心，瘀血阻络。治法：健脾补肾，温阳利水，活血通络。方予真武汤加味：党参20克、白术30克、茯苓30克、桂枝15克、制附子20克（先煎）、葛根15克、仙茅15克、仙灵脾10克、黄芪50克、白芍10克、田七10克。服药7剂后二诊见胸闷痛明显缓解，两足肿消退，予服上方加减，随诊3个月见所有症状基本上均续步消除。

按语： 夜1—3时为丑时，肝阳初生阴寒尚盛之时，患者脾肾阳虚致寒水内生，水气上凌于心，故患每于1—3时发作哮喘、胸闷痛；水湿下注，故见两足微肿；脾肾阳虚，运化失常，则见体形肥胖；舌淡红苔薄白，边有齿痕，舌体微右歪，脉沉细均为水湿内停，瘀血阻络之征。用真武汤加味健脾补肾，温阳利水，活血通络治之。方中党参、白术、茯苓健脾利湿；制附子、桂枝温肾助阳，以化气行水，暖脾土，以温运水湿；仙茅、仙灵脾相合，温肾壮阳；黄芪补中益气行气；葛根健脾升阳，助脾之运化；白芍养肝、柔肝，敛阴，丑时气血行至肝经，为寒气最盛之时，用白芍养肝，则肝之阴养则阳生可长；田七活血化瘀通络。是方健脾补肾，温阳利水，使脾运复常，肾气得行，水道络脉畅通，胸闷痛症状消退，则病愈。

2. 哮喘

病例： 杨×，男，47岁，哮喘反复发作约10年，每至夜间凌晨4时许发作，近1周复发，发作时呼吸急促，喉中哮鸣，伴痰多白黏，胸膈满闷，面色晦暗，畏寒肢冷，舌暗淡苔白滑，脉紧。中医诊断：哮喘。病因病机：肺肾亏虚，寒痰伏肺，痰瘀互阻。治法：温肺散寒，化痰平喘。方予小青龙汤合苍耳子散加味：麻黄15克、白芍15克、细辛15克、干姜15克、桂枝15克、制半夏30克、黄芪30克、白术20克、当归15克、地龙15克、炙甘草15克、杜仲30克、制南星15克、蜂房30克。服药7剂后二诊哮喘明显缓解，鼻渊症状消除，予续服上方加减，随诊2个月见所有症状均基本消除。

按语：该患者咳嗽日久，肺气受损，气不化津，痰饮内生，再受风寒，饮从寒化，寒痰伏留于肺，气机升降受阻，寒水之邪易伤心火，寒气极盛则心阳衰，因阳气初生未盛，寒气最盛之时在丑时，故患者常于丑时发作，故见呼吸急促，喉中哮鸣，痰多白黏；肺不宣发，则胸膈满闷；阴盛于内，阳气不得宣达，故畏寒肢冷；舌暗淡苔白滑，脉紧均为阳虚之象。故治疗用小青龙汤加味以温肺散寒，化痰平喘，祛邪通窍治其本。方中麻黄散寒解表，宣肺气平喘咳；桂枝性辛热，温阳散寒，化利内饮；白芍和营养血；细辛、干姜祛风散寒，回阳通脉，温肺通窍；制半夏与制南星燥湿，温化寒痰；地龙、蜂房熄风通络，攻毒止痛；黄芪补气助阳，能助药势鼓邪外出，又能预防阳随汗脱；白术补气健脾，固表止汗；当归、杜仲补益肝肾；炙甘草调和诸药。是方温肺散寒，化痰平喘，助阳益气，祛邪通窍，使阳气充盈，寒痰尽祛，哮喘病可愈矣。

3. 冠心病、心绞痛

病例：谢×，女，62岁，气喘、胸闷痛反复发作半年，近1月加重，每晚11时至3时胸闷痛心悸、气促加重，伴畏寒肢冷，神疲乏力，舌淡胖苔白，脉沉紧。中医诊断：胸痹。病因病机：心肾阳虚，虚寒盛，心阳不振，水气凌心，血脉痹阻。治法：温振心阳，引火归源，宣痹通阳。方予桂附理中汤合金匮肾气丸加减：党参20克、白术20克、茯苓30克、桂枝20克、制附子30克（先下）、干姜15克、熟地黄15克、山茱萸20克、淮山20克、泽泻10克、丹皮10克、当归15克、川芎30克、鹿角胶10克（烊）。1周后二诊证见胸痹痛减轻，续服上方加减。随诊3月患者所有症状均基本缓解。

按语：《素问》："心病者，日中慧，夜半甚，平旦静。"丑时寒气盛而心火不足。故胸闷痛、气喘；畏寒肢冷、舌淡胖苔白、脉沉紧属里虚寒盛。其病之本为肾阳亏虚，里虚寒盛，阴盛格阳，心阳不振，气化失权，水气上犯凌心，血脉痹阻，故胸痹痛；心阳不振，水气凌心，则易心悸哮喘；水湿内停，泛溢肢体，肾阳不振之征兆，故阳虚不能温养，故畏寒肢冷，神疲乏力；里虚寒盛，舌淡胖苔白、脉沉紧均为心肾阳虚，里虚寒盛之象。故用桂附理中汤加减补益心肾，温振心阳治之。方中党参甘温入脾，补中益气，气旺则阳复；白术甘苦，燥湿健脾，健运中州；茯苓、泽泻利湿宁心；桂枝、制附子性辛热，助命门以温阳化气；干姜大辛大热，温中祛寒，扶阳抑阴；熟地黄、山茱萸、淮山滋阴补肾，填精益髓；丹皮活血；当归补血活血；川芎活血行气，疏通血脉；鹿角胶温补肝肾，益精血。是方补益心肾，温振心阳，引火归源，宣痹通阳，做到益火之源以消阴翳之功，使心肾得养，阳气充盈，里寒湿浊尽祛，血脉宣通，心胸宽畅则胸痹病可愈。

4. 慢性支气管炎、肺源性心脏病

病例：付×，男，80岁，咳逆上气20年，加重2月，喘满，夜间3时发作，常持续4—5时，天亮后缓解，痰多黏白泡沫，胸闷，脘腹痞痛，纳呆，倦怠乏力，舌淡苔薄腻，脉细。中医诊断：肺胀。病因病机：肺虚脾弱，寒痰壅肺。治法：健脾益肺，豁痰降气，散寒化饮。方予六君子汤加辛姜：黄芪30克、白术20克、防风10克、紫河车30克、党参20克、白芍15克、制半夏20克、细辛15克、干姜10克、陈皮10克、补骨脂10克、田七10克、炙甘草15克。服药7剂后二诊咳逆上气、喘满明显缓解，痰涎减少，予服上方15剂，1个月后三诊见所有症状均基本消除。

按语：该患者肺脾肾虚，痰浊内生，上逆于肺，则咳逆上气；肺气虚弱，痰阻气困，丑时为厥阴肝之阳初生之时，阳气尚不旺，而患者肺经受邪，寒邪旺，加之丑时亦为寒盛之时，金盛克木，阳难生，阳气不生而竭，故见则喘满；痰从寒化成饮，故痰多黏白泡沫；寒痰壅肺，肺气失降，故胸闷；脾气虚弱，健运失常，故见脘腹痞痛，纳呆，倦怠乏力；舌淡苔薄腻，脉细均为肺脾气虚、寒痰内蕴之征。故用玉屏风散合六君子汤加辛姜以健脾益肺，豁痰降气，散寒化饮，寒邪散则阳生，阳气得复则病可救治之。方中黄芪、党参甘温，大补肺脾之气，健脾益气固表；白术健脾益气，助黄芪益

气补肺固表；防风走表而祛风寒；紫河车、白芍益气和营，养血活血；制半夏燥湿，温化寒痰；细辛干姜相合助阳温中，祛风散寒，回阳通脉，温肺通窍；陈皮行气止痛，健脾和中；补骨脂补肾助阳，固精缩尿；田七活血化瘀通络；炙甘草甘温，益气和中，调和诸药。是方益肺健脾，温阳补肾，散寒化饮，燥湿祛痰，则肺胀寒饮之证可愈矣。

（罗中奇）

十三、痰瘀同治

痰、瘀是两种常见的致病因素，心脑血管疾病如冠心病、高血压、脑梗塞、脑动脉硬化症都可以涉及。中医学有"怪病多痰""怪病多瘀"之说。两者常联合致病，在许多心脑血管疾病中可见痰瘀交结之证，罗老师治疗此类疾病，多以痰瘀同治以治疗，现总结如下：

1. 津血同源—痰瘀互化—痰瘀同治

痰瘀为津血失于正常输布运化所形成的病理产物，而津血本属同源，为水谷精微所化生，流行于经脉之内者为血，布散经脉之外的为津液，津血通过脏腑气化作用，出入于脉管内外，相互滋生转化。《灵枢·邪客篇》："营气者，泌其津液，注之于脉，化以为血。"《灵枢·痈疽篇》："津液和调，变化而赤为血。"而在病理状态下，痰瘀相互转化。痰是津液不归正化的病理产物。有有形之痰和无形之痰之分。瘀是人体血运不畅，或离经之血着而不去的病理产物。痰瘀为津血不归正化的产物。两者可在同一病因下的病理产物，如寒邪客于脉络，寒凝血脉，瘀血内生；寒邪损伤阳气，阳气亏虚，不能输化津液，聚而成痰。两者亦可相互转化。痰浊阻滞脉道，妨碍血液循环，血滞成瘀；瘀血组滞，脉络不通，气机阻滞，津液失于正常输布，停而成痰。《血证论》："痰亦可化为瘀"，"血积既久，亦能化为痰水"。故痰阻血难行，血凝则痰易生，痰停体内，久必化瘀，瘀血内阻，久必生痰。痰瘀相互交结致病。在治疗上，亦活血化痰，痰瘀同治为治法。在具体个体病人时，当视其痰结瘀血孰重孰轻，权衡轻重治之。若痰结较重，当以祛痰为主；若血瘀较重，当以活血祛瘀为主；若痰结和血瘀并重，则当以化瘀祛痰并施，使痰瘀分消。

2. 脏腑失调是痰瘀内生之根本

气血津液的化生是有赖于脏腑正常的生理活动, 脏腑功能失调是痰瘀内生之根本, 痰的生成主要关系到肺、脾、肾, "肺为贮痰之器" "脾为生痰之源" "肾为痰之本", 瘀血的生成主要关系到心、肝, "恶血必归于肝" "瘀血不离于心"。故脏腑失调是根据, 痰瘀属于标。治病必求于本, 在治疗时必须重视调整脏腑功能, 扶助正气。视病邪和正气的虚实所偏, 治以标本同治, 扶正祛邪并顾。

3. 气机郁滞, 痰瘀内阻

痰瘀为津血停聚而成, 津血赖于气机升降出入, 痰瘀为病, 必气机阻滞。

关幼波老中医对痰瘀为患的论治提出: "痰与瘀同属阴, 易于交结凝固。气血流畅则津液并行, 无痰以生, 气滞则血瘀痰结。"故在治疗上, 注重宣通气机, 配以气分用药, 行滞开郁, 条达气机。《丹溪心法》: "善治痰者, 不治痰而治气, 气顺则一身津液亦随之而顺", "凡治血者必调气"。

4. 病案举例

病例: 温×, 男, 71岁, 因"右侧肢体不利、头晕两月"就诊。症见头晕, 右侧肢体活动不利, 乏力, 纳差, 口唇紫暗, 舌暗红, 苔白腻, 脉弦滑。既往有长期吸烟史。CT: 脑出血合并多发脑梗塞。用药: 党参20克、白术20克、茯苓30克、黄芪30克、川芎30克、当归15克、田七15克、全蝎15克、蜈蚣5条、杜仲30克、石菖蒲10克、天麻20克、陈皮10克、制半夏15克、制南星15克。

体会: 本病诊断为中风——中经络。辨证为气虚痰瘀互结。患者老年体虚, 脏腑之气虚弱, 长期烟酒, 耗伤正气, 内蕴痰浊; 气血而血行不利, 瘀血内生, 痰瘀交阻, 经络不通而发本病。治疗当益气活血化痰通络。以党参、白术、茯苓、黄芪、杜仲健脾补肾益气; 当归、川芎、田七、全蝎、蜈蚣活血通络; 石菖蒲、制南星、半夏、陈皮化痰开窍。用药攻补兼施, 痰瘀同治。

(邢洁)

十四、论厥阴头痛

《伤寒论·辨厥阴病脉证并治》第378条："干呕，吐涎沫，头痛者，吴茱萸汤主之。"系胃中寒饮上犯足厥阴经脉所致。足厥阴肝经上行目系，出于前额，与督脉会合于巅顶。寒邪内犯厥阴肝经，肝经之脉上出额与督脉会于巅顶，阴寒之气循经上冲致巅顶头痛。曾见罗老师用吴茱萸汤在临床上治疗厥阴头痛数例病人，现试总结学习如下。

厥阴头痛，又称寒阴头痛，因肝阳不足，清阳不升，肝胃虚寒，浊阴上逆所致。其主要病机为肝寒犯胃，浊阴上逆。其成因为寒邪客于厥阴肝经，肝经寒邪横逆犯胃，致胃失和降，挟浊阴之气上逆而为干呕；胃阳不布而产生清冷涎沫，随浊气上逆而吐出，故见吐涎沫；肝经寒邪循经上冲，则见头痛。

头痛是临床常见疾病。中医内科学将其分为外感和内伤两大类。因头居人体最高部位，为诸阳之会，清阳之府，又为髓海所在，手足三阳经，肾脉及厥阴肝经上行于头，五脏精血、六腑阳气皆上注于头，故外感六淫之邪，上犯脑符，邪气稽留，扰乱清阳，或内伤诸疾，气血逆乱，经络被阻，都可引起头痛。主要以风邪引起者最为多见，所谓"伤于风者，上先受之"，"巅高之上，惟风可到"。但如因脏腑虚弱，肝胃虚寒，清阳之气不能升于头，髓海空虚，则浊阴不降，亦可乘虚沿肝上逆于巅顶，扰乱清空，困阻经络，而引起头痛，为厥阴头痛。如《临证指南医案·邹时乘按》云："头为诸阳之会，与厥阴肝脉会于巅，诸阴寒邪不能上逆……"

厥阴头痛在临床表现上，本病以女性为多见，青壮年及老年均可发病，情绪波动，阴雨天及感寒时易引起发作，以阵发性巅顶部头痛，擎及目系痛为其主症，常伴有面色苍白，畏寒肢冷，食少纳呆，晨起呕吐、吐清水涎沫等，舌质淡或胖嫩湿润，苔白腻或白滑，脉多见沉弦或沉细，常反复发作，经年不愈。

病例：卢×，女，52岁，主诉头痛间作20年，再发3天。症见头痛，巅顶头痛剧烈，呃逆不止，颈项疼痛，手麻，自汗肢冷，乏力，舌淡红，有齿印，苔白，脉弦。诊断厥阴头痛，处方：吴茱萸15克、党参30克、白术30克、陈皮15克、苏梗10克、厚朴15克、木香10克、砂仁10克、九香虫10克、制半夏15克、茯苓20克、炙甘草10克、大枣10克、生姜10克。

按语：本病病程长，病人平素肝脾虚寒，寒饮内生，凝滞肝脉，引起肝胆经脉不利，诱发头痛；胃中寒饮内停，胃气上逆而见呃逆不止；肝阳不足故肢冷乏力。治宜温肝补中行气化饮。用吴茱萸温补肝阳，党参、白术、茯苓、炙甘草益气补脾以扶正，生姜温胃化饮，陈皮、制半夏化痰，苏梗、厚朴、木香、砂仁、九香虫以行气。

体会：厥阴头痛在临床上并不常见，但如辨证准确为厥阴头痛，使用得当，则疗效明显。其关键在于把握病机准确。肝阳不足，胃中寒饮犯之，重伤肝阳，肝阳伤则阴无以制。浊阴之气循经上犯致厥阴经脉所至之巅顶痛。厥阴头痛的发生，胃中寒饮是条件，肝阳不足是根本。治疗当暖肝温胃，化饮降浊，吴茱萸汤是本病专方。关键在于吴茱萸一味，辛开苦降，温振肝阳，决不可畏惧温燥而怯用，其入肝经，温肝降浊之力绝非姜附可代。方中还用生姜温胃化饮，人参、大枣益气补脾以扶正，诸药配伍，共奏暖肝温胃、化饮降浊之效。

（邢洁）

十五、寒热并用的临床应用

《素问·阴阳应象大论》中"热者寒之，寒者热之"指出治疗大法，温法和清法为常用治法之一。所谓寒热并用法是指将寒热异性的药物合并使用，在八法中属温清两法，亦称温清并用。温热药属阳，能散寒，温阳，发散，宣通，引阴药以入阳；寒凉药属阴，能清解通降，沉敛下行，引阳药而入阴，故寒热并用，加之君臣佐使，轻重缓急得当，则可平寒热之失衡，理气机之失序，阴阳之失衡。在临床所见往往不是单纯热证或寒证，由于某些疾病病程较长，病机复杂，常表现为虚实寒热错杂，尤以慢性病为常见，治疗应寒热并用。试举临床应用验案数例。

1. 上热下寒口糜案

病例：安×，男，50岁，长期口疮反复两年就诊。症见口疮反复发作，胃胀痛，得热减，舌淡红，边有齿印，苔薄白，脉沉细。处方：党参30克、白术20克、茯苓30克、黄连10克、肉桂3克、吴茱萸3克、木香10克、砂仁10克、丹皮10克、炙甘草10克。

按语: 本病中医诊断为口糜,舌为心之苗,心经有热而见口糜。若实火,心胸烦热,口渴,小便涩痛等症,舌红脉数,方用导赤散。本病例无实热之征象,反见脾肾虚寒之征象,可见为上热下寒,脾肾虚寒,心肾不交,虚火上浮,而见口糜,脾阳不足而见胃胀痛,得热减;舌淡红,边有齿印,苔薄白,脉沉细为脾肾阳虚之象。治疗当补脾肾,泻心火,交通心肾,引火归元。使用交泰丸寒热并用,交通心肾。黄连苦寒清心火,肉桂辛热温补脾肾阳气,合用泻南补北,交通心肾,加吴茱萸温中暖肾散寒,丹皮清热凉血,香砂、四君健脾行气固本。

2. 不寐案

病例: 蔡×,男,44岁,失眠3年,有长期嗜烟史,见精神差,诉长期睡眠差,常有咯吐黄痰,黏稠,望诊见鼻翼暗红,肥大,舌淡,苔黄腻,脉弦细。中医诊断: 不寐,处方: 党参20克、白术30克、茯苓30克、陈皮10克、苏梗15克、木香10克、砂仁10克、葛根30克、黄连10克、黄芩10克、吴茱萸10克、炙甘草10克。

按语: 本病人为中年男性患者,长期嗜食肥甘厚味及烟酒,损伤脾胃,脾胃虚弱,运化失职,肝胃郁热,扰动心神而不寐,长期嗜烟,肺内蕴热而见咯黄痰。辨证为中焦虚寒,肝胃郁热。故用四君子汤、陈皮、苏梗、木香、砂仁以健脾化湿行气,黄芩清肺热,葛根、黄连以清泄胃热,吴茱萸温中散寒,合黄连成左金丸,辛开苦降,寒热并用,调和阴阳。本病诊断为不寐,而用药并无使用安神药物,辨证为寒热错杂,表现为中焦虚寒,肝胃郁热,病为在中焦,故予健脾理气,清泄胃热,寒热并用之法,方用四君子合左金丸。

3. 胸痹案

病例: 张×,女,50岁,因胸闷、心慌间作1年就诊。症见胸闷、心慌、夜间易发作,心烦易怒,口苦。绝经1年。舌淡红,有齿印,苔薄白,脉沉细。处方: 党参

30克、白术30克、茯苓30克、黄芪30克、仙茅15克、仙灵脾10克、杜仲30克、巴戟天20克、当归30克、川芎30克、煅龙牡各30克、肉桂3克、黄连10克、三七15克。

按语： 本患者为绝经之后，肾气亏虚，从舌脉象可见脾气亏虚。脾为后天之本，脾气亏虚，气血生化不足，以致血不养心，心失所养而见胸闷、心悸；肾为先天之本，肾阳不足，不能鼓舞五脏之阳，以致心中阳气不足。夜间人体阴气盛而阳不足，故胸闷夜间易发作；肾阴不足，不能上奉于心，水不济火，虚阳上扰而见心烦易怒而口苦。故本病辨证为脾肾亏虚，心肾不交。方用四君子合二仙汤、交泰丸。脾肾不足，气血运行失畅内生瘀血，故久病必有瘀血，又加当归、川芎、田七活血。交泰丸出于《韩氏医通》，治疗心肾不交之证。心肾不交是指心和肾正常的水火相济关系失调而导致寒热错在之症。临床常见于失眠、心烦、多梦、心悸、遗精等。本病虽无失眠，但心肾不交病机相同，故亦可用。

4. 胃痛案

病例： 张×，女，45岁，因"胃痛两年"就诊。症见胃脘疼痛，胀满不适，嘈杂心烦，恶心欲呕，畏寒肢冷，焦虑，舌淡红，有齿印，苔薄黄，脉弦。中医诊断：胃痛，脾虚胃热肝郁，寒热互结证型。处方：党参20克、白术20克、桂枝15克、黄连10克、干姜10克、吴茱萸5克、香附15克、陈皮10克、白芍15克、柴胡10克、炙甘草10克。

按语： 本病诊断为胃痛，患者脾胃虚弱，脾阳不足，而见胃痛，畏寒肢冷，舌淡红有齿印。而患者又有嘈杂心烦，恶心欲呕之胃中有热症状，可见寒热错杂于中焦，脾胃升降失常，气机不通而发本病。属于寒热错杂之证。肝和脾为木土相克关系，故胃病常见有脾虚肝郁的病机特点，本病人焦虑、心烦为肝郁之征象。故治疗应健脾温中，清泄胃热，疏肝行气。方药用理中丸健脾温中，黄连、干姜、吴茱萸寒热并用，辛通苦降，香附、柴、芍、陈皮以疏肝解郁。

5. 咳嗽案

病例: 颜×, 女, 57岁, 因咳嗽1周就诊。症见咳嗽频繁, 痰黄黏稠, 症状反复不愈, 舌淡红, 苔黄, 脉滑。望诊见手掌大鱼际发青, 面稍有浮肿, 眉心色青。处方: 桂枝15克、白芍15克、麻黄15克、干姜15克、细辛15克、制半夏15克、五味子15克、石膏30克、甘草15克、当归15克、远志10克、石菖蒲10克。

按语: 本病诊断为咳嗽, 症见咳嗽, 痰黄黏稠, 为痰热蕴肺之征象, 但望诊见手掌大鱼际发青, 面稍有浮肿, 眉心色青, 为风寒外束之征象, 故中医辨证为外感风寒, 痰热蕴肺。方药用小青龙汤解表散寒化饮, 加石膏清泄肺热。为寒热并用之法。

(邢洁)

十六、辨治"真寒假热"证的经验

"真寒假热"证, 内有真寒而外却见假热的症候, 是由于机体内阴寒过盛, 阳气衰微, 致使升降失常, 阴阳之气不相顺接, 形成盛阴把衰阳格拒于外的阴盛格阳之势。临床辨证施治, 必须辨清寒热真伪, 方可切中病情。现将罗老师在临证上辨治"真寒假热"证的经验, 略举数例介绍如下:

1. 头痛(肾阳不足, 命门火衰, 格阳于外)

吴某, 女, 46岁。头痛眩晕1月, 面色时有潮红, 唇燥口干, 被诊为肝风内动之头痛眩晕, 服天麻钩藤饮等清热泻火方药治疗无效。今来求诊, 症见头痛隐隐, 4天来加重, 并见眩晕, 腰膝酸软, 畏寒肢冷, 神疲气短, 面色时有潮红, 小便长清, 舌淡苔白, 脉沉细。

中医诊断: 头痛。病因病机: 肾阳不足, 命门火衰, 阴寒内盛, 上冲清窍所致。

治法: 补肾助阳, 散寒通窍, 益火之源, 以消阴翳。方予金匮肾气丸加味:

熟地黄20克、山萸萸30克、桂枝30克、制附子30克、牡丹皮10克、泽泻30克、淮山20克、全蝎15克、大蜈蚣5条、当归15克、川芎30克、仙茅15克、仙灵脾

10克、韭子15克。2周后二诊证见头痛、眩晕减轻，予上方加减。随诊3月肾阳虚所有症状均基本上消除。

体会：该患者面红、潮热、唇燥口干看似阴虚潮热，但细察其症并有畏寒肢冷、小便长清、舌淡、脉沉细等症实属阴寒内盛之"真寒"证。其素体阳虚久病，加之过服生冷寒凉，损及肾阳，肾阳虚衰，腰膝失于温养，故腰膝酸软；肾阳不足，温煦失职，阴寒内盛，故畏寒肢冷；阳虚不能鼓舞气血，则神疲气短；肾阳衰惫，致阴盛格阳，故见面色时有潮红，唇燥口干；肾阳不足，温化无力，故小便长清；舌淡苔白，脉沉细均为肾阳不足之象；肾阳不足，命门火衰，阴寒内盛，上冲清窍，阻闭脉络，清窍不利，则头痛隐隐、眩晕。前用天麻钩藤饮等清热泻火方药治疗无效，而用金匮肾气丸加味补肾助阳，散寒通窍，活血通络治之，疗效显著。方中熟地黄滋阴补肾；山茱萸、淮山、当归补肝脾而益精血；制附子、桂枝性辛热，助命门以温阳化气；泽泻利水渗湿泄浊；牡丹皮清泄肝火；蜈蚣、全蝎宣通血脉，行血活血，性善走窜，引药入络；川芎活血行气，祛风止痛；仙茅、仙灵脾、韭子相合，温补肝肾，壮阳固精。是方阴中求阳，滋阴助阳，少火生气，益火之源，以消阴翳，使肾阳振奋，气化复常，阴寒尽祛，脉络畅通，清窍得利，则头痛病愈。

2. 眩晕（肺肾阳虚，寒痰内盛，格阳于外）

孙某，女，32岁。眩晕欲扑反复发作两月，面红，口干潮热，被诊为瘀血阻络致眩晕。服通窍活血汤无效。今来求诊，症见眩晕欲扑，口唇抽动，体形肥胖（超过130斤），面红，口干潮热，大汗频作，颈冷有微痛，咳嗽痰多色白，易感冒畏风寒，常形寒欲加衣。二便调，舌淡红，苔薄白，舌体微右歪，脉弦滑，产后8个月。

中医诊断：眩晕。病因病机：肺肾阳虚，寒痰上扰，阴盛格阳。

治法：温补肺肾，祛寒除痰，引火归源。方予保元汤加减：

黄芪30克、白术20克、防风10克、桂枝20克、制附子30克、紫河车30克、菟丝子15克、韭子15克、党参20克、茯苓30克、天麻20克、当归15克、川芎15克、炙甘草15克，2周后二诊证见眩晕与其他诸症状均减轻，续服上方加减。随诊1月患者所有症状均基本缓解。

体会：该患者面红、口干潮热、大汗频作看似热证，但其颈冷、痰多色白、畏风寒欲加衣、舌淡、脉弦滑为阳虚寒痰内盛等为"真寒"症候。其乃产后失调，损伤元阳，致肺肾阳虚，肾阳不振，金水不生，肺气虚衰；中阳不足，寒从内生，聚为寒痰，上扰清窍故眩晕；气血不行，痰浊阻络故口唇抽动、颈冷有微痛；肺气虚卫表不固，则自汗频频；寒痰阻肺，肺失宣降，故咳嗽痰多色白；寒性凝滞。阳气被郁，故易患感冒畏风寒，形寒欲加衣；舌淡红，苔薄白，脉弦滑均为阳虚寒痰内盛之象；精血不运，痰浊阻络则舌体微右歪。本例为阴盛格阳之证。治疗要抓住本证温补肺肾，故用保元汤加减温补肺肾，祛寒除痰，引火归源治之。方中黄芪益气生血；党参、白术、茯苓健脾安神，生化血源；防风配天麻祛风散寒，胜湿止痛；制附子、桂枝性辛热，助命门以温阳化气；紫河车、菟丝子、韭子温补肝肾，壮阳固精，益气养血；当归补血活血；川芎活血行气，疏通血脉；炙甘草益气补中，祛痰止咳，调和诸药。是方温补肺肾，祛寒除痰，引火归源，使肾阳振奋，肺气充盈，气血畅运，寒散痰祛，脉络宣通，清窍得养则眩晕，面红，潮热病愈。

3. 鼻渊（阳气虚弱，外感风寒，格阳于外）

杨某，男，47岁，鼻流浊涕不止约半年，口干，胸口发热，脉浮大，被诊为风热犯肺，服疏风清热复方及外用滴鼻灵无效。今来求诊，症见鼻流涕不止，近1周加重，量多白黏，胸口发热，但畏寒肢冷，自汗多，面色苍白，尿长清，舌暗淡苔白，脉浮大但无力。

中医诊断：鼻渊。病因病机：阳气虚弱，阴盛格阳，外感风寒，邪毒滞留，上犯鼻窍。治法：助阳益气，解表散寒，祛邪通窍。方予麻黄附子细辛汤加减：

黄芪30克、白术20克、防风10克、桂枝15克、制附子15克、麻黄15克、细辛15克、干姜15克、地龙15克、制半夏30克、陈皮10克、蜂房30克、白芷30克、补骨脂10克。两周后二诊证见鼻渊症状消除，续服上方加减。随诊两月患者所有症状均基本缓解。

体会： 该患者口干、胸口发热、自汗、脉浮大为表面之症状，而畏寒肢冷、面色苍白、尿长清、舌暗淡苔白，实属阳虚兼风寒内盛等"真寒"症候。其素体阳虚，长期体弱，肺脏虚损，卫阳不足，阴盛格阳，再受风寒，邪毒滞留，上结鼻窍，凝聚于鼻窦，伤蚀肌膜而致鼻流涕不止，量多白黏；胸口发热，畏寒肢冷，面色苍白，是阳气虚弱、外感风寒的表现；肺气虚卫表不固，则自汗多；尿长清，舌暗淡苔白均为阳虚兼风寒内盛之象。故治疗用麻黄附子细辛汤加减助阳益气，解表散寒，祛邪通窍治其本。方中麻黄发越阳气；黄芪、制附子补气助阳，能助药势鼓邪外出，又能预防阳随汗脱；白术补气健脾，固表止汗；防风配白芷祛风散寒，胜湿止痛，芳香通窍；桂枝性辛热，助命门以温阳化气；细辛、干姜祛风散寒，回阳通脉。温肺通窍；地龙、蜂房熄风通络，攻毒止痛；制半夏燥湿，温化寒痰；陈皮行气止痛，健脾和中；补骨脂补肾助阳，固精缩尿。是方助阳益气，解表散寒，祛邪通窍，使阳气充盈，风寒尽祛，表邪得解，寒毒祛鼻窍通则流涕鼻塞症状自行消失，鼻渊病可愈。

4. 汗证（肺肾阳虚，格阳于外）

谢某，女，32岁，数月来自汗盗汗，口干，潮热。服六味地黄汤无效。今来求诊，症见汗出淋漓2天，稍劳汗出更甚，口干潮热，平素易感冒，肢冷，并见腰膝酸痛，体倦乏力，面色少华，舌淡苔薄白。脉细弱。

中医诊断：汗证。病因病机：肺肾亏虚，肾阳虚衰，阴盛格阳，卫君不固。

治法：益肺补肾，温阳益气，回阳固表。方予玉屏风散加桂附：

黄芪30克、白术20克、防风10克、鹿角胶10克（烊化）、桂枝20克、制附子20克、仙茅15克、仙灵脾10克、韭子15克、菟丝子15克、补骨脂10克、枸杞子15克、当归15克、川芎20克、熟地黄15克、紫河车30克、煅龙牡各30克、白芷30克、制半夏30克、麻黄15克、苍耳子20克。两周后二诊证见自汗减轻，续服上方加减。随诊3月患者所有症状均基本缓解。

体会：该患者汗出淋漓、口干、潮热等看似热证的症候，实为阴盛于内，格阳于外的"假热"的表现，而肢冷、面色少华，舌淡苔薄白，脉细弱实属里虚寒等"真寒"症候。其素体薄弱，多劳多病，耗损肺气，肺气不足，肌表疏松，卫表不固，腠理开泄而致自汗盗汗、稍劳尤甚；阴盛格阳，故口干，潮热；多劳久病损及肾阳，肾阳虚衰，腰膝失于温养，故腰膝酸痛，体倦乏力；肾阳不足，温煦失职，阴寒内盛，故易感冒、肢冷；阳虚不能鼓舞气血。则面色少华；舌淡苔薄白。脉细弱均为肾阳虚、肺气不足之象。故用玉屏风散加桂附以益肺补肾，温阳益气，回阳固表治之。方中黄芪甘温，大补脾肺之气，固表止汗；白术健脾益气，助黄芪益气固表止汗；防风配白芷走表而祛风邪；鹿角胶温补肝肾，益精血；制附子、桂枝性辛热，助命门以温阳化气；仙茅、仙灵脾、韭子相合。

温补肝肾,壮阳固精;熟地黄滋阴补肾;紫河车、菟丝子温补肝肾,壮阳固精,益气养血;补骨脂、枸杞子补肝肾助阳,固精缩尿;当归补血活血;川芎活血行气,疏通血脉;煅龙牡固表敛汗;制半夏燥湿,温化寒痰;麻黄、苍耳子辛温,祛风寒解表,除湿通窍。是方温补肝肾,阴中求阳,滋阴助阳,引火归源,使肾阳振奋,肺气复常,阴阳复位则口干、潮热、自汗盗汗病自解。

5. 胸痹(心肾阳虚,寒盛格阳)

黄某,女,39岁,胸痹灼热痛半年,因患者情志不稳,易烦躁,诊为肝郁化火,服丹栀逍遥散无效。今来求诊,症见胸痹痛,近1月加重,伴心悸,胸脘灼热,面潮红,膝关节胀痛,畏寒肢冷,神疲乏力,易烦躁,口干,舌淡胖苔白,脉沉紧。

中医诊断:胸痹。病因病机:心肾阳虚,阴盛格阳,里虚寒盛。心阳不振,水气凌心,血脉痹阻。

治法:温振心阳,引火归源,宣痹通阳。方予桂附理中汤加减:

党参20克、白术20克、茯苓30克、桂枝20克、制附子30克(先下)、干姜15克、熟地黄15克、山茱萸20克、丹参30克、仙茅15克、仙灵脾10克、巴戟天20克、当归15克、川芎30克、鹿角胶10克。1周后二诊证见胸痹痛减轻,续服上方加减。随诊3月患者所有症状均基本缓解。

体会:该患者烦躁、胸脘灼热、面潮红、口干等看似肝郁化火之热证,但其畏寒肢冷、舌淡胖苔白、脉沉紧实属里虚寒盛等"真寒"症候。其病之本为肾阳亏虚,里虚寒盛,阴盛格阳,心阳不振,气化失权,水气上犯凌心,血脉痹阻,故胸痹痛;心阳不振,水气凌心,则易烦躁;心肾阳虚,心失温养、鼓动故见心悸,肾阳亏虚,阴盛格阳,故胸脘灼热、面潮红;水湿内停,泛溢肢体,实为肾阳不振之征兆,故膝关节胀痛,阳虚形神失于温养,故畏寒肢冷,神疲乏力;里虚寒盛,水液不布,津不上乘则口干;舌淡胖苔白、脉沉紧均为心肾阳虚,里虚寒盛之象。故用桂附理中汤加减补益心肾,温振心阳,引火归源,宣痹通阳治之。方中党参甘温人脾,补中益气,气旺则阳复;白术甘苦,燥湿健脾,健运中州;茯苓利湿宁心,桂枝、制附子性辛热,助命门以温阳化气;干姜大辛大热,温中祛寒,扶阳抑阴;熟地黄、山茱萸滋阴补肾,填精益髓;丹参活血安神;仙茅、仙灵脾相合,温补肝肾,壮阳固精;巴戟天补肾阳,强筋骨,祛风湿;当归补血活血；川芎活血行气，疏通血脉；鹿角胶温补肝肾，益精血。是方补益心肾，温振心阳，引火归源，宣痹通阳，做到益火之源以消阴翳之功，使心肾得养，阳气充盈，里寒湿浊尽祛，血脉宣通，心胸宽畅则胸痹病可愈。

6. 结语

真寒假热证，或称阴盛格阳证，患者常常以热证的症状如肢体灼热、汗出淋漓、面潮红、唇燥口干等为主诉，或是医者于四诊时均见病人有貌似热证的表现如面红、唇燥口干、脉浮大等，但一经仔细诊察，却发现有更多寒证或虚寒证的表现如畏寒肢冷。面色苍白、尿长清，舌淡胖苔自、脉沉紧等，又或热少寒多，或热不典型，故临证务须谨慎识别，避免"真真假假""虚虚实实"之迷惑而误诊。医者务必详审病机，辨别真寒，以丰富辨治精准，分清阴阳寒热，辨明因果虚实，或于阴中求辨证为主，而辨病为辅。确切做到《黄帝内经》所云"治病必求阳，或于阳中求阴，或热因热用，或寒因寒用，即利用反治之于本"的原则。法灵活变化，立法处方治疗每每取得满意疗效。

（司徒宝珍）

十七、塞因塞用和通因通用临床运用

塞因塞用和通因通用治法属于反治法。就是要透过病人在症候中所表现出来的寒热虚实的假象，而抓住其本质问题。其核心思想就是辨证论治，治病求本，是中医学精髓所在。罗陆一教授为第四批全国老中医学术经验继承指导老师，从医40余载，中医理论精深，本人师从罗老师，总结罗老师在临床中应用塞因塞用和通因通用治法验案数例。

1. 塞因塞用

塞因塞用是以补开塞，用补益药治疗具有闭塞不通的病证。多用于因虚而塞的病证，常见有慢性便秘、闭经、癃闭等。现举例分析。

（1）便秘案

病例：杨×，女，35岁，因便秘10年就诊。症见神疲乏力，便秘，临厕努挣，嗳气，腹胀冷痛，记忆力下降，乏力，月经量少，色淡，腰膝酸软，舌淡红，有齿印，苔白厚腻，脉细。中医诊断：便秘（肺脾肾亏虚），处方：党参20克、白术20克、茯苓30克、当归30克、川芎30克、黄芪30克、肉苁蓉30克、怀牛膝30克、防风15克、仙茅15克、淫羊藿10克、莱菔子10克、苏梗10克、炙甘草10克。

按语： 本案辨证为肺脾肾亏虚。肺气亏虚，肺与大肠为表里，则大肠传导无力；脾气亏虚，失于健运，气血不足，大肠传导无力而见便秘，临厕努挣，乏力，月经量少，色淡为气血亏虚之象。肾阳不足，大肠传导无力故大便艰涩；阳虚阴寒内盛，气机阻滞而见嗳气，腹胀冷痛；肾虚见记忆力下降，腰膝酸软。舌淡红，有齿印，苔白厚腻，脉细为脾肾阳虚寒盛之象。治当塞因塞用，补肺脾肾，益气温阳通便。使用四君子、玉屏风、二仙汤合济川煎加味。

便秘是临床常见的病证。属于大肠传导失常，与脾胃肾关系密切。临床有热秘、气秘、虚秘、冷秘之分。而慢性便秘患者在临床常见属于虚秘、冷秘。现代生活工作紧张，饮食多为肥甘厚腻之品，初则胃肠蕴热，日久则脾胃内伤，气血不足，大肠传导无力而便秘。故慢性便秘患者多属于虚秘、冷秘。《内经》："中气不足，溲便为之变。"故慢性便秘属大肠传导功能失常，但根本在于脾胃功能失调，脾胃中气不足，运化失常，大肠传导无力而便秘。而又与肺肾关系密切，大肠传导亦赖于肺气的肃降；肾开窍于二阴，肾阴不足，精血亏虚，肠道失润而便秘；肾阳亏虚，阴寒冷内生，津液不行，肠道艰于传送而便秘。故罗老师在临床上常以塞因塞用治疗此类病证。

（2）闭经案

病例： 甘×，女，38岁，因闭经两年就诊。病史自两年前冬季生产后，操劳且受寒，闭经至今，需注射黄体酮才能行经。既往曾有人流手术史。症见神疲乏力，面色晦暗，人中平浅，下腹冷痛，寐差，舌淡红，苔薄白，脉沉细。中医诊断：闭经，证型：肝肾亏虚，冲任虚寒。

治法： 温补肝肾温经散寒。

处方： 吴茱萸10克、桂枝20克、白芍15克、当归15克、川芎30克、丹皮10克、干姜10克、阿胶15克、制首乌30克、乌药15克、砂仁10克、补骨脂10克、炙甘草10克。

按语： 从病史看，患者闭经始于产后，劳累及受冷，病因为产后体虚受寒邪，客于胞宫，气血凝聚不畅而闭经。患者36岁生产，有人流术史，损伤肝肾，精血不足，源断其流，冲任亏损而闭经。故辨证为肝肾亏虚，冲任虚寒。使用温经汤温补肝肾温经散寒塞因塞用治疗。

《金匮要略·妇人杂病脉证并治》："妇人之病，因虚、积冷、结气，为诸经水断绝。至有历年，血寒积结，胞门寒伤，经络凝坚。"即妇科疾病病因有三：虚、积冷、结气，妇人气血充盈，血脉流通，气机通畅则月事应时而下，虚、积冷、结气，导致气血不通而经水不利，若迁延日久，气血寒凝于胞宫而精血断绝。闭经、月经不调在临床多见，在少女，多为体质虚寒，或经期受寒饮冷，寒客胞中；育龄妇女多为经期受寒、产后失调、情志所伤，也有多次人流胞脉受伤。故如《金匮要略》所述，病机以虚、寒、气郁为主要病因。对于虚、寒者，治疗当以补虚温经，即如本案塞因塞用治疗闭经。

（3）癃闭案

病例： 林×，男，39岁，小便淋漓，排尿等待3年就诊。诉小便淋漓不畅，排尿等待，晨起有痰，面色暗滞，有烟酒史多年，检查示有前列腺炎，精子质量低下，曾多次使用抗生素治疗，效果不明显。舌淡红，有齿印，苔薄白，脉滑。中医诊断：癃闭。辨证：肾虚痰瘀内阻。

处方： 熟地20克、山茱萸20克、茯苓30克、黄芪30克、当归15克、川芎15克、杜仲30克、仙茅15克、仙灵脾10克、菟丝子15克、陈皮10克、王不留行20克、制半夏15克、制南星15克。

按语： 患者为商人，生活不规律且长期嗜好烟酒、损伤肾气，肾气不足，命门火衰，膀胱气化无权而导致癃闭。病久，气机不畅，内生痰浊、血瘀，夹杂致病，使病情缠绵难愈合。故治应塞因塞用，补肾活血化痰。

小便的通畅，有赖于三焦气化，三焦气化又依靠肺脾肾维持，故癃闭发生基本病机为膀胱和三焦气化不利，其病位在于膀胱，与肾、肺、脾有关。肾与膀胱相表里，主水液，体内水液的分布和排泄，靠肾的气化功能完成。慢性前列腺炎、前列腺增生多见于中老年人，肾气不足是常见病因。故治疗此类疾病罗老师多从肾论治，使用塞因塞用原则。

2. 通因通用

（1）热结旁流案

病例：崔×，男，87岁，患者因"胸闷，气喘间作10年，加重两日"入院。西医诊断：冠心病心绞痛、心衰、肺部感染。住院期间出现腹胀、腹痛、腹泻，泻下大便如清水，日10余次，持续两日不减，症见精神疲倦，乏力，胸闷，气喘，咳嗽，发热，舌红，苔黄腻，脉弦，尺脉无力。腹部拒按。中医诊断：热结旁流证。处方：大黄15克（后下）、芒硝10克、枳实10克、厚朴10克，服1剂后泻下燥屎数块后腹胀腹痛大减。中病即止，后改为温补脾肾化痰平喘之剂。

按语：此患者高龄且久病多病，元气亏耗，脾肾不足，大肠传导无力，故平素便秘，大便七八日一行。体内有宿便，此次心衰发作入院，元气更伤，燥屎内结，胃肠积热，热结旁流，故下利清水，腑气不通故见腹痛腹胀。六腑以通为用，故治疗宜通因通用，采用大承气汤攻结泻热。

热结旁流是泄泻病中较为特殊的一种情况。如《伤寒论》："少阴病，下利清水，色纯青，心下必通，口干燥者，可下之。"其病机为燥屎内结，逼迫津液下奔，下利愈甚，则津液愈伤，故与大承气汤急下存阴。本案与此症状、病机相同，采用通因通用治疗，因病人正气亏虚为本，故应中病即可，不可过伐耗伤元气。总结本病运用要点：①腹泻前有便秘史，燥屎内结；②舌脉腹诊有实热之象。

总结以上病案，体会有几点：①慢性疾患多为虚证，急性发病实证多。②塞因塞用或通因通用常见于便秘、泄泻、月经不调、闭经、崩漏、带下、癃闭等。③无论塞因塞用或通因通用，体现的是辨证论治、治病求本。辨证论治是中医认识疾病和处理疾病的基本原则。在临证中，应遵循"谨守病机，各施其要"，不能被假象所迷惑。如见到病人便秘即用清热泻下药物，如为虚秘，则下后随通便，但停药仍如故，非治本之法。

（2）疏肝润肺，滋水涵木治疗咳嗽案

病例一：患者：陈×，女，35岁，初诊：2012年12月。

主诉：反复发作咳嗽1个月。

现病史：患者于1个月前，受寒后开始咳嗽，曾在其他医师处就诊，予以祛风解表止咳后，咳嗽好转，但仍然偶咳不断，反复服药不得好转，迁延1个月，查胸片无明显异常，故今日前来就诊，四诊见：患者面色㿠白，咳嗽间作，无痰，腰膝酸软，畏寒肢冷，寐差，舌质淡红，舌苔薄白，脉细弦，观其鼻柱两侧发青，近期性情急躁易怒。

诊断：咳嗽（肾水亏虚，木火刑金）。

治疗：疏肝润肺，滋水涵木。

处方：柴胡15克、生龙骨30克、生牡蛎30克、桂枝15克、杜仲15克、巴戟天15克、五味子10克、熟地15克、炙甘草15克、百合15克、白芍10克。7剂水煎服，日1剂，服药7剂后，咳嗽止。

病例二：患者：王×，女，42岁，初诊：2012年10月。

主诉：间断性咳嗽1年。

现病史：患者于1年前，受寒后开始咳嗽，曾在其他医师处就诊，予以祛风解表止咳后，咳嗽好转，但仍然偶咳不断，反复服药不得好转，每于情绪不稳定后即发作，间断性发作约1年，查胸片无明显异常，前日因恼怒后咳嗽再次发作，干咳不止，故今日前来就诊，四诊见：患者面色微黄，咳嗽间作，无痰，腰膝酸软，畏寒肢冷，寐差，舌质淡红，舌苔薄白，脉细弦，观其鼻柱两侧发青，近期性情急躁易怒。

诊断：咳嗽（木火刑金）。

治疗：滋水涵木，疏肝润肺。

处方：柴胡15克、生龙骨30克、生牡蛎30克、桂枝15克、紫河车30克、杜仲15克、巴戟天15克、五味子10克、熟地15克、炙甘草15克、百合15克、白芍10克。7剂水煎服，日1剂，服药7剂后，咳嗽止。

按语：以上两位患者平日性情急躁易怒，故子盗母气，日久导致肾气亏虚，今外感寒邪，肺气郁闭，肺不宣降，又肝气郁滞，木火刑金，更致肺气亏虚，因此予以滋水涵木，疏肝润肺，方中以杜仲、巴戟天、熟地黄滋水养肝，柴胡、百合、白芍疏肝柔肝，龙骨、牡蛎收敛正气，不敛邪气，百合、五味子敛肺止咳，与白芍、甘草酸甘化阴养血柔肝，诸药配伍，滋水涵木，疏肝润肺止咳。后一位患者久咳伤及肺气，金水相生，而今子不养母，肾气极其亏虚，故加用紫河车之血肉有情之品，补益先天，令金水相生，肺气充足，则宣发肃降有常，咳嗽自止，并嘱其平日注意调节情绪，修心养性，使得脏腑调和，百病无由而生。

（邢洁）

十八、谈水火既济

心肾相交是中医学中的一个重要的概念，教学过程中是作为一个难点重点来讲授的。心肾相交是解释五脏关系——心肾之间生理关系的重要概念，而交通心肾是临床治疗疾病的重要方法。但是现有的《中医基础理论》和《中医诊断学》教材中对心肾相交和心肾不交的解释并不合拍，论述混乱。多做如下解释：心肾不交证是因心肾既济失调所致的病证。指心与肾生理协调失常的病理现象。多由肾阴亏损，阴精不能上承，因而心火偏亢，失于下降所致。心在上焦，属火；肾在下焦，属水。心中之阳下降至肾，能温养肾阳；肾中之阴上升至心，则能涵养心阴。在正常情况下，心火和肾水就是互相升降，协调，彼此交通，保持动态平衡。心肾不交是指心阳与肾阴的生理关系失常的病态。心居上焦，肾居下焦。正常情况下，心与肾相互协调，相互制约，彼此交通，保持动态平衡。如肾阴不足或心火扰动，两者失去协调关系，称为心肾不交。

显然，把肾水单纯理解为肾阴肯定是不全面的，古人认为，人体之肾纳象为水，水宜上升；而心纳火象，火应下降，此乃水火既济。中医学中所说的"水火既济"，是借用五行学说中相生相克的关系，来比喻心火与肾水的相互关系。心火下行以温养肾水，肾水上行以灭心火，心肾相交，阴阳和谐，身体健康，就称作"水火既济"。肾中寓有阴阳，肾水其实应该是指肾阴与肾阳。水火不济其实是指肾中阴阳俱亏，不能滋养、温运心之阴阳而导致的一系列病症。

古人在健体修身过程中发现，人体之中也有水火之象，但人体之水火若不相济，则生病疾。水火既济功即是古人总结的一种调节人体水火两相既济的功法。习此功法，可使人体真气乃萃，精神渐长，聪明目开，增长气力。行此功，身体直立，两手自然下垂，舌抵上腭，提胸肋，塌肩井，反龟尾。吸气时，意想肾气上升交于心地，呼气时，意想心气下交于肾，如此反复上升下降。行功时间一刻钟即可。收功时，将口中咽津徐徐咽下，至中脘而回。"既济"出自《易经》，是《易经》中的第63卦。"既济卦"上坎下离相济，所以叫"水火既济"。坎为水，离为火，既济则是水火相交为用。

（程红）

十九、高血压的中医临床治疗特点

高血压病是一种以体循环动脉压升高为主要特点的临床综合征，动脉压的持续升高可导致靶器官的损害，并伴有全身代谢性改变。中医并无高血压一词，高血压病病程长，临床表现复杂多变，也可毫无症状，很难将其归属于中医的某一病证中，现在中医临床一般归属于"眩晕""头痛""中风""心悸""肝阳""肝风"等病证。而对眩晕的认识，各家均有不同，《内经》记载："诸风掉眩，皆属于肝"，"肾虚则头重高摇，髓海不足，则脑转耳鸣"，后世医家如朱丹溪倡痰，张景岳主虚，王清任主瘀血之说，清代以后，多以阴虚阳亢立论。现代中医多重于以肝阳上亢或阴虚阳亢立论。罗老师治疗本病，有其独到的看法。试总结如下。

（1）高血压病切不能看到血压高，套用眩晕中医诊断，使用天麻钩藤饮之类。很多病人无眩晕，症状很多，甚至没有症状。罗老师在临床中有诊断眩晕、头痛，也有痰证、虚劳、血瘀证等，根据个体情况进行辨证论治。强调辨证，治疗个体化。

（2）推崇健脾补肾法。罗老师在治疗高血压病人中辨证施治，强调健脾补肾。认为本病病因为七情所伤、饮食失节和年老久病等因素引起。现代社会生活节奏加快、精神压力增大、饮食习惯的改变，不良生活方式（烟酒夜生活等）的改变，这些耗损机体正气，损伤脾肾。肾为先天之本，藏精生髓，聚髓为脑，脑为髓之海而赖肾精不断充养，肾精不足，脑海失充，上下俱虚，而发本病。故《景岳全书》有"无虚不作眩"之说，在临床上，本病多发于老年人，肾虚非常多见。脾为后天之本，主运化水谷精微，又为生痰之源，若脾胃受损，健运失司，以致水谷不化精微，聚湿生痰，痰浊中阻，则清阳不升，浊阴不降，导致高血压病的发生。《丹溪心法》有"无痰不作眩"之说。现代人饮食多于肥甘，不良生活习惯如烟酒、夜生活等等，损伤脾胃之气。脾虚痰湿非常多见。而本病病程日久，瘀血毕生，故高血压病人常合并血瘀证，由此可见，本病为本虚标实之症，本虚指心、肝、脾、肺、肾等脏腑功能失调，气血阴阳亏虚，而其根本在于脾肾亏虚。标实为痰、瘀，为本虚所致病理产物。故治法强调健脾补肾，常使用的方药有四君子汤和二仙汤。方药虽简单，但临床加减灵活使用，一般都能取得较好的疗效。具体方药：四君子汤和二仙汤，党参20克、白术20克、茯苓30克、仙茅15克、仙灵脾10克。根据虚实夹杂不同加减，合并痰浊，加制半夏、制南星、天麻、陈皮、石菖蒲；合并瘀血，加田七、当归、川芎、蜈蚣、地龙、全蝎；脾气亏虚湿盛，加黄芪、木香、砂仁、泽泻、薏仁；肾虚，加杜仲、巴戟天、怀牛膝、山茱萸；阳气亏虚加附子、肉桂、吴茱萸、肉苁蓉；肾阴亏虚，加熟地、鹿角胶、菟丝子。

（3）重视调畅情志。现代人工作压力大，生活节奏快，精神长期处于紧张状态，肝气郁结证非常多见。此类病人常出现高血压。对此类病人常常需要心理辅导，中医药治疗按照郁证，罗老师常使用方药有逍遥散、柴胡疏肝散，用药有柴胡、白芍、香附、当归、佛手、郁金。并常配合健脾补气中药，常用党参、白术、茯苓、黄芪等。

（邢洁）

二十、人按五行分类论

人体五行说是中国古人认识世界的基本模式，也是古代思想家借以解释宇宙万物起源和多源性的术语，是中国古代哲学的一个重要组成部分。五行学说中以自然界中的金、木、水、火、土五种物质的特性以及其"相生""相克"规律来认识世界。如：五岳、五方、五味、五果、五脏等解释宇宙万物起源的多源性和统一性。在儒家经典《尚书·大传》中说："水火者，百姓之所饮食也；金木者，百姓之所兴作也；土者，万物之所滋生也。"在《尚书·洪范》中说"一曰水，二曰火，三曰木，四曰金，五曰土，水曰润下，火曰炎上，木曰曲直，金曰比革，金生水，水生木，以及木克土，土克水，火克金，金克木"的"相生相克"规律运用到中国古代医学中来说明人体器官的五行属性。在《内经·灵枢·通天》中说："天地之间，六合之内，不离于五，人亦应之。"罗老师临床推崇阴阳二十五人分类法。按照人体表象将人的体质分为"木、火、土、金、水"五行。

木型人：脸型、四肢、手足、五官以及形体多修长，木主仁：木曰"曲直"，曲者、屈也，直者，伸也，故木有能屈能伸之性，木纳水土之气，可生长发育，故木又具有生发向上修长的柔和、仁慈之性。

木：其性直，其性和，四柱中木旺者，仁慈、温和、博爱、有恻隐之心，乐于助人，慷慨，身材修长，举止潇洒，头发浓密光亮，活泼、积极、上进心强。

从五行脏器所属，肝属木，肝主管筋脉的活动，从而支配全身肌肉关节的屈伸，而筋又赖肝血的滋养，木型人如若不注意情绪调节，多肝血不足则筋失所养，会出现肢体屈伸不利、麻木、痉挛等症状，也会造成指甲变形、色泽枯槁，出现容易疲劳、口干。特点为：口臭、便秘、下利、精神松懈、注意力不能集中、急躁易怒，或情绪抑郁、胸闷痛等症状。

火型人的特点为：脸型、形体多上窄下宽，面色多偏红，火主礼：火曰"炎上"，炎者，热也，上者，向上者。故火有发热温暖，向上之性，火具有祛寒保温之功，煅炼金属之能。火其性急，其性恭：四柱中火旺者，精神闪烁，积极上进，谦恭有礼，注重仪表，热情豪迈，坦诚友好。四柱中火太过为忌者，面红声燥，性情急躁，容易冲动，逞强好胜，易惹是非。

从五行脏器所属，心是人体生命活动的主宰，统管身体各部，使之协调活动，在脏腑中居于首要地位，所以"五脏六腑，心为之主"。心藏神，包括神经状态、意识、思维活动等。心同时也主血脉，即掌管血液在脉管内的运行。血液之所以在脉管内循环不息、供养全身，主要是靠心脏的推动作用，因此有"气行血亦行，气滞血则凝"的说法。心气、血脉的正常与否，可以从面部表现出来，正常时则面色红润，反之则面色苍白。另外也反映在舌头上，有"舌为心之苗"的说法。

土型人的特点为：面色偏黄，脸型、形体较为圆润，土主信。土曰"稼穑"，播种为稼，收获为穑，土具有载物，生化藏纳之能，故土载四方，为万物之母，具贡献厚重之性。土：其性重，其情厚，四柱中土旺者，圆腰润鼻，眉清目秀，口才声重，为人忠孝至诚，胆量宽厚，言必信，行必果，乐于奉献兼收并蓄。四柱中土太过为忌，性格内向，愚顽不化，生性固执，不明事理；不及者面偏鼻低，神色忧滞。中医学里认为"土"是一切之根本，如同脾胃主管饮食的消化吸收，是维持人体生命活动的重要器官，故中医有"后天之本在于脾胃"的说法。土质不良就像人体无法吸收营养，身体的各个器官也会受影响，我们常说"面黄肌瘦"即为此意。土质过硬之于人体,会有便秘的症状;而土质过于松软将造成下利。土质过硬或过于松软是吸收水分不足或水分排出不良积于肠道所引起,而脾脏有调节水的功能,因此也属于五行中土的范围。

金型人的特点为:面色较白,面容精致,金主义,金曰"从革",从者,顺从、服从也,革者,变革、改革,故金具有能柔能刚、延展、变革、肃杀的特性。

金其性刚,其性烈,四柱中金旺者,面方而白,骨骼清秀,体健神清,为人义气,刚毅果断,不畏强暴,仗义疏财,嫉恶如仇,有自知之明,深知廉耻。四柱金太过为忌者,做事鲁莽;不及者优柔寡断。五行中,肺属金,肺位于胸腔,属于呼吸系统,帮助氧气贯穿全身,促进血液循环。正常情况下,气道通畅、呼吸均匀,如因肺气壅塞引起呼吸功能不调时,则有咳嗽、气喘、呼吸不顺等症状。声音的产生与肺的功能也有关,肺气充足的人声音洪亮,肺气虚弱的人声音低微,所以感冒时,会出现声音嘶哑或失声的状况。

水型人的特点为:面色偏黑,不光润,水主智:水曰"润下",润者,湿润也,下者,向下也,故水具有滋润向下、钻研掩藏的特性。水其性聪、其性善,四柱中水旺者,面里有神,头脑灵活,足智多谋,才识过人,应变力强,语言伶俐。四柱中水太过为忌者,言语激进,易惹是非;不及者身材矮小,面色黑暗,胆小无谋,心胸狭窄。中医认为"先天之本在于肾",肾与骨骼的生长、发育有关,它能维持新陈代谢平衡,同时也是排毒器官。在现代医学中,生殖、泌尿系统及部分内分泌、中枢神经系统的功能也都与肾有关。肾脏功能退化最常见的现象为全身水肿,是因其排泄(水)不良所造成。肾气的盛衰从毛发上亦可得知,肾气盛者毛发茂密有光泽,肾气弱者毛发易脱落发白。而牙齿若容易松动,也是肾气不足的反映。

木、火、土、金、水,每一行之人,又可根据脏相表里之脏分为左之上下、右之上下,共二十五类行人。

(程红)

二十一、中医临证拾贝

老中医专家的学术经验是中医药学的巨大财富,继承老中医的临床经验和学术思想才能使中医学薪火相传,不断发展。本人为第四批全国老中医师承工作罗陆一教授弟子，跟师学习，随诊左右，从罗老师为人处世到医德医风，从医学理论到临床实践，体会深刻，受益匪浅！在分析归纳导师的临床经验的基础上，提炼导师认识和治疗疾病理法方药的思维原则及临证遣方用药、加减化裁的特点和规律，从而进一步研究总结出导师的学术思想。试总结如下：

1. 法于经典，采撷各家

导师认为对中医而言，经典即是学习中医的规矩。行医者，必要精读《内经》《伤寒》《金匮》《本草》。导师以《内经》为学术指导。《内经》是中医学的基本理论，是我国先秦时代集文化、哲学、医学之大成，将先人们积累的反复医学实践经验升华为理性认识的一部巨著，是中医学的奠基之作，是以阴阳五行学说为主，通过天人合一的整体观，以类取象的方法，阐明了人体的脏腑、经络、气血津液及病因病机、诊疗方法等。本人跟随出诊，深感经典之宏大精深。如对冠心病的中医辨证上，根据《素问·上古天真论》曰："丈夫五八，肾气衰，发堕齿槁。""女子六七，三阳脉衰于上，面始焦，发始白。"而冠心病多发生于40岁以上的中老年人，且女性在更年期以后发病率显著提高，这说明冠心病的发生与衰老有密切关系，而人之衰老决定于肾气之盛衰。故从肾论治冠心病。又如根据《素问·阴阳二十五人》，指出人体禀赋不同体质归纳为木、火、土、金、水五种类型，每一类型，又以五音的阴阳属性及左右上下等各分出五类，合为二十五种人。根据体质不同，以辨证用药。又如运用《内经》望诊理论治疗临床疾病。导师临证时善用经方。如以用麻黄附子细辛汤治疗病态窦房结综合征；炙甘草汤治疗心律失常；小柴胡汤、半夏泻心汤、柴胡加龙骨牡蛎汤、小陷胸汤、理中丸、瓜蒌薤白半夏汤等经方治疗胸痹；小青龙汤、真武汤治疗喘证；薯蓣丸、肾气丸治疗虚劳；苦酒汤治疗咽炎等，举不胜举。

在用药方面，导师遵循《神农本草经》，认为《神农本草经》是仲景《伤寒论》组方用药的依据，使用经方应据此理解应用。《神农本草经》总结了秦汉以来用药经验，依据《内经》提出的君臣佐使的组方原则，并指出药物寒热温凉四气和酸、苦、甘、辛、咸五味，针对疾病的寒、热、湿、燥性质的不同选择用药。寒病选热药；热病选寒药；湿病选温燥之品；燥病须凉润之流，相互配伍，并参考五行生克的关系，对药物进行归经、走势、升降、浮沉。如当归《本经》言"味甘，温，主咳逆上气"，导师据此用于治疗寒性咳喘患者；如薯蓣《本经》

言"味甘温，主伤中，补虚羸，除寒热邪气；补中，益气力，长肌肉，强阴"，故导师常以食疗淮山治疗慢性虚劳患者；又如细辛在《本经》中列为上品，无毒，"主咳逆，头痛"，导师临床常用治疗咳嗽、头痛患者，且使用超过常量。

导师重视经典，并旁参诸家，吸取诸多医家独到的学术特长和经验，如唐代孙思邈是导师崇尚医家之一，导师推崇孙思邈修身养性的养生论，本人性情平和，修养心身，为人虚怀若谷，厚德载物。主张少思、少欲、少怒、少愁，以保养精气，认为这对人们工作竞争大，生活节奏快，心态普遍浮躁，急功近利的当今社会意义重大。此外导师推崇如金元四大家中的李东垣脾胃学说和明代张景岳的温补学说，认为脾为后天之本，元气之本，"内伤脾胃，百病有生"，临证注重顾护脾胃之气。肾为先天之本，根据张景岳"中年求复，再振元气"的理论，对冠心病、高血压、中风等老年疾病的论治，从肾论治，强调肾气亏虚在发病中的重要性。

2. 精于辨证，重视脾肾

辨证论治是中医学的精髓，导师强调"治病求本"。《素问·至真要大论》："谨守病机，各司其属，有者求之，无者求之，盛者责之，虚者责之。"导师临证用药时并不局限于某一传统思维，而注重辨证论治、治病求本。如罗老师经常批判现今许多中医师见有炎症即清热解毒，听说感冒即寻找所谓"抗病毒"中药，见高血压就用平肝潜阳，遇冠心病就用活血药物的固定思维。强调辨证，应通过对患者的四诊分析，对病因病性病位进行总结归纳进而立法用药，辨证论治才能有疗效。曾见罗老师诊治一名83岁腹泻老人，辨证为阳明腑实，热结旁流，通因通用使用大承气汤治愈。又有一患者因音哑就诊，前医给予抗生素注射及清热解毒之中药无效，老师以扶正解表之参苏饮，配以苦酒汤频咽而治愈。又一冠心病冠脉搭桥术后患者，反复心绞痛，医以活血通络之法，用药如当归、丹参、桃仁、红花等，无效，老师谓高龄术后，元气损伤，以人参汤治疗，病情大为改善。可见准确的辨证论治才是临床疗效所在。

在临床辨证中，导师尤重脾肾两脏。从前文可看到，导师循仲景"护胃气"的思想和李东垣脾胃学说和明代张景岳的温补学说，重视脾肾两脏。且现代社会生活节奏加快、精神压力增大、饮食习惯改变（过食肥甘厚味之品），不良的生活方式（如烟、酒、夜生活等），这些耗损机体正气，损伤脾肾，导致现代人脾虚、肾虚体质者多见。肾为先天之本，为五脏六腑之根本。脾为后天之本，气血生化之源。如对冠心病、高血压、中风等老年疾病的治疗，从肾论治，强调本虚的重要，独具特色，临床疗效显著。又如在内科杂病的治疗上，非常重视顾护脾胃之气。"四季脾旺不受邪"，"善治病者，唯在调和脾胃"。同时脾为生痰之源，脾虚失运，"诸湿肿满，皆属于脾"，导师常从脾论治内伤杂病。

3. 善用中医望诊

导师在临床诊断中尤重望诊，其理论源于《内经》。《内经》理论以中医藏象经络理论为基础，体现中医整体观念。《灵枢·邪气脏腑病形》："十二经脉，三百六十五络，其血气皆上注于面而走空窍。"《素问·脉要精微论篇》："夫精明五色者，气之华也。"说明了五色为脏腑气血所荣，面为脏腑气血所凑，故人体脏腑精气通过气血的运化，从经脉而荣于外，通过色泽而显露于面部。《灵枢·五色》说："五色各见其部，察其浮沉，以知浅深；察其泽夭，以观成败；察其散抟，以知远近；视其上下，以知病处。"《内经》理论颜面各部分属五脏，望其神色以测知不同脏腑的病位和病证的不同性质，从而测知疾病的发生发展预后转归。

4. 善用虫药，重剂猛药，屡起沉疴

虫类药物运用于临床已有几千年的历史。《神农本草经》中记载虫类药物28种，其中蜈蚣、地龙、水蛭等至今仍为常用的虫类药。经历代本草收集整理，至明代《本草纲目》虫类药物已有107种之多。清代叶天士倡"久病入络"理论，"久则邪正混处其间，草木不能见效，当以虫蚁疏逐。"罗老师认为，虫类药物大多有毒，药力峻猛，人多畏之。但若能善加运用，可以攻克许多顽症痼疾，非草木之辈可比。经常使用的有地龙、全蝎、蜈蚣、水蛭、僵蚕、蜣螂虫、白花蛇、九香虫、蜂房、蝉蜕、穿山甲、蛤蚧等。

药物剂量大是导师用药特点之一。尤对重病顽疾患者，导师认为重剂猛药，才能达到扶正祛邪的作用。导师根据考古文献，东汉1两为今15.625克，而明代迄今，医家根据"古之一两，约今之一钱"的臆断，使用经方仅原方的1/10，悬殊太大，剂量过轻，常不堪大任。而经方药少、量大，才能力专、效宏，方能阻断病势传变，挽救危亡。如炙甘草汤的使用，《伤寒论》："伤寒，脉结

代，心动悸，炙甘草汤主之。"可见炙甘草汤是治疗快速性心律失常的名方，但很多时候临床运用却常无效。导师使用此方时，炙甘草用量常达60克，而每获良效。再如虫类药物运用于胸痹、中风患者，导师使用蜈蚣5条，蝎子10—15克，临床疗效较好，未见有毒副作用。又如细辛祛风散寒化饮，前人认为"不过钱"之说，而在《本草》中列为上品之药，"味辛温，主咳逆，头痛脑动，百节拘挛，死肌，明目，利九窍，久服轻身延年。"导师常使用10—15克，有时达20克，远远常过常量，病人并无不适，每获良效。

5. 针药并施，擅长外治

重视多种治疗方法的综合运用是导师的治疗思想。导师崇尚《内经》，在《内经》中针刺占其大半。唐代孙思邈《千金方》："若针灸不药，药不针灸，尤非良医，知药知针，固是良医。"清代外治医家吴师机尤提倡外治疗法，著有《理瀹骈文》一书，书中说"外治之理，即内治理；外治之药亦即内治之药，所异者法耳"，强调外治与内治实为殊途同归。通过药物的吸收刺激，激发经络脏腑之气，从而发挥其疏通经络、调节气血、扶正祛邪等作用，达到调节脏腑经络平衡，以促进机体功能恢复。导师临证时，中药、针刺、艾灸、火罐、刺络放血、穴位敷贴、中药热奄包、中药熏洗等多种治疗手段并施，以期达到最佳治疗效果。

6. 崇尚养生，未病先治

健康的定义是一种身体上、精神上和社会上的完满状态，而不只是没有疾病和虚弱现象。在《内经》中称为"平人"，如《灵枢·始终篇》说："所谓平人者，不病。不病者，脉口、人迎应四时也。上下而俱往来也。六经之脉不结动也。本末之寒之相守司也。形肉血气必相称也，是谓平人。"有效的健康长寿的方法是通过各种措施调养身体，消除诸多不良因素对机体的影响，以防患于未然，即治未病。《内经》"治未病"的思想是中医预防学的理论基础，养生，即保养生命之义，中医养生是指在中医的理论指导下，通过各种调摄保养，增强人的体质，提高正气对外界环境的适应能力、抗病能力，从而减少或避免疾病的发生，能使人体的生命活动过程处于阴阳协调、体用和谐、身心健康的最佳状态，从而延缓人体衰老的进程。罗老师在临床上，重视养生，强调治未病，重视脾肾，顾护阳气，注重调摄情志。罗老师临床一大特色是以治未病为指导思想，重视治未病，包含未病先防、已病防变以及病后防复发，使疾病控制在萌芽之中。在治未病中，强调中医养生，尤重精神养生，嘱病人恬淡虚无，修身养性，养精调神。重视心理健康，这对当今社会普遍存在的浮躁、急功近利的社会风气尤为必要。

（邢洁）

二十二、龙骨牡蛎药对的运用

药对又称对药，系用相互依赖，相互制约，以增强疗效的两味药组方治病。龙骨牡蛎是罗老师在临床中经常使用的一组药对。现分析学习如下：

龙骨，其味甘涩，性微寒凉，入心肝肾经，体重黏涩；牡蛎，味咸涩，性微寒，入肝胆肾经。二药皆有镇心安神，收敛固涩之功用。牡蛎又具软坚散结之功用。二药合用，相互促进，益阴潜阳，镇静安神，软坚散结，涩精，止汗，止带作用增强。龙骨益阴之中能潜上越之浮阳，牡蛎益阴之中能摄下陷之沉阳。在临床中两药配伍运用广泛，罗老师在临床中常用于下列几种情况。

1. 治疗心悸、不寐

病人心悸、不寐如心脾两虚型，归脾汤加龙牡以养心健脾，补益气血，安神定惊。若为心阳不振，使用桂枝甘草龙骨牡蛎汤，桂甘龙牡汤出自《伤寒论·辨太阳病脉证并治中第六》118条："火逆下之，因烧针烦躁者，桂枝甘草龙骨牡蛎汤主之。"为太阳病坏证出现心阳内伤的方，方中用桂枝甘草温补心阳，龙骨牡蛎安神定惊。临床使用中加附子、人参，或合用真武汤。如为肝气郁结痰热者，则使用柴胡加龙骨牡蛎汤，该方出自《伤寒论》107条："伤寒八九日，下之，胸满烦惊，小便不利，谵语，一身尽重，不可转侧者，柴胡加龙骨牡蛎汤主之。"由小柴胡汤去甘草加龙骨、牡蛎、桂枝、茯苓、大黄、铅丹而成，具有和解少阳、镇惊安神之功，适用于少阳枢机不利、久郁化热、上扰心神而致的少阳兼烦惊证。如热象不明显，去大黄、铅丹。

病例： 翟×，女，39岁，"失眠1年"就诊。症见失眠，心烦，手足冷，乏力，面色萎黄，性情急躁，舌淡红，苔薄白，脉弦细。诊断：不寐——心肾亏虚肝气郁结。用药: 柴胡15克、桂枝30克、煅龙牡各30克、党参30克、茯苓20克、白术20克、仙茅15克、仙灵脾10克、陈皮10克、厚朴10克、夜交藤30克、炙甘草10克, 服药后睡眠有好转, 继续原方加减治疗。

2. 治疗眩晕、头痛

病人如为肝阳上亢所致见头晕目眩, 耳鸣, 头痛且胀, 每遇烦劳或恼怒则头晕头痛加重, 急躁易怒, 少寐多梦或手足麻木, 时有震颤, 舌红苔黄, 脉弦劲有力, 选用天麻钩藤饮加龙骨、牡蛎; 如为肾虚所致见眩晕日久, 精神倦怠, 腰膝酸软, 遗精, 耳鸣, 其眩晕病机为阴虚阳浮者, 在补肾方中加龙骨、牡蛎。

病例: 陈×, 女76岁, 症: 头晕, 耳鸣, 手足麻木, 记忆力下降, 舌暗, 苔薄白, 脉沉细。诊断: 眩晕——肾虚痰瘀。方药: 山茱萸15克、茯苓20克、熟地15克、黄芪30克、田七10克、当归10克、川芎30克、仙茅15克、仙灵脾10克、石菖蒲10克、制南星10克、制半夏15克、煅龙牡各30克。服药后好转。

3. 收敛固涩治疗汗证、遗精、遗尿、带下、崩漏

龙骨牡蛎煅用固涩收敛之效, 在临床中运用广泛。罗老师常使用桂枝加龙骨牡蛎汤, 出自《金匮要略·血痹虚劳病脉证并治篇》:"失精家少腹弦急, 阴头寒, 目眩, 发落, 脉极虚芤迟, 为清谷, 亡血, 失精。脉得诸芤动微紧, 男子失精, 女子梦交。"桂枝汤加入龙骨、牡蛎而成。其用桂枝汤取其治内化气和阴阳, 在外调和营卫, 有安内攘外之功。再加龙骨、牡蛎即能收敛固涩, 治疗汗证、遗精、遗尿、带下等诸证。

病例: 李×, 女, 30岁, 有扩心病史8年。症见活动后气促, 乏力, 自汗, 畏寒肢冷, 眠差, 精神焦虑。辨证: 肾虚痰瘀互结。用药: 党参20克、白术30克、茯苓30克、猪苓30克、当归15克、桂枝15克、酸枣仁30克、首乌藤30克、泽泻20克、白芍20克、甘草10克、干姜10克、仙茅15克、仙灵脾10克、煅龙牡各30克。

补充说明: 龙牡生用重于平肝潜阳, 煅用重于固涩收敛。在临床运用于如偏于阳亢火旺者生用, 如取其收湿作用则煅用。罗老师在临床中重视补肾温阳, 一般使用煅龙牡。在肝火肝阳盛者则用生龙牡。

（邢洁）

二十三、吴茱萸的运用

吴茱萸，味辛苦，性热燥烈，有小毒，归肝、脾、胃经。本品辛散苦降，性热燥烈，能散寒止痛，疏肝下气，降逆止呕。罗老师处方中善用吴茱萸，现总结如下。

1. 治疗虚寒腹痛、腹泻、五更泻

《本草经疏》："吴茱萸，辛温暖脾胃而散寒邪，则中自温、气自下，而诸证悉除。"吴茱萸其功能以散寒燥湿、行气温中止痛、疏肝下气、温中止泻著称。临床主要用于中焦虚寒、寒湿内阻及肝气横逆的胃痛、腹痛、呕吐吞酸、泄泻等病证。西医诊断为慢性胃炎、溃疡、萎缩性胃炎、慢性结肠炎之泄泻，证型属虚寒性。如患者脾胃素虚，因肝木乘克，清浊不分而泄泻，大便水谷不化，时发时止，伴少腹冷痛，脉来弦细者，用吴茱萸配以白芍、白术、党参、干姜。若久泻不止，脾阳虚导致肾阳亦衰，治法宜温补脾肾外，用四神丸温补脾肾。

病例：毛×，女，62岁，2010年就诊。患慢性结肠炎3年余，每日大便3—5次，泻下为烂便，每因饮食生冷或遇寒则加重，伴少腹胀痛，畏寒、肢冷、梦多、失眠，舌淡暗、苔白，脉沉。诊为慢性结肠炎。证属脾肾虚寒。治宜温补脾肾，涩肠止泻。处方：吴茱萸15克、五味子15克、党参20克、干姜10克、白术15克、白芍15克、白豆蔻10克、当归15克、肉桂5克。水煎服，日1剂。服上方10剂，大便次数明显减少。守方调治两月余，病情明显缓解。

2. 配合黄连，寒热并用

吴茱萸与黄连相配，吴茱萸辛热疏利，开郁散结，降逆止呕；黄连气味苦寒，味苦而厚，清泻心火。二药寒热相左，辛开苦降，反佐之妙用。以黄连之苦寒，泻火，佐以吴茱萸之辛热，引热下行，以防火格，共奏清肝泻火，降逆止呕，和胃制酸。二者以黄连为主，佐以吴茱萸，则药组偏寒，主要用治肝火。如左金丸（连6：萸1或连12：萸1）（《丹溪心法》），清肝泻火，开痞散结，降逆止呕。主治肝火反胃、嘈杂吞酸。二者以吴茱萸为主，佐以黄连，则药组偏温。主治肝胃失和之吞酸，重在理肝气，降冲逆，故吴茱萸为主，黄连取味去药，以减其辛热之性，取其下气之功。寒热错杂之症，临床多见，寒热比例，千变万化，用药分量随寒热变化而增减。

3. 外治法——外敷足心

罗老师在临床中善用外治法，使用吴茱萸、山柰、红花、半夏、南星、丁香，用于治疗心肾虚眩晕，失眠，口舌生疮。临床运用效果良好。

（邢洁）

二十四、威灵仙治咳嗽

现代中药学认为威灵仙善于通行经络，祛风除湿止痛。主要用于风湿痹痛，关节疼痛，肢体麻木，筋脉拘挛之证，然《神农本草经》载其可治"诸风，宣通五脏，去腹内气滞、心膈痰水"。《开宝本草》载其可"推新旧积滞，消胸中痰涎，散皮肤大肠风邪"。临床用其治疗咳喘疗效显著。

病例一：吴×，男，21岁。咳嗽反复15年，每逢冬春咳喘急作，每次发作1—2个月，夜间不能平卧。发作时张口抬肩，咳嗽痰鸣，痰多色白，恶风寒，肢冷，舌淡苔腻、脉弦、尺沉。辨证属外感风寒，内有痰饮，肺肾亏虚。治疗：疏风散寒，解表化饮，温肾补肺，益气固摄。小青龙汤参蛤散加威灵仙：麻黄12克、杏仁15克、红参10克、干姜10克、细辛10克、制半夏15克、桂枝15克、白芍15克、五味子10克、蛤蚧1对、威灵仙15克、炙甘草10克。二诊：服上药5天后，咳嗽气喘缓解，痰仍多。方改为：干姜15克、细辛10克、五味子15克、制半夏15克、威灵仙15克、红参10克、蛤蚧1对、炙甘草10克。三诊：痰已少，气短较甚，上方去干姜、细辛，加茯苓15克、白术15克、补骨脂15克、陈皮10克。嘱其常服收功。

病例二：余×，男，49岁。咳嗽7天，咳嗽痰白，恶风寒，舌淡苔腻、脉弦紧。为外感风寒，肺失宣肃。治疗：疏风散寒、宣肺止咳。三拗汤加威灵仙：麻黄12克、杏仁15克、制半夏15克、威灵仙15克、炙甘草10克。二诊：服上药2天后，咳嗽缓解，方改为：麻黄12克、杏仁15克、白术15克、陈皮10克、制半夏15克、威灵仙15克、炙甘草10克。三诊：服上药3天后，咳嗽已平，感觉气短、乏力。上方加黄芪15克、党参15克、茯苓15克、白术15克，健脾补气，以防其复发。

威灵仙可治诸风，宣通五脏，其性又温，故亦可疏风散寒，宣通肺气。因此临床上治疗外感风寒咳嗽，痰饮证中加入威灵仙，每获良效。

（罗中奇）

二十五、五运六气与生理、病理、病证及治则

老子说："人法地，地法天，天法道，道法自然。"人在地球上生息进化，天体太阳、月亮，木、火、土、金、水五大行星的运行变化，必影响地球及地球上的人类。《素问·天元纪》曰："太虚寥廓，肇基化元，万物资始，五运终天，布气真灵，总统坤元，九星悬朗，七曜周旋，曰阴曰阳，曰柔曰刚，幽显既位，寒暑弛张，生生化化，品物咸彰。"那么，日月五星怎样影响地球，又有什么规律呢？我们的祖先伏羲氏仰观天象，俯观地理，探索到阴阳八卦，由此而发现了六十四卦的天体运行规律，并总结出五运六气规律。

五运六气就是用天干地支来纪年、月、日、时，将天干化为五运，甲己土运、乙庚金运、丙辛水运、丁壬木运、戊癸火运。其中土、金、水、木、火五运又分为太过与不及。阳年为太过，阴年为不及。将地支化为六气，子午为少阴（君）火气，丑未为太阴湿气，寅申为少阳（相）火气，卯酉为阳明燥气，辰戌为太阳寒气，巳亥为厥阴风气。

天干：甲乙丙丁戊己庚辛壬癸，其阳干为甲、丙、戊、庚、壬。其阴干为乙、丁、己、辛、癸。为十数，形成天干10年周期。地支：子丑寅卯辰巳午未申酉戌亥，其阳支为子、寅、辰、午、申、戌，其阴支为丑、卯、巳、未、酉、亥。为十二数，形成地支12年周期。天以六为节，地以五为制。终地纪者，五岁为一周；天干土主甲己，金主乙庚，水主丙辛，木主丁壬，火主戊癸，形成了五运5年周期。周天气者，六期为一备；地支子午之上，少阴主之；丑未之上，太阴主之，寅申之上，少阳主之；卯酉之上，阳明主之；辰戌之上，太阳主之；巳亥之上，厥阴主之。形成了风、热（君火）、湿、火（相火）、燥、寒六气6年周期。五运六气相合为一纪，形成30年周期。天气始于甲，地气始于子，子甲相合，命曰岁立，六十甲子为一周，形成甲子到癸亥60年周期。这些天文气象周期是由日、月、五星、地球的运行而形成的，对地球气象生物包括人类产生了各种影响。因此而发生了各种生理、病理变化。故习医者须掌握五运六气规律，知天命，顺天而治，不逆天而行。

五运之中，又有中运（又叫大运）、主运、客运之分。中运有平气、太过、不及之分。分述如下：

太过得制，不及得助为平气。中运平气之纪如下：

木运之平气，为敷和之纪，木德周行，阳舒阴布，五化宣平。其气端，其性

随，其用曲直，其化生荣，其类草木，其政发散，其候温和，其令风，其脏肝，其主目，其应春，其色苍，其养筋，其病里急支满，其味酸，其音角。

火运之平气，为升明之纪。正阳而治，德施周普，五化均衡。其气高，其性速，其用燔灼，其化蕃茂，其类火，其政明曜，其候炎暑，其令热，其脏心，其主舌，其应夏，其色赤，其养血，其病眴瘛，其味苦，其音徵。

土运之平气，为备化之纪。气协天休，德流四政，五化齐修。其气平，其性顺，其用高下，其化丰满，其类土，其政安静，其候溽蒸，其令湿，其脏脾，其主口，其应长夏，其色黄，其养肉，其病否，其味甘，其音宫。

金运之平气，为审平之纪。收而不争，杀而无犯，五化宣明。其气洁，其性刚，其用散落，其化坚敛，其类金，其政劲肃，其候清切，其令燥，其脏肺，其主鼻，其应秋，其色白，其养皮毛，其病咳，其味辛，其音商。

水运之平气，为静顺之纪。藏而勿害，治而善下，五化咸整。其气明，其性下，其用沃衍，其化凝坚，其类水，其政流演，其候凝肃，其令寒，其脏肾，其主二阴，其应冬，其色黑，其养骨髓，其病厥，其味咸，其音羽。

中运太过之纪运太过，则元所不胜而乘人，分述如下：

壬年木运太过，为发生之纪，是谓启敕，土疏泄，苍气达，阳和布化，阴气乃随，生气淳化，万物以荣，其政散，其令条舒，其德鸣靡、启拆，其象春，其经足厥阴少阳，其脏肝脾，其病掉眩，巅疾，怒及脾病。岁木太过，风气流行，脾土受邪。民病飧泄，食减体重，烦冤、肠鸣、腹支满。甚则忽忽善怒，眩冒巅疾，化气不政，生气独治，云物飞动，草木不宁，甚而摇落，反胁痛而吐甚，冲阳绝者，死不治。

戊年火运太过，为赫曦之纪，是为蕃茂。阴气内化，阳气外荣，炎暑施化，物得以昌。其化长，其气高，其政动，其令鸣显，其动炎，其德喧暑、郁蒸，其象夏，其经其象夏，其经手少阴太阳，手厥阴少阳，其脏心肺。岁火太过，炎暑流行，金肺受邪。民病笑，狂妄，疮疡，目赤，疟，少气、咳喘、血嗌、血流、血泄、注下、溢燥、耳聋、中热、肩背热。甚则胸中痛，胁支满，胁痛，膺背肩胛间痛，两臂内痛，身热骨痛而为浸淫。收气不行，长气独明，雨水霜寒，上应辰星。上临少阴少阳，火燔爇，水泉涸，物焦槁，病反谵妄狂越，咳喘息鸣，下甚，血溢泄不已，太渊绝者，死不治。

甲年土运太过，为敦阜之纪，是为广化，厚德清静，顺长以盈，至阴内实，物化乃成，烟埃朦郁，见于厚土，大雨时行，湿气乃用，燥政乃辟，其政静，其令周备，其德柔润、重淖，其象长夏，其经足太阴阳明，其脏脾肾。岁土太过，雨湿流行，肾水受邪。民病腹痛，清厥、意不乐、体重烦冤、上应镇星。甚则肌肉痿，足痿不收行，善瘛，脚下痛、饮发中满、食减、四肢不举。变生得位，藏气伏化，气独治之，泉涌河衍，涸泽生鱼，风雨大至，土崩溃，鳞见于陆，邪伤脾，其病濡积并蓄，腹满溏泄，肠鸣，反下甚。太溪绝者，死不治。

庚年金运太过，为坚成之纪，是为收引。天气洁，地气明，阳气随，燥行其政，物以司成，收气繁布，化洽不终。其化成，其气削，其政肃，其令锐切，其动暴折，其德雾露、萧瑟，其象秋，其经手太阴阳明，其脏肺肝。岁金太过，燥气流行，肝木受邪。民病两胁下，少腹痛，目赤痛、眦疡、耳无所闻。肃杀而甚，则体重烦冤，胸痛引背，两胁满且痛引少腹。甚则喘咳逆气，肩背痛；尻阴股膝髀腨（骨行）足皆病，其病暴折，疡疰喘喝、胸凭仰息。收气峻，生气下，草木敛，苍干雕陨，病反暴痛，胠胁不可反侧，咳逆甚而血溢，太冲绝者，死不治。

丙年水运太过，为流衍之纪，是为封藏。寒司物化，天体产凝，藏政以有，长令不畅，其政谧，其令流注，其动漂泄沃涌、其德凝惨、寒雾，其象冬，其经足少阴太阳，其脏肾心。岁水太过，寒气流行，邪害心火。民病身热烦心，躁悸、阴厥、上下中寒、谵妄心痛、寒气早至，上应辰星。甚则腹大胫肿，喘咳寝汗出，憎风，大雨至，埃雾朦郁，上应镇星。上临太阳，雨冰雪霜不时降，湿气变物，病反腹满肠鸣溏泄，食不化，渴而妄冒，邪伤肾，其病胀。神门绝者，死不治。

中运不及之纪甲运不及，所不胜乘之，其子则复之如下：

丁年木运不及，为委和之纪，是为胜生。生气不政，化气及杨，长气自平，收气及早，凉雨时泽，风云并兴，草木晚荣，苍干凋荣，物秀而实，肤肉内充，其气敛、其用聚，其主雾露凄沧，其声角商，其脏肝。岁木不及，燥乃大行，生气失应，草木晚荣，肃杀而甚，则刚木辟者，悉萎苍干。民病中清，胠胁痛，少腹痛，肠鸣、溏泄。凉雨时至。上临阳明，生气失政，草木再荣，化气乃急。复则炎暑流火，湿性燥，柔脆草木焦槁，下体再生，华实齐化，病寒热疮疡痱胗痈痤。白露早降，收杀气行，寒雨害物，虫食甘黄，脾土受邪，赤气后化，心气晚治，上胜肺金，咳而鼽，从金化，其病摇动、注恐。邪伤肝，其病肢废、痈肿、疮疡。纋戾扬缓。惊骇摇动，注恐。

癸年火运不及，为伏明之纪，是为胜长。长气不宣，藏气反布，收气自政，化令乃衡，寒清数举，暑令乃衡，承化物生，生而不主，成实而稚，遇化已老，阳气屈伏，蛰虫早藏。其气郁，其声徵羽，其脏心。岁火不及，寒乃大行，长政不用，物荣而下。凝惨而甚，则阳气不化，乃折荣美。民病胸中痛、胁支满，两胁痛，膺背肩胛间及两臂内痛，郁冒蒙昧，心痛暴喑，胸复大，胁下与腰背相引而痛，甚则屈不能伸，髋髀如别。复则埃郁，大雨且至，黑气乃辱，病鹜溏腹满食饮不下寒中，肠鸣泄注，腹痛暴挛痿痹，足不任身。从水化，其病昏惑悲忘。邪伤心病。

己年土运不及，为卑坚之纪，是为减化。化气不令，生政独彰，长气整，雨乃衍，收气平，风寒并兴，草木荣美，秀而不实，成而粃也。其气散，其用静定，其动疡涌，其发濡滞，分溃痈肿。其声宫角，其脏脾。岁土不及，风乃大行，化气不令，飘扬而甚。民病飧泄霍乱，体重腹痛，筋骨繇复，肌肉酸，善怒，脏气举事，蛰虫早附，咸病寒中。复则收政严峻，名木苍凋，胸胁暴痛，下引少腹，善太息，气客于脾，民食少失味。上临厥阴，流水不冰，蛰虫来见，脏气不用，白乃不复。从木化，其病留满痞塞。

乙年金运不及，为从革之纪，是为折收，收气乃后，生气用扬，长化合德，火政乃扬，庶类以蕃，明曜炎烁，其脏肺。其动铿铿禁瞀厥。其声商徵。岁金不及，炎火乃行，生气乃用，长气专胜，庶物以茂，燥烁以行。民病肩背瞀重，鼽嚏、血便注下，收气乃后。复则寒雨暴至乃零，冰雹霜雪杀物，阴厥且格，阳反上行，头脑户痛，延及囟顶，发热，民病口疮，甚则心痛。从火化，其病嚏咳、鼽衄。邪伤肺，其发咳喘。

辛年水运不及，为涸流之纪，是为反阳，藏令不举，化气乃昌，长气宣布，蛰虫不藏，土润，水泉减，草木条茂，荣秀满盛。其气滞，其用渗泄，其动坚止，其发燥槁。从土化，其病痿厥，坚下，其声羽宫，其脏肾。岁水不及，湿乃大行，长气反用，其化乃速，暑雨数至。民病腹满，身重濡泄，寒疡流水，腰股痛发，腘腨股膝不便，烦冤、足痿清厥，脚下痛，甚则胕肿，藏气不政，肾气不衡。上临太阴，则大寒数举，蛰虫早藏，地积坚冰，阳光不治，民病癃闭，寒疾于下，甚则腹满浮肿。复则大风暴发，草偃木零，生长不鲜，面色时变，筋骨并辟，肉瞤瘛，目视䀮䀮，物疏璺，肌肉胗发，气并膈中，痛于心腹。

主运为五，依次为木运、火运、土运、金运、水运。主运之每运73日；初运木从大寒日起；二运火，从春分后13日起；三运土，从芒种后10日起，四运金从处暑后7日起；五运水，从立冬后四日起。主运年年固定不定。每运五音角徵宫商羽，太少相生，壬癸甲乙丙年太角为初运，丁戊己庚辛年少角为初运。

主运如下：东方木运。东方生风，风生木，木生酸，酸生肝，肝生筋，筋生心。其政为散，为令宣发，其变摧拉，其眚为陨，其味酸，其音角，其志为怒，怒伤肝，悲胜怒；风伤肝，燥胜风，酸生筋，辛胜酸，其应春。

南方火运。南方生热，热生火，火生苦，苦生心，心生血，血生脾。其政为明，其令郁蒸，其变炎烁，其眚燔焫，其味为苦，其音徵，其志为喜。喜伤心，恐胜喜；热伤气，寒胜热；苦伤气，咸胜苦。其应夏。

中央土运。中央生湿，湿生土，土生甘，甘生脾，脾生肉，肉生肺。其政为谧，其令云雨，其变动注，其眚淫溃，其味为甘，其音宫，其志为思。思伤脾，怒胜思；湿伤肉，风胜湿；甘伤脾，酸胜甘。其应长夏。

西方金运。西方生燥，燥生金，金生辛，辛生肺，肺生皮毛，皮毛生肾。其政为劲，其令雾露，其变肃杀，其眚苍落，其味为辛，其音商，其志为忧。忧伤肺，喜胜忧；热伤皮毛，寒胜热；辛伤皮毛，苦胜辛。其应秋。

北方水运。北方生寒，寒生水，水生咸，咸生肾，肾生骨髓，髓生肝。其政为静，其令霰雪，其变凝冽，其眚冰雹，其味为咸，其音羽，其志为恐。恐伤肾，思胜恐；寒伤血，燥胜寒；咸伤血，甘胜咸。其应冬病。

客运亦为五，为木运、火运、土运、金运、水运。客运年年运不同，每运73日。客运之初运，按每年天干不同而不同。每运五音角徵宫商羽，太少相生推衍，壬年太角为初运，丁年少角为初运，癸年少徵为初运，戊年太徵为初运，甲年太宫为初运，己年少宫为初运，乙年少商为初运，庚年太商为初运，丙年太羽为初运，辛年少羽为初运。

主运及客运加临。客运初运、二运、三运、四运、五运，客运之初运加临主运初运木，客运二运加临主运二运火，客运三运加临主运三运土，客运四运加临主运四运金，客运五运加临主运五运水。客运加临主运后，客运生主运，客运克主运，以客运为主。主运生客运，主运克客运，以主运为主。主运及客运及五音角徵宫商羽，太少相生。客运太临主运少，则客运盈，主运弱。以客运为主。客运少临主运太，则主运盛，客运弱，以主运气象为主，内经认为，以客加主，客胜主则从，主胜客则逆。

六气之政。辰戌为太阳之政，卯酉为阳明之政，寅申为少阳之政，丑未为太阴之政，子午为少阴之政，巳亥为厥阴之政。分述如下：

辰戌之纪，太阳之政，天气肃、地气静。寒临太虚，阳气不令，水土合德，其政肃，其令徐。寒政大举，泽无阳焰，则火发待时。少阳中治，时雨乃涯。止极雨散，还于太阴，云朝北极，湿化乃布，泽流万物。寒敷于上，雷动于下，寒湿之气，持于气交，民病寒湿发，肌肉萎，足萎不收，濡泻血溢。宜苦以燥之温之，必折其郁气，先资其化源，抑其运气，扶其不胜，无使暴过而生其疾。食岁谷以全其真，避虚邪以安其正，适气同异，多少制之。

卯酉之纪，阳明之政，天气急，地气明，阳专其令，炎暑大行，物燥以坚，淳风乃治。风燥横运，流于气交，多阳少阴，云趋雨府，湿化乃敷，燥极而泽。金火合德，上应太白荧惑。其政切，其令暴，蛰虫乃见，流水不冰。民病咳、嗌塞、寒热发暴，振栗癃闷。其发躁，胜复之作，扰而大乱，清热之气，持于气交。宜以咸、以苦、以辛，汗之、清之、散之。安其运气，无使受邪，折其郁气，资其化源。以寒热轻重少多其制，同热者多天化，同清者多地化。

寅申之纪，少阳之政，天气正，地气扰，风乃暴举，木偃沙飞，炎火乃流，阴行阳化，雨乃时应，火木同德。其政严，其令扰。故风热参布，云物沸腾。太阴横流，寒乃时至，凉雨并起。民病寒中，外发疮疡，内为泄满。民病寒热，疟泄、聋瞑、呕吐、上怫、肿色变。宜咸辛宜酸，渗之泄之，渍之发之，观气寒温以调其过。同风热者多寒化，异风热者少寒化。

丑未之纪，太阴之政，阴专其政，阳气退辟，大风时起，天气下降，地气上腾，原野昏霭，白埃四起，云奔南极，寒雨数至，物成于差夏。民病寒湿，腹满，身愤，胕肿痞逆，寒厥拘急。湿寒德，其政肃，其令寂。阴凝于上，寒积于下，寒水胜火。宜以苦燥之温之，甚者发之，泄之。同寒者以热化，同湿者以燥化；异者少之，同者多之。

子午之纪，少阴之政，地气肃，天气明，寒交暑，热加燥，云驰雨府，湿化乃行，时雨乃降。金火合德。其政明，其令切。水火寒热持于气交，而为病始也。热病生于上，清病生于下，寒热凌犯而争于中，民病咳喘，血溢血泄，鼽嚏目赤，眦疡，寒厥入胃，心痛、腰痛、腹大、嗌干、肿上。宜咸以软之，而调其上，甚则以苦发之，以酸收之，而安其下，甚则以苦泄之。

已亥之纪，厥阴之政，气扰，地气正，风生高远，炎热从之，云趋雨府，湿化乃行，风火同德。其政挠，其令速。风燥火热，胜复更作，蛰虫来见，流水不冰，热病行于下，风病行于上，风燥胜复，形于中。宜以辛调上，以咸调下。

六气有主气、客气，有司天、在泉之气，有左右，间气之分。主气年年不变，依初之气，厥阴风木；二之气，少阴君火；三之气，少阳相火；四之气，太阴湿土；五之气，阳明燥金；六（终）之气，太阳寒水。每之气60天。24节气中四个节气为一气，初之气为厥阴风木，历大寒、立春、雨水、惊蛰；二之气为少阴君火，历春分、清明、谷雨、立夏；三之气，为少阳相火，历小满、芒种、夏至、小暑；四之气为阳明燥金，历大暑、立秋、处暑、白露；五之气为阳明燥金，历秋分、寒露、霜降、立冬；六之气为太阳寒水，历小雪、大雪、冬至、小寒。客气根据年支而不同，年年变化，故称客气，其根据司天在泉之气变化而变化。客气之顺序为厥阴风木、少阴君火、太阴湿土、少阳君火、阳明燥金、太阳寒水，六年一备。

司天之气为三之气，在泉之气为终之气。一之气，二之气，四之气，五之气为司天在泉左，右间气，每之气主60天，客气之按中运推算初运、按顺序依次排列。子午之岁为太阳、厥阴、少阴、太阴、少阳、阳明。丑未之岁为厥阴、少阴、太阴、少阳、阳明、太阳；寅申之岁为少阴、太阴、少阳、阳明、太阳、厥阴；卯酉之岁为太阴、少阳、阳明、太阳、厥阴、少阴；辰戌之岁为少阳、阳明、太阳、厥阴、少阴、太阴；巳亥之岁为阳明、太阳、厥阴、少阴、太阴、少阳。

天地者，万物之上下；左右者，阴阳之道路。司天之气在上，为天，主司上半年的气象。在泉之气在下，为地，主司下半年的气象。司天上见厥阴，左少阴，右太阳，见少阴，左太阴，右厥阴，见太阴，左少阳，右少阴，见少阳，左阳明，右太阴，见阳明，左太阳，右少阳，见太阳，左厥阴，右阳明。厥阴在上，则在泉少阳在下，左阳明，右太阴，少阴在上，则阳明在下，左太阳，右少阳，太阴在上，则太阳在下，左厥阴，右阳明，少阳在上，则厥阴在下，左少阴，右太阳，阳明在上，则少阴在下，左太阴，右厥阴，太阳在上，则太阴在下，左少阳，右少阴。

司天之气在上，为天，主司上半年的气象，其病证治则分述如下：

巳亥之岁，厥阴司天，风淫所胜，则太虚埃昏，云物以扰，寒生春气，流水不冰，民病胃脘当心而痛，上支两胁，膈咽不通，饮食不下，舌本强，食则呕，冷泄腹胀，溏泄，瘕水闭。病本于脾，冲阳绝，死不治，治则：风淫所胜，平以辛凉，佐以苦甘，以甘缓之，以酸泻之。

子午之纪，少阴司天，热淫所胜，怫热至，火行其政，民病胸中烦热，嗌干，右胠满，皮肤痛，寒热咳喘，唾血、血泄、鼽、衄、嚏、呕、溺色变，甚则疮疡、胕肿，肩、背、臂、臑及缺盆中痛，心痛，肺䐜，腹大满，膨膨而喘咳，病本于肺。尺泽绝，死不治，治则：平以咸寒，佐以苦甘，以酸收之。

丑未之纪，太阴司天，湿淫所胜，则沉阴且布，由变枯槁，民病腑肿骨痛，阴痹，腰脊头项痛，时眩，大便难，饥不欲食，咳唾则有血，心如悬，病本于肺，尺泽绝，死不治，治则：平以苦热，佐以酸辛，以苦燥之，以淡泄之，湿上盛而热，治以苦温，佐以甘辛。

寅申之纪，少阳司天，火淫所胜，则温气流行，金政不平，民病头痛，发热恶寒而疟，热上皮肤，色变黄赤，传而为水，身面腑肿，腹满仰息，泄注赤白，疮疡，咳唾血，烦心，胸中热，甚则衄蚵，病于肺，天府绝，死不治，治则：平以酸冷，佐以苦甘，以酸收之，以苦发之，以酸复之。

卯酉之岁，阳明司天，燥淫所胜，则木乃晚荣，草乃晚生，筋骨内变。民病左胠胁痛。寒清於中。感而疟咳。腹中鸣。注泄鹜溏。心胁暴痛。不可反侧。嗌干面尘，腰痛。丈夫㿉疝，妇人少腹痛。目眛眥疡。疮痤痈。病本于肝。诊在足太冲脉。治则：平以苦温。佐以酸辛。以苦下之。

辰戌之岁，太阳司天，寒淫所胜，则寒气反至，水且冰，民病厥心痛，呕血，血泄衄蚵，善悲，时眩仆，胸腹满，手热，肘挛，掖肿，心中澹澹大动，胸胁胃脘不安，面赤目黄。善噫嗌干，渴而欲饮，病本于心。神门绝，死不治，治则：平以辛热，佐以甘苦，以咸泻之。

在泉之气为地，是终之气，即每年第六之气，主司下半年的气象，其病证治则分述如下：

寅申之岁，厥阴在泉，风淫所胜，则地气不明，草乃早秀，民病洒洒振寒，善伸数欠，心痛支满，两胁里急，饮食不下，膈咽不通，食则呕，腹胀善噫，得后与气，则快然如衰，身体皆重，治则：治以辛凉，佐以苦，以甘缓之，以辛散之。

卯酉之岁，少阴君火在泉，热淫所胜，则焰浮以泽，阴处反明。民病腹中常鸣，气上冲胸，喘而不能久立，寒热，皮肤痛，目瞑，齿痛，颔肿，恶寒发热，如疟，少腹中痛，腹大，治则：治以咸寒，佐以甘苦，以酸收之，以苦发之。

辰戌之岁，太阴在泉，湿淫所胜，则埃昏岩岩，黄反见黑，至阴之岁，民病饮饥，心痛，耳聋，浑浑，咽肿，喉痹，阴病血见心痛，耳聋浑浑，少腹痛肿，不得小便，病冲头痛，目似脱，项似拔，腰似折，髀不可以曲，腘如结，踹如裂。治则：治以苦热，佐以酸淡，以苦燥之，以淡泄之。

已亥之岁，少阳在泉，火淫所胜，则焰明郊野，寒热耿直，民病注泄赤白，少腹痛，溺赤，甚则血便。治则：治以咸冷，佐以苦辛，以酸收之，以苦发之。

子午之岁，阳明天泉，燥淫所胜，则霜雾清暝，民病喜呕，呕有苦，善太息，心胁痛，不能反侧，甚则咽干面尘，身无膏泽，足外反热。治则：治以苦温，佐以甘辛，以苦下之。

丑未之岁，太阳在泉，寒淫所胜，则凝肃惨栗，民病少腹控睾，引腰脊，上冲心痛，血见，咽痛，颔肿，治则：治以甘热，佐以苦辛，以咸泄之，以酸润之，以苦坚之。

客气主气加临。司天之气在上，在泉之气在下。客气有初之气，二之气，三之气，四之气，五之气，六之气。客运之初之气加临主气初之气，客气二之气加临主气二之气，客气三之气加临主气三之气，客气四之气加临主气四之气，客气五之气加临主气五之气，客气六之气加临主气六之气。客气加临主气后，客气生主气，客气克主气，以客气为主。主气生客气，主气克客气，以主气为主。司天为上，加临在泉，为顺，在泉为下，加临司天为逆。

六气又据厥阴风木、少阴君火、太阴湿土、少阳君火、阳明燥金、太阳寒水之生克，主客有胜复。

六气胜复，胜气发生于前半年，复气发生于后半年，前半年有胜气，后半年必有复气。

六气相胜如下：

厥阴之胜，大风数举，裸虫不滋。耳鸣目眩，愦愦欲吐，胃鬲如寒，胠胁气并，化而为热，小便黄赤，胃脘当心而痛，上肢两胁，肠鸣飧泄，少腹痛，注下赤白，甚则呕吐，膈咽不通。治则：治以甘清，佐以苦辛，以酸泻之。

少阴之胜，炎暑至，木乃津，草乃萎，心下热，善饥，齐下反动，气游三焦，呕逆躁烦，腹满痛溏泄，传为赤沃。治以辛寒、佐以苦咸，以甘泻之。

太阴之胜，雨数至，燥化乃见。火气内郁，疮疡于中，疮疡于中，流散于外，病在胁甚则心痛热格，头痛，喉痹，项强，又或湿气内郁，寒迫下焦，少腹满，腰椎痛强，注泄，足下湿，头重，跗肿，足胫肿，饮发于中，跗肿于上。治则：治以咸寒、佐以辛甘，以苦泻之。

少阳之胜，暴暑消烁，草萎水涸，介虫乃屈。热客于胃，烦心心痛，目赤欲呕，呕酸善饥，耳痛溺赤，善惊谵妄，少腹痛，下沃赤白。治以辛寒、佐以咸寒，以甘泻之。

阳明之胜，大凉肃杀，华英改容，毛虫乃殃，阳明之胜，清发于中，左胠胁痛溏泄，内为嗌塞，外发疝，胸中不便，嗌塞而咳。治则：治以酸温、佐以甘辛，以苦泄之。

太阳之胜，凝溧且至，非时水冰，羽乃后化。痔疟发，寒厥入胃，则内生心痛，阴中乃疡，隐曲不利，互引阴股，筋肉拘苛，血脉凝泣，络满色变，或为血泄，皮肤痞肿，腹满食减，热反上行，头项囟顶脑户中痛，目如脱，寒入下焦，传为濡泻。治则：治以甘热、佐以辛酸，以咸泻之。

六气之复病证治则如下：

厥阴之复，少腹坚满，里急暴痛，厥心痛，汗发呕吐，饮食不入，入而复出，筋骨掉眩，清厥，甚则入脾，食痹而吐。冲阳绝，死不治。治则：治以酸寒、佐以甘辛，以酸泻之，以甘缓之。

少阴之复，燠热内作，烦躁鼽嚏，少腹绞痛，火见燔焫，嗌燥，分注时止，上行于右，咳，皮肤痛，暴瘖心痛，郁冒不知，乃洒淅恶寒，振栗谵妄，寒已而热，渴而欲饮，少气骨痿，膈肠不便，外为浮肿，哕噫，病痱胗疮疡，痈疽痤痔，甚则入肺，咳而鼻渊。天府绝，死不治。治则：治以咸寒、佐以苦辛，以甘泻之，以酸收之，辛苦发之，以咸软之。

太阴之复，温变乃举，体重中满，食饮不化，阴气上厥，胸中不便，饮发于中，咳喘有声。头顶痛重，而掉瘛尤甚，呕而密默，唾吐清液，甚则入肾，窍泻无度。太溪绝，死不治。治则：治以苦热、佐以酸辛，以苦泻之、燥之、泄之。

少阳之复，大热将至，枯燥燔焫，介虫乃耗，惊瘛咳衄，心热烦躁，便数憎风，厥气上行，面如浮埃，目乃瞤瘛，火气内发，上为口糜，呕逆，血溢血泄，发而为疟，恶寒鼓栗，寒极反热，嗌络焦槁，渴引水浆，色变黄赤，少气脉痿，化而为水，传为胕肿，甚则入肺，咳而血泄。尺泽绝，死不治。治则：治以咸冷、佐以苦辛，以咸软之、以酸收之、辛苦发之。

阳明之复，清气大举，森木苍干。病生胠胁，气归于左，善太息，甚则心痛痞满，腹胀而泄，呕苦咳哕，烦心，病在鬲中，头痛，甚则入肝，惊骇筋挛。太冲绝，死不治。治则：治以辛温、佐以苦甘，以苦泄之、以苦下之、以酸补之。

太阳之复，厥气上行，水凝雨冰，心胃生寒，胸膈不利，心痛痞满，头痛善悲，时眩仆，食减，腰脽反痛，屈伸不便，少腹控睾，引腰脊，上冲心，唾出清水，及为哕噫，甚则入心，善忘善悲。神门绝，死不治。治则：治以咸温、佐以甘辛，以苦坚之。

五运之化，受司天在泉之气胜制，郁极而发，以报复其岁气，在运气中，按五音太、少、健运，受司天在泉之气胜制，郁而后发，太过者，暴而速，不及者得而持。

　　六气之气郁极而发的六种形式：

　　土郁之发，民病心腹胀，鸣而为数后，甚则心病胁瞋，呕吐霍乱，饮发注下，胕肿身重。

　　金郁之发，民病咳逆，心胁满引少腹，善暴痛不可反侧，嗌干面尘色恶。

　　水郁之发，民病寒客心痛，腰椎痛，大关节不利，屈伸不便，善厥逆痞坚腹满。

　　木郁之发，故民病胃脘当心而痛，上肢两胁，膈咽不通，食饮不下，甚则耳鸣眩转，目不识人，善暴僵仆。

　　火郁之发，民病少气，疮疡痈肿、胁腹胸背面首四肢愤胪胀，疡痱呕逆，螈骨痛，节乃有动，注下温疟，腹中暴痛，血溢流注，精液乃少，目赤心热，甚则瞀闷懊，善暴死。

　　司天在泉之气受中运克制，可产生升降失常。上年司天左间气升为今年司天，上年在泉左间气降为今年在泉，叫迁正。上年司天降为今年司天右间气，上年在泉退为今年在泉右间气，叫退位。五星之木星在天叫天冲，在地叫地苍；火星在天叫天英，在地叫地彤；土星在天叫天芮，在地叫地阜；金星在天叫天柱，在地叫地晶；水星在天叫天蓬，在地叫地玄。

　　受中运，木、火、土、金、水克制，产生升降不前，不迁正，不退位，气交有变而郁。司天受中运克制，为升之不前。木欲升而天柱窒抑之，木欲发郁，当治足厥阴。火欲升而天蓬窒抑之，火欲发郁，君火相火同治包络。土欲升而天冲窒抑之，土欲发郁，治足太阴。金欲升而天英窒抑之，金欲发郁，治手太阴。水欲升而天芮窒抑之，水欲发郁，治足少阴。

　　在泉之气受中运克制，为降而不入。木欲降而地晶窒抑之，降而不入，抑之郁发，治手太阴，手阳明。火欲降，而地玄窒抑之，降而不入，抑之郁发，治足少阴之，足太阳之。土欲降而地苍窒抑之，降而不下，抑之郁发，治足厥阴，足少阳，金欲降而地彤窒抑，降而不下，抑之郁发，治心包络，手少阳。水欲降而地阜窒抑之，降而不下，抑之郁发，治足太阴，足阳明。

　　天数有余，复作布正，是不退位。使地气不得后化，新司天未可迁正，故复布化令如故。天地气逆，化成民病。巳亥之岁，厥阴不退位，治足厥阴。子午之岁，少阴不退位，治手厥阴。丑未之岁，太阴不退位，湿行于上，治足太阴。寅申之岁，少阳不退位，治手少阳。卯酉之岁，阳明不退位，治手太阴之。辰戌之岁，太阳不退位也，治足少阴。

升降失常的治疗，当取其化源，折其所胜，可散其郁，太过取之，不及资之，太过取之，次抑其郁，取其运之化源，令折郁气，不及扶资，以扶运气，以避虚邪。

五运六气，司天之气在上，在泉之气在下，中运居中，或司天克运，或司天生运，或中运克司天，或中运生司天，气生中运叫顺化，运被气克叫天刑，运生天气叫小逆，运克司天叫不和。以上临下为顺，以下临上为逆。司天之气与中运（大运）相同，叫天符。即内经：土运之岁，上见太阴；火运之岁，上见少阳，少阴；金运之岁，上见阳明；木运之岁，上见厥阴；水运之岁，上见太阳。年份为己丑、己未、戊寅、戊申、戊子、戊午、乙卯、乙酉、丁巳、丁亥、丙辰、丙戌。岁支与中运（大运）相合，叫岁会。即内经：木运临卯，火运临午，土运临四季，金运临酉，水运临子。年份为丁卯、戊午、己丑、己未、甲辰、甲戌、乙酉、丙子。阳年运太过与在泉之气相同，叫同天符，即内经：甲辰甲戌太宫下加太阴，壬寅壬申太角下加厥阴，庚子庚午太商下加阳明，年份有甲辰、甲戌、壬寅、壬申、庚子、庚午。阴年中运不及与在泉合，叫同岁会，即内经：癸巳癸亥少徵下加少阳，辛丑辛未少羽下加太阳，癸卯癸酉少徵下加少阴，同岁会年份有癸巳、癸亥、辛丑、辛未、癸卯、癸酉。司天与中运在泉之合，即同时又天符既岁会，叫太乙天符，年份为戊午、乙酉、己丑、己未。天符为执法，执法其病速而危，岁会为行会，中行会，其病徐而持。太乙天符为贵人。中贵人，其病暴而死。如太过得抑。不及得助，则为平年。

五运气行有常有变，五运气行主岁之纪的常数及药物和饮食调理的原则分述如下：

甲子、甲午岁，上少阴火，中太宫土运，下阳明金。其化上咸寒，中苦热，下酸热。乙丑、乙未岁，上太阴土，中少商金运，下太阳水。其化上苦热，中酸和，下甘热。丙寅、丙申岁，上少阳相火，中太羽水运，下厥阴木，其化上咸寒，中咸温，下辛温。丁卯、丁酉岁，上阳明金，中少角木运，下少阴火。其化上苦，小温，中辛和，下咸寒。戊辰、戊戌岁，上太阳水，中太徵火运，下太阴土，其化上苦温，中甘和，下甘温。己巳、己亥岁，上厥阴木，中少宫土运，下少阳相火。其化上辛凉，中甘和，下咸寒。庚午、庚子岁，上少阴火，中太商金运，下阳明金。其化上咸寒，中辛温，下酸温。辛未、辛丑岁，上太阴土，中少羽水运，下太阳水。其化上苦热，中苦和，下苦热。壬申、壬寅岁，上少阳相火，中太角木运，下厥阴木。其化上咸寒，中酸和，下辛凉。癸酉、癸卯岁，上阳明金，中少徵火运，下少阴火。其化上苦小温，中咸温，下咸寒。甲戌、甲辰岁，上太阳水，中太宫土运，下太阴土。其化上苦热，中苦温，下苦温。乙亥、乙巳岁，上厥阴木，中少商金运，下少阳相火。其化上辛凉，中酸和，下咸寒。丁丑、丁未岁，上太阴土，中少角木运，下太阳水。其化上苦温，中辛温，下甘热。戊寅、戊申岁，上少阳相火，中太徵火运，下厥阴木。其化上咸寒，中甘和下辛凉。己卯、己酉岁，上阳明金，中少宫土运，下少阴火。其化上苦小温，中甘和，下咸寒。庚辰、庚戌岁，上太阳水，中太商金运，下太阴土。其化上苦热，中辛温，下甘热。辛巳、辛亥岁，上厥阴木，中少羽水运，下少阳相火。其化上辛凉，中苦和，下咸寒。壬午、壬子岁，上少阴火，中太角木运，下阳明金。其化上咸寒，中酸凉，下酸温。癸未、癸丑岁，上太阴土，中少徵火运，下太阳水。其化上苦温，中咸温，下甘热。甲申、甲寅岁，上少阳相火，中太宫土运，下厥阴木。其化上咸寒，中咸和，下辛凉。乙酉、乙卯岁，上阳明金，中少商金运，下少阴火。其化上苦小温，中苦和，下咸寒。丙戌、丙辰岁，上太阳水，中太羽水运，下太阴土。其化上苦热，中咸温，下甘热。丁亥、丁巳岁，上厥阴木，中少角木运，下少阳相火。其化上辛凉，中辛和，下咸寒。戊子、戊午岁，上少阴火，中太徵火运，下阳明金。其化上咸寒，中甘寒，下酸温。己丑、己未岁，上太阴土，中少宫土运，下太阳水。其化上苦热，中甘和，下甘热。庚寅、庚申岁，上少阳相火，中太商金运，下厥阴木。其化上咸寒，中辛温，下辛凉。辛卯、辛酉岁，上阳明金，中少羽水运，下少阴火。其化上苦小温，中苦和，下咸寒。壬辰、壬戌岁，上太阳水，中太角木运，下太阴土。其化上苦温，中酸和，下甘温。癸巳、癸亥，上厥阴木，中少徵火运，下少阳相火。其化上辛凉，中咸和，下咸寒。

《素问·天元纪大论》云：五运阴阳者，天地之道也，万物之纲纪，变化之父母，生杀之本始，神明之府也。其数之可十，推之可百，数之可千，推之可万，万之大，不可胜数也，然其要一也。即阴阳五运，其推衍到针灸，子午流注纳甲法为天干地支相合。春木，其日甲乙，乙足厥阴肝、甲足少阳胆主治。夏火，其日丙丁，丙手太阳小肠、丁手少阴心主治。长夏湿，其日戊己，己足太阴脾、戊足阳明主治。秋肺，其日庚辛，辛手太阴肺、庚手阳明大肠主治。肾冬，其日壬癸，壬足太阳膀胱、癸足少阴肾主治。地支：子少阴、丑太阴、寅少阳、卯阳明、辰太阳、巳厥阴、午少阴、未太阴、申少阳、酉阳明、戌太阳、亥厥阴，每天一循、每十二天又一循环，其60日甲子一周期。子午流注纳支法，灵龟八法，飞腾八法，亦是以阴阳八卦，五运六气，推演而成。由五运六气还可细推一年、一月、一日、一时之中的变化。一日分为四时，人亦应之，朝则为春、日中为夏、日入为秋，夜半为冬。

由此阴阳、五运、六气可推衍、预测人的生理、病理及治疗。神乎，天地之道，神乎，五运六气，其阴阳不测，然知其要者，一言而终。根据五运六气之阴阳变化，我们可推古知今，预测未来，指导我们辨证诊断，立法用药，保身养生，以顺天道，道者，上知天文，下知地理，中知人事，可以长久，此之谓也。

（罗陆一　程红）

二十六、临床中医养生的经验

养生，即保养生命之义，中医养生是指在中医的理论指导下，通过各种调摄保养，增强人的体质，提高正气对外界环境的适应能力、抗病能力，从而减少或避免疾病的发生，能使人体的生命活动过程处于阴阳协调、体用和谐、身心健康的最佳状态，从而延缓人体衰老的进程。罗老师在临床上重视养生，强调治未病，重视脾肾，顾护阳气，注重调摄情志。现总结如下：

1. 以未病先防的思想为指导

《素问·四气调神大论》："是故圣人不治已病治未病，不治已乱治未乱，此之谓也。夫病已成而后药之，乱已成而后治之，譬犹渴而穿井，斗而铸锥，不亦晚乎？"指出治未病的观点。罗老师养生以治未病为指导思想，重于未病先防，防患于未然。在未病之时，顺四时调养五脏之气，使外不受邪气之侵袭，内能充实和畅真元，保持健康的状态。

中医学认为生命之气通于天，人与自然是一个整体；人体脏腑、经络及精气神的活动相互协调，也是一个整体，从而构成有序的生命活动及其过程。因此，自然环境的异常变化和人类自身的身心活动均可影响其生理活动。当这两种影响超出人体自我调节的限度时，即可破坏有序的生命活动而致病。所以中医养生强调天人相应，人与自然规律相适应，从而达到天人合一。导致人体病理性衰老有外感和内伤两类原因。对此内经中提出应顺从四时阴阳,虚风贼邪避之有时,护养真气,食饮有节,起居有常,不妄劳作,恬淡虚无,精神内守。养生当以内外两个方面"治未病",防病于先即能预防衰老,顺生命自然盛衰之道,尽终天年。

2. 顾护阳气,重在脾肾

阳气对人体具有固密、防护外邪侵袭的作用。《素问·生气通天论》:"阳气者,若天与日,失其所,则折寿而不彰。"说明了阳气的重要,阳气的盛衰与衰老直接相关。故罗老师特别重视对阳气的保养。劝导病人不食生冷之品,不要经常在空调房内,不受寒邪,以顾护阳气。老年人阳气衰退,更应重视顾守阳气,常让病人食疗红参以补养阳气。

而在顾护阳气之中,尤重脾肾之阳。肾为先天之本,藏精。主宰人体生命活动的全部过程,肾的精气盛衰直接关系到人体衰老。脾为后天之本,气血生化之源,故脾胃强弱是决定人寿命的重要因素。如《景岳全书》:"土气为万物之源,胃气为养生之主。胃强则强,胃弱则弱,有胃则生,无胃则死,是以养生家必当以脾胃为先。"故罗老师以保精护肾、调理脾胃为养生的重要原则。

3. 具体方法

(1)养精调神

精神状态是衡量一个人健康状况的首要标准。罗老师强调在无病时就要修德养心,以防精气神的耗散。现代社会生活紧张,工作压力大,竞争激烈,是各种心理疾病、脾胃病、心血管疾病的病因,也是导致衰老的常见因素。罗老师认为应学习古人恬淡虚无,修身养性,养精调神。如《素问·上古天真论》所说:"是以志向而少欲,心安而不惧,形劳而不倦,气从以顺,各从其欲,皆得所愿。故美其食,任其服,乐其俗。高下不相慕。""恬淡虚无,真气从之,精神内守,病安从来。"孙思邈的养生论:"修性以保神,安心以全身,泊然无惑,而体气和平。"即使自己的心态平和、乐观、开朗、豁达,改变自己的不良性格,从而达到健康长寿的目的。罗老师常劝导病人要修身养性,重视心理健康。这对当今社会普遍存在浮躁、急功近利心态的人群尤为重要。

(2)良好生活方式

《素问·上古天真论》:"饮食有节,起居有常,不妄作劳,故能形与神俱,而尽终其天年,度百岁乃去。"指出了良好生活方式才能长寿。合理饮食应遵循谨和五味、食饮有节的原则。暴饮暴食、饮食偏嗜、生冷刺激、膏粱厚味、醉酒贪杯耗伤人体阳气,导致疾病。其次做到起居有常。《素问·生气通天论篇》:"故阳气者,一日而主外,平旦人气生,日中而阳气隆,日西而阳气已虚,气门乃闭。是故暮而收拒,无扰筋骨,无见雾露,反此三时,形乃困薄。"即生活作息应有规律,顺从阳气从早到晚、由盛到衰的规律,如果违反,身体就会衰弱。所以生活要有规律,劳逸适度,保证足够的睡眠。并且要有适度的运动锻炼,"形不动,则气郁血滞,五脏不安。形过动,则耗气伤精,形神受损,疾病乃生。"适度的运动锻炼有利于气血的流通,从而提高抗病能力。

在现今社会,传染病发病率降低,而心脑血管疾病、恶性肿瘤等疾病发病率提高,这些内伤疾病导致衰老,影响寿命。健康良好的生活方式对预防疾病更加重要。罗老师认为现代自然环境污染、人类生活方式的改变导致疾病,引起衰老。故在养生中,特别重视关注生活环境、生活方式。居住环境应通风、向阳,避免潮湿、阴冷、污秽的环境。在生活上,劝导病人膳食合理,多食粗粮,起居有节,适当运动。

(3)推广八段锦、五禽戏、太极拳强身健体

八段锦、五禽戏、太极拳为我国的传统健身术,尤适合于老年人、体弱者日常保健练习。以意为主,修炼"意、气、形",强调自我身心锻炼。罗老师常鼓励病人坚持修炼,强身健体。

(4)辨别体质,食疗养生

罗老师在食疗方面,根据个体体质给予食疗建议。体质是个体生命过程中,在先天遗传和后天获得的基础上所表现出的形态结构、生理机能以及心理状态等方面综合的、相对稳定的特质。一般可分为平和质、气虚质、阳虚质、阴虚质、痰湿质、湿热质、瘀血质、气郁质、特禀质9种基本类型。各种体质常相互结合。根据体质辨别,运用中医学的理论,选择正确的养生、预防和调理方法。如痰湿质选用陈皮、茯苓、薏米、白扁豆、荷叶等食疗方法;痰湿质多见脾气亏虚,应选用党参、白术、茯苓;瘀血质可选用田七、丹参、山楂;阳虚质则选用红参、杜仲,避免食用木耳、海带、绿豆、冬瓜等寒凉食物;老年人肾气亏虚选用枸杞、芝麻、胡桃等;肝郁质用陈皮、柴胡。

(邢洁)

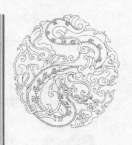

第二章 经验篇

　　罗陆一教授除对心血管疾病有着丰富的临证经验,平日亦多临证杂症,本章中主要论述了内科的临证经验,包括心血管疾病,如肥厚性心肌病、扩张型心肌病、冠心病、冠心病支架植入术后、病毒性心肌炎、病态窦房结综合征、肺动脉高压、心力衰竭、心包积液等;脑血管疾病如中风及中风先兆;及其他一些病证的临床经验。本章中提及"通脉地仙丸",该丸剂是罗老多年临证经验总结的经验方剂之一,动脉硬化患者的体质特点多为肾虚血瘀痰阻,该方主要针对此特点研制,在临床中已经应用多年,患者反映颇佳。罗老临证重视针药并重,使用子午流注纳甲法及灵龟八法治疗心绞痛患者,更是发挥了针刺治疗心绞痛的特色。

一、经方治肥厚性心肌病四法举隅

1. 温阳开痹法

病例: 陈×,男,58岁。胸痛2年余,加重5天。症见:胸痛,胸闷,肢冷畏寒,倦怠乏力。舌暗,苔白厚腻,脉滑。PE: P70次/分,BP130/80mmHg。肺(-),心浊界向左扩大,HR70bpm,律齐,心尖听可闻及收缩中期喷射性杂音。胸片:左心影增大。心电图:Ⅱ、Ⅲ、AVF、V1-V5导联ST段下移0.1mv-0.2mv,T波倒置。心脏彩超:不对称性室间隔肥厚,室壁运动幅度减低,心室腔变小,左室射血分数62%。西医诊断:肥厚性心肌病。中医诊断:胸痹(寒阻胸阳)。治法:温阳开痹。方药:瓜蒌薤白半夏汤。瓜蒌30克、薤白30克、姜半夏30克,水煎服,每日1剂。服上方7剂后,胸痛、胸闷减。后以黄芪桂枝五汤理中汤加减化裁调养,随访4年,病情稳定。

体会: 胸痹为胸阳亏虚,阴寒痰饮太盛,邪正相搏所致。心为君主之官,属火,主血脉,尚阴邪痰浊痹阻心阳,心火不足,阳气不振,阳虚阴盛,则脉络不通,气血运行不畅,可痹阻心脉,发为胸痹。本例肥厚性心肌病患者症见胸痛,胸闷,肢冷畏寒,舌暗,苔白厚腻,脉滑均为痰浊凝聚,阴寒痹阻胸阳之胸痹,故治之以瓜蒌薤白半夏汤。方中瓜蒌,神农本草谓其可下水,治咳逆上气,病在胸腹中,即有化痰泻浊功用,薤白温中散结。半夏治心下坚,胸胀咳逆,消心腹胸胁痰结,诸药协同,有温阳散寒、化痰宽胸、开结消痹之功。该法适用于肥厚性心肌病痰浊凝聚,阴寒痹阻胸阳者。

2. 养心复脉法

病例: 陈×,女,43岁,心悸3年,近1月加重。症见:心悸,气短,胸闷,汗多,头晕,倦怠乏力。舌淡暗,苔白腻,脉弱。PE: P80次/分,BP130/80mmHg。肺(-),心浊界向左扩大,HR80bpm,律不齐,心尖听可闻及收缩中期及晚期喷射性杂音。胸片:左心影增大。心电图:V1-V5导联ST段下移0.1mv-0.2mv。心脏彩超:不对称性室间隔肥厚,室壁运动幅度减低,心室腔变小,左室收缩期直径缩小,左室射血分数52%。西医诊断:肥厚性心肌病。中医诊断:心悸

（气血不足，心脉失养）。治法：补气养血，养心复脉。炙甘草汤加减：炙甘草30克、党参30克、桂枝30克、生地30克、麦冬15克、火麻仁15克、干姜10克、阿胶20克，水煎服，每日1剂，服上方7剂后心悸减少，仍胸闷、气短、舌暗，有瘀斑，上方加川芎15克、田七10克。继服7剂，症情均较稳定。自觉神疲乏力，气短，仍气血不足，上方加黄芪30克、当归15克继服15剂，症状基本缓解。后以炙甘草汤，加减调养，随访3年，病情稳定。

体会：心主血脉。气血不足，血不养心，则见心悸，气短，胸闷；气虚不固，则见汗多；气虚失于温养，则见头晕，倦怠乏力；气虚推动无力，血虚脉道空虚，故见脉弱。炙甘草汤补气养血，养心复脉治疗正对此证。方中甘草，神农本草谓其可坚筋骨，长肌肉，倍力，有补中益气之功。人参主补五脏，安精神，定魂魄，止惊悸，开心益智。桂枝主上气咳逆有补中益气之功。干姜主胸满，咳逆上气，温中止血。生地逐血痹，填骨髓，长肌肉。麦冬主心腹结气，伤饱胃络脉绝，羸瘦短气。火麻主伤中虚羸，补五脏，益气力，长肌肉，填髓脑。阿胶主心腹内崩，劳极洒洒，轻身益气。诸药协同，有温养心阳、滋阴补血、益气复脉之功，适用于肥厚性心肌病气血不足，心脉失养者。

3. 温阳利水法

病例：齐×，女，58岁，心悸3年，近1月加重。症见：心悸，胸闷，眩晕，下肢水肿，纳差，畏寒肢冷。舌暗，苔白腻，脉沉细。PE：P86次/分，BP130/80mmHg。肺（-），心浊界向左扩大，HR86bpm，律齐，心尖听可闻及收缩中期喷射性杂音。胸片：左心影增大。心电图：Ⅱ、Ⅲ、AVF、V1-V5导联ST段下移0.1mv-0.2mv。心脏彩超：不对称性室间隔肥厚，室间隔活动差，室间隔运动幅度减低，心室腔变小，左室射血分数36%。西医诊断：肥厚性心肌病。中医诊断：心悸（肾阳亏虚，水气凌心）。治法：温阳利水。方药：玄武汤。茯苓30克、制附子30克、白术20克、白芍30克、生姜20克，水煎服，每日1剂。服上方7剂后心悸、下肢水肿减轻，仍胸闷、眩晕。上方加天麻15克，继服15剂，诸症皆缓。后以益肺健脾补肾调养，随访3年，病情稳定。

体会：心为君主之官，为火，肾为水，尚肾阳虚衰，寒饮水湿泛滥，水乘火位，心火受克，则见心悸，胸闷，眩晕，下肢水肿，纳差，畏寒肢冷。舌暗，苔白腻，脉沉细，为阳气虚衰，寒饮内停，水盛克火所致。阳虚不能化气行气，水气凌心,上攻于心,则见心悸、胸闷,上冲于头,遏阻清阳则眩晕,水流四肢则水肿。玄武乃北方镇水之神,故用玄武汤治疗。方中附子,神农本草谓其辛温,主风寒咳逆邪气,温中,治寒湿。有振奋阳气、逐散阴霾之功。白术苦温,主风寒湿痹死肌,止汗,即有补土健脾、燥湿行水之功。茯苓甘平,主胸胁逆气忧恚,惊邪恐悸,心下结痛,利小便,安魂安神,即有养心健脾补肾、淡渗利水之功。白芍苦平,主邪气腹痛除血痹,利小便,即有缓急利水之功。生姜辛温,可温中,逐风湿痹,即有祛风利湿之功。诸药协同,合而用之,有温阳利水之功,适用于肥厚性心肌病肾阳亏虚、阳虚水泛、水气凌心者。

4. 温肺化饮法

病例: 赵×,女,44岁,胸闷3年,近1周因外感风寒加重。症见:胸闷,眩晕,发热,恶寒,咳嗽,气喘,脘腹痞胀,纳差,畏寒肢冷。舌淡暗,苔白腻,脉沉弦。PE: P84次/分,BP110/70mmHg。肺(-),心浊界向左扩大,HR84bpm,律齐,心尖听可闻及收缩中期喷射性杂音。胸片:左心影增大。心电图:V1-V5导联ST段下移0.1mv-0.2mv,T波倒置。心脏彩超:不对称性室间隔肥厚,室壁运动幅度减,左室射血分数48%。西医诊断:肥厚性心肌病。中医诊断:痰饮(外感风寒,寒饮内停,饮留于肺)。治法:解表散寒,温肺化饮。小青龙汤加减:干姜10克、细辛15克、五味子15克、制半夏15克、白芍15克、桂枝15克、麻黄15克、炙甘草10克,水煎服,每日1剂,服上方7剂后咳嗽、气喘减轻,仍心悸,上方加远志10克、石菖蒲15克,继服7剂,症情均较稳定。后以益肺补肾之参蛤散加减调养,随访4年,病情稳定。

体会: 本例肥厚性心肌病患者素体心下有水气,复外感风寒故见发热、恶寒,痰饮上攻于心故见心悸、胸闷。寒饮留于里,上逆射肺则咳嗽。饮留膀胱,水道不通则尿少。气机升降失调则脘腹痞胀,寒饮留于胃则纳差。故用小青龙汤以温肺化饮。方中桂枝,神农本草谓其辛温,治结气,补中益气。麻黄苦温,主中风伤寒发表出汗,祛邪热气,止咳逆上气,除寒热,即有散寒宣肺之功。干姜辛温,主胸满,咳逆上气,即有温肺化饮、止咳平喘之功。细辛辛温,主咳逆头痛脑疼,百节拘挛,风寒湿痹死肌,即有散寒止痛、止咳化痰之功。半夏治心下坚,胸胀咳逆,消心腹胸胁痰结。五味子酸温,主益气咳逆上气,补不足,强阴即有止咳平喘、补虚固气之功。白芍苦平,主邪气腹痛,除血痹,有遂邪之功。白芍、五味子与桂枝、麻黄、干姜、细辛、半夏配合，升降相伍，散收相配，可和营卫，调肺气，使辛温表散不致耗伤阳气。对于外感风寒，寒饮内停，饮留于肺之患者，可用小青龙汤加减化裁以温肺化饮法治疗。该法适用于肥厚性心肌病素有痰饮，复感风寒者。

（罗中奇）

二、经方治疗扩张型心肌病举隅

在临床，经方不仅治疗外感有很好的疗效，对内伤杂病亦有很好的疗效。现将经方治疗扩张型心肌病举例如下：

1. 黄芪桂枝五物汤

病例：胡×，女，32岁。患者素体虚弱，7年前因运动后汗出当风，感受风寒，常觉心悸气短，活动后加重，疲劳、乏力。在多家医院住院治疗，经检查诊断为"扩张性心肌病"，多次住院治疗，病情反复，迁延不愈。近1月因工作劳累，胸闷，气短加重，遂来我院治疗。症见：心悸，气短，胸闷，汗多，头晕，倦怠乏力。舌淡暗，苔白腻，脉细。PE: P78次/分，BP110/70mmHg。肺（-），心浊界向左扩大，HR78bpm，律齐，主动脉瓣、二尖瓣、三尖瓣听可闻及收缩期吹风杂音。胸片：心影增大。心电图：V1-V5导联ST段下移0.1mv－0.2mv。心脏彩超：主动脉瓣返流，二尖瓣三尖瓣返流，左室射血分数42%。西医诊断：扩张性心肌病。中医诊断：心悸（气血不足）。治法：补气养血。黄芪桂枝五物汤加减：黄芪30克、桂枝30克、白芍30克、炙甘草20克、大枣12枚、生姜20克，水煎服，每日1剂，服上方7剂后心悸减少，仍胸闷、气短，舌暗，有瘀斑，上方加川芎15克、当归15克继服15剂，症状基本缓解。后以参蛤散加减调养，随访3年，病情稳定。

体会：本例扩张性心肌病患者症见：心悸，气短，胸闷，汗多，头晕，倦怠乏力。舌淡暗，苔白腻，脉涩，为气血不足，心脉失养所致。气血不足，血不养心，则见心悸，气短，胸闷；气虚不固，则见汗多；气虚失于温养，则见头晕，倦怠乏力；气虚推动无力，则见脉涩。故用黄芪桂枝五物汤补气养血治疗。方中黄芪、桂枝温阳益气，白芍滋阴补血，从阴中求阳，从阳中求阴，使阴得阳升而泉源不竭,阳得阴助而生化无穷。气血充沛,心神得养,脉循得复,精神定,魂魄安,则惊悸止。该法适用于肥厚性心肌病气血不足,心脉失养者。

2. 真武汤

病例: 李×,女,28岁。患者恣食生冷,感受风寒后,常觉气短胸闷,活动后加重,面浮肢肿,疲劳、乏力。在广东省人民医院、深圳市人民医院住院治疗,经检查诊断为"扩张性心肌病,慢性心力衰竭",多次住院,给予强心利尿、营养心肌等对症治疗,病情反复,迁延不愈。近1月因工作劳累、胸闷、气短、水肿加重,遂来我院治疗。症见:胸闷,眩晕,下肢水肿,纳差,畏寒肢冷。舌暗,苔白腻,脉沉细。PE: P86次/分, BP130/80mmHg。肺(−),心浊界向左扩大,HR86bpm,律齐,二尖瓣、三尖瓣听可闻及收缩期吹风杂音。胸片:心影增大。心电图:V1−V5导联ST段下移0.1mv−0.2mv, T波倒置。心脏彩超:主动脉瓣返流,三尖瓣返流,左室射血分数36%。西医诊断:扩张性心肌病。中医诊断:心悸(肾阳亏虚,水气凌心)。治法:温阳利水。真武汤:茯苓30克、制附子30克、白术20克、白芍30克、生姜20克,水煎服,每日1剂,服上方7剂后心悸、下肢水肿减轻,仍胸闷、眩晕,上方加天麻15克。继服15剂,诸症皆平。后以益肺健脾补肾之薯蓣丸加减调养,随访2年,病情稳定。

体会: 本例扩张性心肌病患者症见:胸闷,眩晕,下肢水肿,纳差,畏寒肢冷。舌暗,苔白腻,脉沉细,为肾阳虚衰,寒饮内停所致。阳虚不能化气行气,水气凌心,上攻于心,则见心悸、胸闷,上冲于头,遏阻清阳则眩晕。水流四肢则水肿。阳气虚,寒饮内停。故用温阳化水之真武汤治疗。方中附子味辛甘,性大热,可温脾、散寒、暖肾、助阳、回阳救逆;白术味苦,性温,可健脾利湿,和中补阳,利湿消水;白芍味苦酸,可养阴利水;茯苓味甘淡,性平,可利水渗湿;生姜味辛,微温,可散寒和中,利水消肿。本例为阳气虚衰、阳虚不能制水,水乘火位,心阳被抑,水湿气泛滥,下肢水肿,眩晕、胸闷、肢冷、便溏,故用术附生姜温阳补土以制寒水,白芍和阴以制术附姜之辛温,并有利水之功,诸药合用,以行北方玄武之功而达温阳利水之效。适用于扩张性心肌病阳虚水泛者。

3. 小青龙汤

病例: 林×,女,43岁,患者6年前感冒后长期不愈,常反复感冒,咳嗽、咯痰，气喘、气促，活动时加重，神疲困倦，恶寒肢冷，在福田人民医院住院治疗，经检查诊断为"心肌炎后遗症，扩张性心肌病，慢性心力衰竭"，给予强心、利尿、营养心肌等对症治疗，病情好转出院。患者因胸闷、气喘、气促症状复发并加重，多次住院治疗，前天受凉后再次出现胸闷、气短乏力加重，遂来我院治疗。症见：精神疲倦，胸闷，气促、气短，神疲，稍活动后加重，恶寒肢冷，咳嗽，咯痰色白。体温37.0℃，PE：90次/分，R 18次/分，BP75/51mmHg。二尖瓣、三尖瓣听可闻及收缩期吹风杂音。心电图：V1–V5导联ST段下移0.1mv－0.2mv。心脏彩超：左心增大，室壁运动减弱，左心收缩及舒张功能减退，EF39%，二尖瓣返流。西医诊断：扩张性心肌病。中医诊断：痰饮（寒饮内停、风寒束肺）。治法：解表散寒，温肺化饮。小青龙汤加减：干姜10克、细辛15克、五味子15克、制半夏15克、白芍15克、桂枝15克、麻黄15克、炙甘草10克，水煎服，每日1剂，服上方7剂后咳嗽、气喘减轻，仍心悸，上方加远志10克、石菖蒲15克。继服7剂，症情均较稳定。后以益肺健脾补肾之薯蓣丸加减调养，随访4年，病情稳定。

体会： 本例扩张性心肌病患者素体心下有痰饮，复外感风寒故见发热、恶寒，痰饮上攻于心故见心悸、胸闷。寒饮留于里，上逆射肺则咳嗽。饮留膀胱，水道不通则尿少。气机升降失调则脘腹痞胀，寒饮留于胃则纳差。故用小青龙汤以温肺化饮。方中桂枝味辛性温有和营通阳之功，麻黄味辛微苦，具有散寒解表，宣肺平喘，开泄腠理利水之功。干姜味辛性热，可温肺化痰，通心助阳，温脾暖中，止咳逆下气；细辛味辛性温，可散寒解表，祛风通络，温肺化痰；五味子味酸性温，可养心补肾，益气生津，收敛固涩；甘草味甘性平，可补中益气，止咳化痰；白芍味苦酸，性微寒，可养血敛阴，平肝缓急；本例素有痰饮，而又外感风寒，故用桂麻姜辛等性温、散寒、止咳化痰；甘草、白芍、五味子益气养阴，收敛缓中，以防辛散太过，诸药共奏温肺蠲饮之功。可用于扩张性心肌病证属外感风寒内有寒饮者。

（罗中奇）

三、经方治疗扩张型心肌病经验

扩张型心肌病是以左心室、右心室、全心室扩大和收缩功能障碍为特征的心肌病。扩张型心肌病晚期可发展为心力衰竭、心律失常、血栓栓塞和猝死。

是心肌疾病的最常见类型，是心力衰竭的第三位原因，其发病率逐年上升。西医治疗采用强心、利尿、扩血管以及ACEI、ARB和B—阻滞剂等治疗。急性期对于患者症状的改善多数是有效的和必要的。但对于长期康复治疗和患者生活质量的改善，中医治疗具备一定的优势。

1. 病因病机

中医治病讲究治病求因，对疑难疾病同样要找出病因。

《灵枢·胀论》："心胀者，烦，短气，卧不安。"指出扩张心肌病的临床特征。

罗老师认为扩张型心肌病的病因多为：①先天禀赋不足；②后天劳累过度伤及元气；③后天受邪毒感染，六淫侵袭。种种因素导致心、肺、脾、肾虚损，导致阳虚水泛，痰瘀阻于心脉。心阳不足鼓动无力而出现心悸、喘促、水肿等症状，中医诊断为"心悸""喘证""胸痹""水肿""痰饮"等。

罗老师认为扩张型心肌病病位在心，与肺、脾、肾相关。病理性质属于本虚标实，虚实夹杂为病。本虚以心、肺、脾、肾虚为主，这些脏腑功能失调，气血阴阳亏虚，而其根本在于肾虚。标实为痰浊、血瘀、水肿为患。

中医理论认为肺的生理功能为主气司呼吸，肺助心行血，肺中生成"宗气"可以贯心脉，心血的正常运行有赖于肺的调节，病理情况下肺气壅塞，可导致心脉不畅，出现心悸、胸闷等症状。

中医认为脾主运化、主升清。脾虚则水湿中阻，痰浊内生，或为痰饮或为水肿，导致痰阻心脉或水气凌心而致心悸。脾气虚则生化乏源，心失所养，则心气虚，心气虚则心血运行不畅，瘀阻于脉。脾主肌肉，心肌属于肌肉，故健脾可以生心肌。

肾为先天之本，内藏真阴，心血依赖肾之阴精而补充，肾内又寄托元阳，为一身阳气之源，肾气隆盛则心阳振奋，脾得温熏，若肾气虚不能蒸腾，致心阳虚，鼓动无力，血行滞涩，内结血瘀，亦可致脾土失温，气血化源不足，营血亏少，脉道不充，血行不畅，或肾阳虚失于温熏，寒凝经脉，发为胸痹（扩张型心肌病等）。

2. 治则治法方药

扩张型心肌病存在肺虚、脾虚、肾虚、痰瘀阻滞的病理机制，根据标本兼治的治疗原则，治疗当补气固元、益肺、健脾、益肾活血散寒，注意分辨脏腑的阴阳偏盛偏衰兼痰兼瘀，分别予以加减化裁。

根据病人个体差异辨证用药，基本方：黄芪50克、党参30克、白术15克、炙甘草6克、当归15克、茯苓15克、仙茅15克、仙灵脾10克、丹参15克、田七10克、法半夏10克、远志9克。

临症化裁：

元气亏虚需要大补元气，培元固本，补肾温阳，忌食寒凉之品。宜选用紫河车、蛤蚧、鹿角胶等血肉有情之品。

偏阴虚者去党参、仙茅、仙灵脾，加生脉散：太子参15克、麦冬12克、五味子9克。

偏阳虚者加真武汤：附子10—15克、白芍15克、生姜9克、白芍20克。

水肿较盛者加五苓散：泽泻15克、猪苓20克、桂枝10克。

心悸者加：酸枣仁30克、柏子仁15克、煅龙骨30克、煅牡蛎30克。

方解：方中重用黄芪为君药，味甘微温，补益中气；配用党参、白术、甘草补气健脾为臣药，以增强其补益中气之力；当归和营养血，协参芪补气养血；远志养心安神，引药入心经；茯苓健脾化痰，法夏燥湿化痰；仙茅、仙灵脾温补肾阳，丹参、田七活血化瘀，甘草调和诸药。综合全方共奏益气、固元、健脾、补肾、化痰、行瘀之功效。

用法：上方加水300毫升，煎煮至100毫升，二次加水200毫升，煎煮至100毫升，两煎相兑，日1剂，分早晚两次口服。

3. 典型案例

病例一： 吴××，女，30岁，2010年3月29日初诊。胸闷气短6个月，爬二楼即开始喘气，经心血管医院彩超检查为："左室肥大LVEDd55mm，EF：45%"，确诊为扩张型心肌病，长期口服地高辛、速尿、雅施达、达利全等治疗，患者自觉症状仍不稳定，时好时坏，经人介绍由其母亲陪同来罗老师处求治，询问病史得知其最近几年边打工边求学，每天过度劳累睡眠不足，身心疲惫，日久发病，颜面下肢轻度浮肿，精神欠佳，易于疲劳，困倦，心悸，怕冷，纳差，舌淡暗、苔薄白，脉细弱数，脉促。中医辨证属于脾肾亏虚，阳虚水泛，心神失养。治疗以健脾补肾、温阳利水、养心安神为法。

黄芪30克、党参20克、白术30克、茯苓30克、紫河车30克、桂枝20克、附子15克（先煎30分钟）、仙茅15克、仙灵脾10克、当归15克、川芎15克、三七10克、猪苓30克、泽泻30克、杜仲30克、酸枣仁30克（打碎）、五味子10克、煅龙骨30克、煅牡蛎30克。14剂。

二诊（2010年4月12日）：药后胸闷、气短、心慌明显减轻，颜面水肿消失，精神精力较前好转，纳食好转，大便偏稀，睡眠好转，最近有些头痛，舌质变红，苔薄白，脉细略数，治疗予以原方减龙骨、牡蛎、五味子，加天麻30克、煨豆蔻10克。30剂。

三诊（2010年5月11日）：近来精神明显好转，爬楼不觉气喘，工作一天不见疲劳感，二便调，寐安，舌质紫红，苔少薄白，脉弦数。健脾补肾、温阳利水、养心安神。

黄芪30克、党参20克、白术30克、茯苓30克、紫河车30克、附子15克（先煎30分钟）、仙茅15克、仙灵脾10克、猪苓30克、泽泻30克、吴茱萸10克、陈皮10克、杜仲30克、煅龙骨30克、煅牡蛎30克、肉豆蔻10克、石菖蒲10克。15剂。

四诊（2010年5月31日）：最近病情稳定，未见特殊不适，纳寐可，二便调。舌质紫红，苔少薄白，脉弦数。今日复查心脏彩超："左室LVEDd49mm，EF：50%"。

黄芪30克、党参20克、白术30克、茯苓30克、紫河车30克、附子15克（先煎30分钟）、仙茅15克、仙灵脾10克、猪苓30克、泽泻30克、吴茱萸10克、陈皮10克、杜仲30克、煅龙骨30克、煅牡蛎30克、肉豆蔻10克、石菖蒲10克、肉桂10克、补骨脂15克、川芎15克、当归10克、砂仁10克。30剂。

按语： 本案为年轻女性，因劳累过度伤及心、脾、肾，出现阳虚水泛、痰饮内停的征候，治疗以健脾化痰、补肾、养心安神、温阳利水为法，方中黄芪、紫河车补气培元，附子温阳强心为方中主药，附子的剂量首选15克，先煎30分钟，以后可根据病情的需要加大到30克，但要注意煎药方法，大量应用时应先煎120分钟，配合干姜、炙甘草同煎，以减轻附子的毒性。一定要向病家交代清楚。本案属于扩心病的早期轻症患者，治疗及时，坚持治疗，预后良好，按中医治未病的道理，提倡有病早期治疗，既病防变，愈后防复发，注意养生和生活作息的规律，劳逸结合。

病例二：腾××，男，65岁，佳木斯人，退休前从事纺织工作，比较辛苦劳累，具有病毒性心肌炎病史和矽肺病史慢支史，长期反复咳嗽咳痰，现住在深圳龙岗区布吉街道。患者于2009年12月8日经北京×医院专家介绍来罗老师处求治，患者反复胸闷，气短，两年，在北京安贞医院住院经彩超检查"左室肥大LVEDd67mm，RA 42mm EF：30%，FS17%，室壁运动幅度减弱"，胸部X片检查：心脏普遍大，心胸比例0.65；心电图：偶发房性早搏，偶发室性早搏，T波平坦或倒置；B型尿钠肽443pg/ml，明显升高，排除其他继发性心脏扩大疾病，如风心病、冠心病、先心病等，确诊为扩张型心肌病，心功能Ⅳ级，按照心衰治疗指南及心肌病的治疗指南给予阿司匹林、卡维地洛、雅施达、速尿片、螺内酯、地高辛，以及静滴心钠肽等治疗，患者病情有所好转，心功能提高至3级，寄希望祖国医学能对疾病治疗有所帮助。来时症见胸闷，气短，咳嗽，咳痰，白泡沫痰，疲乏无力，纳差，四肢乏力，畏寒肢冷，上4楼即出现气短，容易感冒，舌苔淡白，舌质青紫暗，尺脉细弱无力，寸关略滑，中医辨证为肺、脾、肾亏虚，寒饮血瘀内阻心肺，治疗给予温经散寒，温肺化饮，补元气，温阳，固表。治疗方药分早上药和晚上药口服。

早上服温肾化痰方：干姜10克、桂枝15克、白芍20克、麻黄20克、茯苓30克、细辛15克、法半夏15克、五味子15克、地龙15克、白术15克、当归30克、川芎15克、炙甘草15克。14剂。

晚上服益肺补肾方：紫河车30克、黄芪20克、白术30克、防风30克、川芎30克、仙茅15克、淫羊藿15克、当归10克、桂枝30克、石菖蒲10克、陈皮10克、补骨脂10克。14剂。

二诊（2009年12月21日）：患者药后食欲增强，咳嗽平，气喘轻，可以爬到4楼，而不觉气喘，有少许胸闷，心慌，畏寒好转，最近有些便秘，舌由暗转红，苔薄白，脉细。

早上服药方：干姜10克、桂枝15克、白芍30克、细辛15克、法半夏15克、麻黄30克、五味子15克、白术30克、当归30克、川芎15克、炙甘草15克、莱菔子30

克、肉苁蓉10克、炙甘草15克。14剂。

晚上服药方：紫河车30克、黄芪20克、白术30克、防风30克、川芎15克、仙茅15克、淫羊藿15克、当归10克、桂枝30克、石菖蒲10克、陈皮10克、补骨脂10克、党参20克、肉豆蔻10克、制南星10克、补骨脂15克、蛤蚧1对（每晚炖服）。14剂。

三诊（2010年1月5日）：今日复查心脏彩超"左室LVEDd56mm，RA 35mm，EF：48%，FS30%，室壁运动幅度减弱"，胸部X片检查：心脏偏大，心胸比例0.55，与治疗前对比心功能明显改善，心脏有所减小；心电图：偶发房性早搏，T波平坦。自觉未见特殊不适，劳累后偶有胸闷、心慌，很快恢复，体力明显好转，可以连续散步1个小时。舌淡红，苔薄白，脉弦。

守原方药持续服药半年电话随访未见心衰发作。

按语：本案为老年男性，属于扩心病的中、晚期。本案心肺同病，治疗心肺并治，温肺、宣肺同时不忘健脾补肾，培元固本，用药灵活且有原则，本病要注意避免心衰的诱发因素，如感冒。情志的调养，长期坚持服中药对于延长生命、提高生活质量大有益处。

体会：扩张型心肌病属于临床难治性疾病，本着中医"病因辨证""审证求因"原则，追查病因，多为素体亏虚或劳累过度所致。治疗原则和方法采用"虚则补之""实则泻之""痰阻祛痰""血瘀化瘀""病痰饮者当温化之""水肿者利之"。两例同为扩张型心肌病，其病因、病机略有不同，治法就有差异，尤其第二例患者采用上午温肺宣肺鼓舞阳气，晚上补肺补肾固涩阳气，符合人体气机活动随昼夜时间变化规律，体现中医同病异治、辨证论治的特点，其治疗要兼顾标本虚实、痰瘀水湿为主要病理因素和产物，心、肺、脾、肾同治，扶正祛邪，以扶正为主，方能收到功效。

（邓斌）

四、运用仲景方治疗冠心病的体会

张仲景的《伤寒杂病论》为传世之书、济世之作。若然引申触类,可用于临床遇到的种种疾病。其不仅是治外感之祖,亦为治杂病之宗,冠心病一症,虽为现代病名,然仲景之书对其病因病机早已阐述,其法其方用于冠心病,莫不效如桴鼓。下面谈谈仲景方在治疗冠心病方面的运用。

1. 小柴胡汤案

病例: 胡×,男,49岁。近6周胸痛阵作,失眠、多梦、心烦易怒、心悸、情绪抑郁、舌质淡红、脉数。心电图:Ⅱ、Ⅲ、aVF、V1–V5导联ST段水平下移0.1mv—0.2mv。冠脉造影,前降支近端狭窄85%,右冠脉远端狭窄60%。西医诊断:冠心病,心绞痛。中医诊断:胸痹,心痛。治法:疏利三焦,调整枢机。方药:小柴胡汤:柴胡10克、黄芩10克、生晒参15克、制半夏15克、大枣10枚、生姜5片、郁金10克。服药7剂后,胸痹痛好转,烦躁易怒,上方加白芍15克、薄荷10克。服30剂后情绪抑郁、烦躁、失眠、多梦、心悸明显改善,胸痛未作。

体会:《伤寒论》谓:"伤寒五六日,中风,往来寒热,胸胁苦满,不欲饮食,心烦喜呕,或胸中烦而不呕,或渴,或腹中痛,或胁下痞硬,或心下悸,小便不利,或不渴,身有微热,或咳者,小柴胡汤主之。""伤寒中风,有柴胡证,但见一证便是,不必悉俱。"本例胸痛阵作,胸闷、失眠、多梦、心烦、心悸、情绪抑郁,为三焦郁阻、气机失调,失降不利、气血郁滞。用柴胡汤疏利三焦,调整枢机,通畅气机,谐和升降。方中柴胡以疏肝行气,疏利三焦,引清气上升,黄芩清火,除烦热,清里热,利胸膈逆气;半夏能开结化痰,降逆气,除饮,散水气,豁浊气;生姜和胃降逆;人参能补久虚,以扶正逐邪,补中气和营卫;甘草调和诸药,加姜、枣助少阳生发之气。本方寒热并用,攻补兼施,疏利三焦,宣通内外,调达气机,故服上方胸痛心悸平而病愈。

2. 半夏泻心汤案

病例: 蔡×,男,52岁。胸闷痛反复5年,加重2周,心悸,脘痞,恶心,气逆,舌淡红,苔黄厚腻,脉弱。冠脉造影示:前降支近端狭窄70%,钙化明显,远段狭窄50%。右冠内膜钙化明显，近段可见斑块。西医诊断：冠心病、不稳定型心绞痛。中医诊断：胸痹，心痛。治法：和中降逆、散热消痞。方药：半夏泻心汤：制半夏20克、黄连15克、黄芩10克、红参15克、干姜10克、炙甘草10克、大枣12枚。服上方半日后胸闷痛、脘痞、恶心、气短减轻。1周后症状基本缓解。心电图ST段下移明显改善，后以陈夏六君子二仙汤善后。

体会： 该患者胸闷痛、心悸，而兼见脘痞、恶心、气逆，便溏下利，属胃气素虚，邪热内陷，邪气凝滞，胃失和降之痞证，故见脘痞，恶心气逆，下利，属寒邪入里，胃寒肠热，虚实错杂之证，故舌苔黄厚腻而脉弱。《伤寒论》谓："伤寒五六日，呕而发热者，柴胡汤证具，而以他药下之……但满而不痛者，此为痞，柴胡不中与之，宜半夏泻心汤。"痞为气结而不散，塞而不通。患者热结于脘腹，气结不散而为痞，故用半夏泻心汤和中降逆消痞治之。方中黄连、黄芩味苦寒。内经曰：苦先入心，以苦泄之。泻心必以苦为主。因此黄连为君，黄芩为臣，以降阳而升阴。半夏味辛温，干姜味辛热。内经曰：辛走气，辛以散之。散痞者须以辛为助。故以半夏干姜为佐。以分阴而行阳也。阴阳不交曰痞，下不通为满，欲通上下，交阴阳，必和其中，中者，脾胃是也。脾不足者，以甘补之，甘草味甘平，大枣味甘温，人参味甘温，故用人参甘草大枣为使，以补脾而和中，中气得和，上下得通，阴阳得位，水升火降，则痞消而冠心病解。

3. 黄芪建中汤案

病例： 张×，男，48岁。胸闷、胸痛发作1周，心悸、气短、脘腹痞满、困倦肢软、乏力、心悸、少气懒言、神疲、舌淡红、苔薄白、脉弱。心电图：Ⅱ、Ⅲ、V1-V6导联ST段下移0.1mv—0.2mv，室性早搏。西医诊断：冠心病，不稳定型心绞痛、室性早搏。中医诊断：胸痹心痛，心悸。治法：甘温祛寒，辛温宣通。方药：黄芪建中汤：黄芪30克、桂枝15克、白芍20克、大枣15克、炙甘草15克、饴糖30克、生姜5片。服上方14剂后气短胸痛减轻。上方加红参10克、田七10克，3月后症状基本缓解。心电图ST段下移明显改善。

体会：《金匮要略》谓："虚劳里急，诸不足黄芪建中汤主之。"本例见心悸、胸闷痛、气短上腹痛、乏力、困倦为正气不足，脾气虚弱而致。黄芪建中汤甘温祛寒，辛温宣通，甘酸缓急化阴，黄芪30克，为桂枝汤倍芍药，加胶饴，其剂不寒不热，惟甘以缓之，微酸以收之，是方辛以散厥阴之邪，甘以缓肝之急，是酸以收之建中，为温中补虚之剂，用于冠心病属脾胃虚弱、正气不足有较好的疗效。

4. 柴胡加龙骨牡蛎汤案

病例： 林×，女，47岁。胸闷痛5日。症见胸闷痛，惊悸，烦躁，大便干结，舌暗红，边有瘀点，脉弱。心电图：Ⅱ、Ⅲ、aVF、V4-V6导联ST段水平下移0.05mv-0.2mv。西医诊断：冠心病、不稳定型心绞痛。中医诊断：胸痹，心痛。表里同病，虚实互见，寒热错杂。治法：和解少阳，泻热安神治之。方药：柴胡加龙骨牡蛎汤：柴胡15克、炒大黄10克、制半夏15克、桂枝10克、黄芩10克、生龙骨30克、煅牡蛎30克、红参15克、茯苓20克、大枣1个。服药5剂后，胸痹痛好转，仍烦躁，加白芍15克、薄荷10克，7剂后症状基本消失。以上方加减服1月后病痛未再发作。心电图ST段下移明显改善。

体会：《伤寒论》谓："伤寒八九日，下之，胸满烦惊，小便不利，谵语，一身尽重，不可转侧者，柴胡加龙骨牡蛎汤主之。"该病虚实互见，寒热错杂，故见烦躁易怒，惊惕，故用柴胡加龙骨牡蛎汤和解少阳，泻热安神治之。方中柴胡与桂枝合，辛散除半表之邪，柴胡与黄芩合，苦寒以清半里之热；柴胡与半夏生姜合，苦辛以解半表半里之邪；合龙牡，重镇安神；大黄泻里清热，活血化瘀；人参大枣扶正补气，使正气存，邪气解。为攻补兼施、寒温并用、升降两行、和解少阳之方。用于冠心病烦躁、惊悸者疗效较好。

5. 真武汤案

病例： 柴×，男，59岁。胸痛反复发作5周，下肢水肿、气短心悸。胸痛稍活动即加重，并见气短、乏力、少气懒言、神疲、膝软乏力、舌淡红、边有齿痕、苔薄白、脉弱。心电图：V1-V6导联ST段下移0.05mv-0.2mv。西医诊断：冠心病，不稳定型心绞痛，心力衰竭。中医诊断：胸痹，心痛，水肿。肾阳虚弱，水气凌心。治法：补肾温阳利水。方药：真武汤：茯苓30克、白术30克、白芍20克、制附子20克。服上方7剂后气短胸痛及下肢水肿均减轻，14剂后症状基本缓解，心电图ST段下移明显改善。

体会：《伤寒论》谓："太阳病，发汗，汗出不解，其人仍发热，心下悸，头眩，身瞤动，振振欲擗地者，真武汤主之。"本例为肾阳虚弱，阳气不振，阳虚不能化气行气，水气凌心，则见心悸，气短，头眩，水肿，故用真武汤补肾温阳利水治之。方中附子辛热温阳补肾散寒，白术苦甘温，燥湿行水，白芍苦酸，养血和阴，调营敛阴，茯苓淡渗，扶白术健脾。该病人为肾阳虚，水湿内停，用真武温肾利水，肾气行，水湿利，则病愈。

6. 桃核承气汤案

病例： 杨×，男，53岁。胸痛反复发作1月，活动即加重，脘痞满、心悸烦躁、大便干结、小腹硬痛、舌暗红、边有瘀点，脉滑。心电图：Ⅱ、Ⅲ、aVF、V2-V6导联ST段水平压低0.1mv-0.2mv，冠脉造影：三支病变，狭窄60%-80%。空腹血糖7.9mmol/L。西医诊断：冠心病、不稳定型心绞痛，Ⅱ型糖尿病。中医诊断：胸痹，心痛，消渴。治法：化瘀活血、通下瘀热。方药：桃核承气汤：桃仁15克、红花15克、炒大黄10克、桂枝20克、甘草15克。服上方半日后气短胸痛减轻，上方合人参汤服药3周后症状基本缓解。心电图ST段下移明显改善。

体会：《伤寒论》谓：太阳病不解，热结膀胱，其人如狂，血自下，下者愈。其外不解者，尚未可攻，当先解其外。外解已，但少腹急结者，乃可攻之，宜桃核承气汤。本例胸痛心悸，脘痞，又见小腹硬痛有急结，舌暗红有瘀点，为邪热入里，随经下犯膀胱腑，瘀热互结，下焦蓄血。故以桃核承气汤化瘀活血、通下瘀热。方中桃仁活血化瘀，大黄泄热活血，桂枝宣通阳气，通络活血，红花活血化瘀，使瘀热从大便而下，病得解。

7. 麻黄附子细辛汤案

病例： 金×，男，49岁。胸痛，心悸反复发作8周，症见胸痛、胸闷如窒，痛引肩背，肢冷畏寒，脘腹胀满，大便溏稀，舌淡红胖大苔浊腻，脉沉迟。心电图示窦性心律，心率38次/分，Ⅱ、Ⅲ、aVF、V3-V6导联ST段下移0.1mv-0.2mv。冠脉造影示右冠脉远段狭窄80%，空腹血糖8.3mmol/L。西医诊断：高血压病2级，Ⅱ型糖尿病，冠心病，病态窦房结综合征。中医诊断：胸痹，消渴。心肾阳虚，寒邪入里。治法：温阳解表。方药：麻黄附子细辛汤：麻黄15克、制附子15克、细辛15克、陈皮10克。服上方2周胸痛减轻。上方合金匮肾气丸，服8周后心电图ST段下移明显改善。

体会：《伤寒论》谓："少阴病，始得之，反发热，脉沉者，麻黄附子细辛汤主之。"患者胸痛，肢冷畏寒，属心肾阳虚，寒邪入里，故用麻黄附子细辛汤温阳解表治之。内经曰：寒淫于内，治以甘热，佐以苦辛，以辛润之。方中麻黄之甘，辛温解表以散在表阴寒之邪；附子之辛，辛温以散在里阴寒之邪，以温心肾少阴之经，补助阳气；细辛辛温，又可助麻黄散表之寒邪，又可入里助附子温里之阳，祛入里之寒邪。若用麻黄开腠理，而无附子以固元阳，则少阴之津液越出，惟附子与麻黄并用，则寒邪散而阳不亡，精自藏而阴不伤，本方用于心肾阳虚，寒邪入里之冠心病较佳。

8. 小陷胸汤案

病例：朱×，男，47岁。胸痛反复发作3周，灼痛嘈杂，得食则缓，脘痞胀满，咯痰色黄，口苦，心烦头昏，大便干结，舌暗红，边有瘀点，苔黄腻，脉滑。心电图：Ⅱ、Ⅲ、aVF、V1-V6导联ST段水平压低0.1mv－0.2mv。冠脉造影示右冠脉远段狭窄80%，空腹血糖8.3mmol/L。西医诊断：冠心病、Ⅱ型糖尿病。中医诊断：胸痹，心痛。痰热结胸治法：辛开苦降，清热逐痰。方药：小陷胸汤：瓜蒌30克、法半夏20克、黄连10克。服上方1周后胸痛，脘痞胀满，心肌酶恢复正常，心电图ST段下移明显改善。

体会：《伤寒论》谓："小结胸病，正在心下，按之则痛，脉浮滑者，小陷胸汤主之。胸中结邪，结胸较轻者，为小结胸。"本例热与痰结，阻滞心下，故见胸满痛，灼热嘈杂，咯痰，口干，便秘结，故用小陷胸汤辛开苦降、清热逐痰治之，方中黄连苦寒清热；半夏之辛，辛温祛痰；瓜蒌之润，化痰散结。以半夏之辛散之，黄连之苦泻之，栝蒌之苦润涤之，有辛开苦降、清热化痰之功效，痰热清，气机畅，则胸痹痛自解。

9. 炙甘草汤案

病例：陈×，男，56岁。心悸反复发作1周，并见胸闷，胸痛气短，少气懒言，舌淡红，苔薄白，脉结、代。心电图示频发室性早搏，Ⅱ、Ⅲ、aVF、V4-V6导联ST段下移0.1mv－0.2mv，冠脉造影：三支病变，狭窄60%－80%。西医诊断：冠心病、不稳定型心绞痛、频发室性早搏。中医诊断：胸痹，心痛，心悸。心气亏虚。治法：养心益气。方药：炙甘草汤：炙甘草60克、人参20克、桂枝30克、生地60克、熟地60克、麦冬30克、火麻仁30克、阿胶30克、生姜20克、大枣20枚。服上方3日后气短胸痛减轻，10日后症状基本缓解。心电图ST段下移明显改善。

体会：《伤寒论》谓："伤寒脉结代，心动悸，炙甘草汤主之。"本例心悸，气短，胸闷，脉结、代，属中医心气亏虚，心功能受损，耗伤心气血，故用养心益气炙甘草汤治之。方中炙甘草、人参、桂枝、生姜温阳益气，生地、麦冬、阿胶、火麻仁滋阴补血，从阴中求阳，从阳中求阴，使阴得阳升而泉源不竭，阳得阴助而生化无穷，使气血双补，阴阳双调，而心悸、脉代之症愈。心气不足则补之，补可以去弱。人参、甘草、大枣之甘，以补不足之气；桂枝、生姜之辛，以益正气；麻仁、阿胶、麦门冬、地黄之甘，润经益血，复脉通心，气血足，心脉通，故心悸得解。

10. 黄连阿胶汤案

病例：余×，女，59岁。发作性胸闷痛6年余，加重5周，心悸，失眠多梦，面色潮红，手足心热，口干咽燥，头晕，腰膝酸软，尿黄，大便干结，舌红有瘀点，苔薄白，脉细数。服消心痛、阿司匹林不能缓解。心电图：阵发性窦性心动过速，V1–V6导联ST段下移0.15mv－0.2mv。冠脉造影：三支病变，狭窄70%－90%。糖耐量试验2h血糖11.8mmol/L。西医诊断：冠心病，心绞痛，Ⅱ型糖尿病。中医诊断：心肾阴虚，阴虚阳亢。治法：滋阴泻热，予黄连阿胶汤：黄连10克、白芍15克、阿胶10克、黄芩10克、当归15克、川芎15克、鸡子黄1个。服上方14剂胸闷痛、心悸减轻。再服药7剂后，口干咽燥已平，心电图示：阵发性窦性心动过速，ST段下移明显改善。

体会：本例见胸闷痛，心悸烦躁，失眠，面潮红，手足心热，口干咽燥，为少阴热化，心肾阴虚，阴虚阳亢。《伤寒论》谓："少阴病，得之二三日以上，心中烦，不得卧，黄连阿胶汤主之。"邪入少阴心肾，邪从热化，邪热耗伤阴液，阴液不足故见心悸、失眠、手足心热、口干咽燥。然阴经邪热，亦能燔灼心神，使之烦闷搅乱而不得卧者。肾有真阴，亦有真阳作配。又增外入之阳邪。是一水不能胜二火。故使热邪内郁而心烦不得卧。致手足两少阴俱受病。因此，用黄连阿胶汤治之，以泻心之烦热，益肾脏之真阴。心中烦不得卧，为热气内动，尽入血中。故用黄连、黄芩之苦，合阿胶、芍药、鸡子黄之甘，并入血中，以生阴气，而除邪热。所谓阳有余，以苦除之，阴不足，以甘补之谓。黄连苦寒，泻心之烦热，而又以黄芩佐之。芍药收阴敛气，鸡子黄气味俱厚，阴中之阴，故能补阴除热。阿胶能制热而走阴血，为滋养阴气之上品，协四味而成剂，以滋阴水之源，而为补救少阴之法也。用芩连苦寒泄热，以制阳之浮越，用白芍、阿胶、鸡子黄甘酸滋润，以滋阴养营，便阴阳相交，热去阴复，心神得安，加当归、川芎为增其活血化瘀之功。

11. 人参汤案

病例：苏×，男，67岁。发作性胸闷痛8年余，近1周胸痛阵作，心悸，胸闷气短，少气懒言，神疲，膝软乏力，汗出，面色苍白，颜面虚浮，神疲乏力，腹胀便溏，畏寒肢冷，夜尿频，舌淡胖，边紫暗，脉沉微。心电图：V1-V6导联ST段下移0.1mv－0.2mv。冠脉造影，前降支近端狭窄70%。西医诊断：冠心病。中医诊断：胸痹，心痛，脾胃阳虚。治法：温阳健脾。方药：人参汤：制附片15克、红参10克、桂枝30克、白术30克、炙甘草10克。服上方14剂后气短胸痛减轻。服药21剂后症状基本缓解。心电图ST段下移明显改善。

体会：阳之动，始于温，温气得而谷精运，谷气升而中气赡。若胃阳虚，即中气失宰，膻中无发宣之用，六腑无洒陈之功，犹如釜薪失焰，故下至清谷，上失滋味，五脏凌夺，诸症所由来也。仲景曰："胸痹心中痞，留气结在胸，胸满，肋下逆抢心，枳实薤白桂枝汤主之，人参汤亦主之。"胸痹如属湿痰痹阻胸阳则用枳实薤白桂枝汤治之。本例见胸痛阵作，心悸，胸闷气短为脾胃阳虚所致。故用温阳健脾，人参汤治之。方中参、术、炙草，甘温以补中，干姜辛以守中，脾肾阳虚水寒互胜，即当脾肾双温，附子壮命门火，土母温矣。人参温中健脾，大补元气，干姜、白术、炙甘草健脾温阳散寒，用于脾胃阳虚证之冠心病，故效。

12. 桂附地黄丸案

病例：余×，男，63岁。胸痛反复9年，加重3天，心电图：Ⅱ、Ⅲ、aVF、V3-V6导联ST段下移0.1mv－0.2mv。冠脉造影，三支病变，狭窄60%－80%。空腹血糖7.9mmol/L。症见胸痛、胸闷如窒，痛引肩背，喘促心悸，腰膝酸软，腰痛，畏寒肢冷，夜尿频，舌淡胖，脉沉微。西医诊断：高血压病3级，Ⅱ型糖尿病，冠心病、不稳定型心绞痛。中医诊断：胸痹，心痛，消渴，肾阳亏虚。治法：水火兼补，滋阴温肾，壮水之主，益火之源。予桂附地黄丸：熟地黄20克、淮山20克、山茱萸20克、牡丹皮15克、白茯苓15克、泽泻15克、肉桂10克、附子10克，服上方7剂后胸痛减轻。服药50剂后心电图ST段下移明显改善。

体会： 本例气短胸痛，腰痛，畏寒肢冷，夜尿频，舌淡胖，属中医肾气亏虚。肾具水火之用。命门火衰则真火熄而盛夏不热。金匮肾气丸方中熟地、淮山、泽泻、丹皮、茯苓、山茱萸皆濡润之品，所以能壮水之主；肉桂、附子辛温之物，能于水中补火，所以能益火之源。水火得其养，则肾气复。命门之火，乃水中之阳。水体本静，而川流不息者，气之动，火之用也，熟地滋阴补肾，益血生精；山茱萸养肝补肾，涩精秘气；牡丹皮泻君相之伏火，凉血退蒸，能入肾，泻阴火，退无汗之骨蒸；淮山清虚热于肺脾，补脾固肾能涩精；茯苓渗脾中湿热，而通肾交心；泽泻泻膀胱水邪，水火兼补，不寒不燥，至平淡，用于冠心病、糖尿病至神奇也。

13. 小承气汤案

病例： 黄×，男，64岁。近3年来胸痛阵作，近2周胸痛活动时加重，胃脘灼痛嘈杂，得食则缓，脘痞胀满，多食多饮，消谷善饥，面色红润，口干苦，心烦头昏，大便干结，舌暗红，边有瘀点，苔黄腻，脉滑。BP：170/105mmHg，空腹血糖9.4mmol/L，心电图：Ⅱ、Ⅲ、aVF、V1–V6导联ST段水平压低0.1mv－0.2mv。冠脉造影：前降支中段狭窄75%。西医诊断：高血压病2级，Ⅱ型糖尿病，冠心病，心绞痛。中医诊断：胸痹，心痛，消渴，胃腑蕴热。治法：清胃泻火。方药：小承气汤加减：大黄10克、枳实10克、法半夏20克、陈皮10克、厚朴10克、川芎20克、当归10克。服上方1周后胸痛、脘痞胀满、多食多饮减轻。

体会： 胃为水谷之海，荣卫之源，水谷会聚于胃，变化而为荣卫，邪气入于胃，胃中气郁滞，糟粕秘结，壅而为实，是正气不得舒顺。通可去滞，泻可去邪，塞而不利，闭而不通，以汤荡涤，使塞者利而闭者通，正气得以舒顺，属胃腑蕴热用小承气汤。清胃泻火。方中枳实苦寒，内经谓下之以苦，溃坚破结，则以苦寒为之主，是以枳实为君。厚朴味苦温，燥淫于内，治以苦温，泻满除燥，则以苦温为辅，是以厚朴为臣。内经曰：燥淫所胜，以苦下之，热气内胜，耗伤津液肠胃热燥。苦寒之物，因此以荡涤燥热，故以大黄为使，是以大黄下之。胃热得去，郁滞得通，气机畅顺则病愈。

14. 抵当汤案

病例: 蔡×, 男, 47岁。近3年胸痛间作, 大便干结。舌质暗, 边有瘀点, 脉沉细。BP: 160/95mmHg, 糖耐量试验2h血糖13.5mmol/L。心电图: Ⅱ、Ⅲ、aVF、V2-V6导联ST段水平压低0.1mv－0.2mv。西医诊断: 高血压病2级, Ⅱ型糖尿病, 冠心病, 心绞痛。中医诊断: 胸痹, 心痛, 消渴, 气滞血瘀, 热瘀互结。治法: 行气活血, 化瘀泄热。方药: 抵当汤: 炒大黄10克、水蛭15克、虻虫10克、桃仁15克。服上方1周后气短胸痛减轻。服药3周后症状基本缓解, 心电图ST段下移明显改善, 后以四君子、桃红四物汤善后。

体会:《伤寒论》曰: "阳明证, 其人喜忘者, 必有蓄血。所以然者, 本有久瘀血, 故令喜忘。屎虽硬, 大便反易, 其色必黑者, 宜抵当汤下之。""病人无表里证, 发热七八日, 脉浮数者, 自可下之, 假令已下, 脉数不解, 合热则消谷善饥, 至五六日不大便者, 有瘀血, 宜抵当汤。"人之所有者, 气与血也, 气为阳气, 流而不行者则易散, 以阳病易治故也, 血为阴血, 蓄而不行者则难散, 以阴病难治故也。血蓄于下, 非大毒峻剂则不能抵当其甚邪, 故治蓄血曰抵当汤。本病阴阳失调, 气机不离, 瘀结血分。本方为下焦蓄血, 瘀热互结之重症而设。方中水蛭、虻虫为逐瘀破血之猛药, 桃仁、红花活血通络、祛瘀推新, 本例瘀血与热结下焦膀胱, 故用本方治愈。抵当汤方中, 水蛭味咸苦微寒。内经谓, 咸胜血, 血蓄于下, 胜血者, 必以咸为主, 故以水蛭为君。虻虫味苦微寒, 苦走血, 血结不行, 破血者必以苦为助, 是以虻虫为臣。桃仁味苦甘平, 肝者血之源, 血聚则肝气燥, 肝苦急, 急食甘以缓之, 散血缓急, 是以桃仁为佐。大黄味苦寒, 湿气在下, 以苦泄之, 血亦湿类也, 荡血通热, 是以大黄为使。四物相合病与药对, 药与病宜, 虽药性苛, 毒重, 亦获全济。

15. 当归四逆汤案

病例: 吴×, 男, 71岁。发作性胸闷痛2年余, 胸痛反复发作4周, 胸痛如绞, 感寒痛作, 甚则胸背彻痛, 气短, 面色苍白, 肢厥冷, 畏寒, 胸闷, 出冷汗, 舌淡胖, 紫暗, 舌苔白, 脉沉迟。心电图: V1-V6导联ST段下移0.1mv－0.2mv。冠脉造影示右冠脉远段狭窄80%。西医诊断: 冠心病, 心绞痛。中医诊断: 胸痹, 心痛, 阳气虚弱, 脉络瘀阻。治法: 温经通脉。方药: 当归四逆汤加减: 当归30克、桂枝30克、细辛15克、大枣8枚、芍药15克、通草10克、炙甘草15克、蜀椒10克。守上方10天气短胸痛减轻。再服4周后症状基本缓解。用此方内服9周后心电图ST段下移明显改善。

体会：本例为阳气虚弱，脉络瘀阻。故见胸背彻痛、气短、面色苍白、肢厥冷、畏寒、胸闷、出冷汗、舌淡胖、紫暗、舌苔白、脉沉迟。证属寒凝心脉。宜温阳活血，通脉治之。《伤寒论》曰："手足厥寒，脉细欲绝者，当归四逆汤主之。"脉细欲绝为血虚不能温于四末，并不能荣于脉中，脉为血之府，而阳为阴之先。故欲续其脉，必益其血，欲益其血，必温其经。方用当归、芍药之润以滋之；甘草、大枣之甘以养之；桂枝、细辛之温以行之。通草入经通脉，以续其绝而止其厥。阳气回，寒气散，经脉得通故病愈。

16. 瓜蒌薤白半夏汤案

病例：齐×，男，56岁。胸痛反复3年，加重2周，BP: 180/100mmHg，心电图：Ⅱ、Ⅲ、aVF、V3-V6导联ST段下移0.1mv—0.2mv。冠脉造影，前降支近端狭窄70%。空腹血糖7.4mmol/L。症见胸痛、胸闷如窒，痛引肩背，脘腹胀满，舌淡红苔浊腻，脉滑。西医诊断：冠心病，不稳定型心绞痛，高血压病3级，Ⅱ型糖尿病。中医诊断：胸痹，心痛，痰浊闭阻。治法：豁痰通阳泄浊。方药：瓜蒌薤白半夏汤加味：全瓜蒌30克、薤白30克、制半夏20克、白酒10毫升。服上方1周胸痛减轻。再以此方加厚朴10克、陈皮10克，服15剂后症状已平。

体会：《伤寒论》曰："胸痹不得卧，心痛彻背者，栝蒌薤白半夏汤主之。"胸痹不得卧，是肺气上逆而不下，心痛彻背，是心气塞而不和。这些是因为有痰饮内壅所致。豁痰通阳泄浊，通胸中之阳，以薤白、白酒、瓜蒌、半夏。以阳药通阳，故通阳可宣痹，宣痹可通阳，宣痹通阳相互为用。宣痹通阳法以及张仲景之瓜蒌薤白白酒汤加减的方剂仍是中医治疗冠心病、心绞痛痰浊内阻常用而有效的方药。

17. 苓桂术甘汤案

病例：曾×，男，58岁。近1年胸痛阵作，心悸，胸闷气短，目眩，少气懒言，神疲，膝软乏力，汗出，面色苍白，颜面虚浮，神疲乏力，下肢浮肿，夜尿频，舌淡胖，脉沉微。心电图：V1-V6导联ST段下移0.1mv—0.2mv。冠脉造影示右冠脉远段狭窄80%。西医诊断：冠心病，心绞痛。中医诊断：胸痹，心痛，脾胃虚弱，水饮内留。治法：健脾温中和胃。方药：苓桂术甘汤加减：茯苓30克、桂枝20克、白术20克、补骨脂15克、生姜15克、甘草10克。服上方2周后气短胸痛减轻。服药3周后症状基本缓解。上药加减继服8周后心电图ST段下移明显改善。

体会：《金匮要略》谓："心下有痰饮，胸胁支满，苓桂术甘汤主之。"痰饮、心下及胸支满，为支饮之症。《灵枢》谓心包络之脉动，则病胸胁支满者，谓痰饮积于心包，其病目眩为痰饮阻其胸中之阳，不能布水精于上也。"夫短气，有微饮，当从小便去之。"茯苓治痰饮，渗水道，以淡渗去饮之茯苓为君。桂枝通阳气，和营卫，开经络，痰水得温则行，故以为臣。白术甘温，治风眩，燥痰水，除胀满，培土以佐茯苓。桂枝之辛，得甘则佐其发散，复益土以制水；且得茯苓则不滋满，而反泻满。《本草》曰：甘草能下气，除烦满。用甘草甘缓之为使。短气有微饮，此水饮停蓄，呼吸不利而然也。呼气之短，用苓桂术甘汤之轻清以通其阳，阳气化则小便能出，痰饮尽去，胸痹得通，则痛尽去。

18. 薯蓣丸案

病例：曹×，男，72岁。近7年胸痛阵作，加重4周，胸闷气短，少气懒言，神疲，膝软乏力，汗出，面色苍白，颜面虚浮，神疲乏力，腹胀便溏，畏寒肢冷，下肢浮肿，夜尿频，舌淡胖，紫暗，脉沉微。心电图：V1-V6导联ST段下移0.1mv—0.2mv。冠脉造影示右冠脉远段狭窄80%。西医诊断：冠心病，心绞痛。中医诊断：胸痹，心痛，脾肾虚弱，瘀血阻络。仲景曰虚劳诸不足，风气百疾，薯蓣丸方主之。治法：补肾温脾，活血通络。薯蓣丸方：薯蓣30克、桂枝15克、干地黄15克、神曲15克、豆黄卷15克、甘草10克、川芎20克、当归15克、麦门冬15克、芍药10克、白术15克、杏仁10克、人参10克、柴胡10克、桔梗10克、茯苓15克、阿胶10克、干姜10克、白蔹10克、防风10克、大枣15枚。服上方5剂后胸闷痛减轻，继以上方加减化裁，服药1月后气短、胸闷、神疲乏力、自汗好转。本方再加黄芪30克、田七15克，两月后症状基本缓解。

体会：冠心病属本虚标实之证，虚劳不足之证，最易生风，故治疗当以中土为主，使令三焦并益，荣卫和谐，而诸风自息，方中如桂枝、柴胡、防风，藉以固表升阳，散诸风邪。薯蓣、地黄、当归、川芎、白术、茯苓、麦门冬、大枣，补诸不足，滋诸枯槁，调诸荣卫。故其药温润共剂，补散同方。仲景以四君、四物，养其气血；麦冬、阿胶、干姜、大枣，补其肺胃；而以桔梗、杏仁开提肺气；桂枝行阳；防风运脾；神曲开郁；黄卷宣肾；柴胡升少阳之气；白蔹入营，敛阴，温润共剂，补散同方，营卫和气血调，元气充足则病愈。

仲景之《伤寒杂病论》内容之丰富可令人叹止，其宏大精深之中医治法，至今仍为准绳。我们学习《伤寒杂病论》在于之真实受用，应用于临床取之不尽，用之不竭。以上是我在临床学习《伤寒杂病论》，运用其方治疗冠心病的一点体会，谨书于此。

（罗陆一　罗中奇）

五、冠心病血管重建术后再狭窄的中医治疗

经皮冠状动脉介入治疗近年得到很快发展，使急性和亚急性闭塞显著下降，已成为冠心病治疗的有效手段。但尚未达到理想效果。如单纯PTCA有30%—50%成功扩张的病变在3—6个月后可发生再狭窄，冠状动脉支架及药物治疗提高了冠状动脉治疗的成功率，但仍有约1/3的再狭窄几率。

PTCA术后引起血管堵塞的粥样斑块并没有去除，仅是用机械方法使斑块变形移伴或破裂，被扩张后的血管弹性回缩，内膜增生反应和血管重构等病理改变，冠状动脉再出现狭窄。支架植入后虽可降低再狭窄，但它对再狭窄形成病理改变无直接的抑制作用，相反，支架植入后对血管壁造成的损伤还可刺激新生内膜的增生反应。临床观察表明，对不稳定心绞痛较长，行或成的病变，对再狭窄病变支架植入后再狭窄的发生率为25%—35%。这些再狭窄的病人累积起来数量较大，而且治疗棘手。对此用中医治疗再狭窄做些临床探索。

1. 冠脉血管重建后再狭窄的病机

冠脉再狭窄是现代中医遇到的新课题。1977年德国学者进行了人类第一例经皮冠脉球成形术后，中医才面临此问题，其病机是什么呢？临床观察分析，可以发现，再狭窄的病人或有心悸胸闷的心气虚症状，或有气短、自汗、肺虚症状，或有畏寒肢冷，阳痿的肾气（阳）虚的症状，或有纳呆脘，四肢乏力脾气虚的症状，或有心烦气躁易怒，肝气郁滞症状，或有肝潮热，舌红，阳虚症状或有口唇暗紫舌有麻点麻瘀斑表现，或有胸闷脘痞痰多形肥之表现。根据中

医理论,我们可以将其分为两类,虚即脏腑阴阳虚,实即气滞血瘀,湿痰内阻。因此再狭窄之病机亦不外虚实二端,其具体分述如下:

(1)标实

①气滞:气机不畅,郁阳心胸,有相当一部分患者有气滞的病存在;而气和血的密切关系,气病必累及血,致气滞血淤,开成再狭窄。

②血淤:血行脉中,以通为用。寒凝、气滞、气虚均可导致瘀血阻络血行不畅,导致心脉络不通,形成再狭窄。

③痰浊:水湿内停津聚为痰,闭阻心脉,冠脉再狭窄。

(2)本虚

①心虚:心为君主之官位居上焦。心主血脉,血液在脉管中运行,需心气推动循环周身。当心气虚、心阳不振时,可导致血脉瘀阻,导致冠脉再狭窄。

②肾虚:肾为先天之本,又为元阴元阳之脏,五脏之阴非此不能滋,五脏之阳非此不能生,而人身之气由先天之精气后天水谷之精气所化生。因此肾气盛衰与人的机能活动密切相关。肾气不足,生化泛源、温煦无力、推动不足、血脉瘀阻,冠脉再狭窄。

③脾虚:脾主运化,胃主受纳,脾胃为水谷之海、气血生化之源、气机升降之枢纽,人体各部都必须通过脾胃及其经脉的作用而获得后天的营养,始能精力充沛,机体健康。心肺虽居上焦,实赖脾胃之健运,脾胃为宗气之源。若脾胃损伤,气虚无以上奉,则心阳虚衰,血亏无以灌注,则血脉不充,脉道滞涩,脉络不通。脾主运化,脾虚不运则湿浊中阻,积久生痰,痰浊上逆,阻滞血脉,则冠脉再狭窄。

④与肝的关系:肝藏血,主疏泄世条达。可疏通气机调节血液。肝以疏泄条达为用,肝气郁结,疏泄失司,气郁化火,肝火亢盛则灼伤阴液,由肝及肾而出现肝肾阴虚,或阴虚阳亢。肝肾不足,脉络失养,瘀阻内生,致使血液循行不畅,也可影响血脉自身对瘀浊的清除能力,而形成经脉瘀滞之病变,影响到心脉的运行而出现冠脉再狭窄。

⑤与肺的关系:肺主气,肺朝百脉。血液在血管中流行不止,环周不休,除需心之阳气推动外,还需肺气之宣布。肺失宣布,可导致血液运行不畅而瘀滞,形成冠脉再狭窄。

2. 冠脉再狭窄的中医治法

冠脉再狭窄之病机，为本虚标实，本虚为心肺脾肾之虚，实与气滞痰浊瘀血。针对其病机，我们用养心益肺、健脾补肾、行气化痰活血之法治疗。

（1）养心：若见心悸气短、胸闷、胸痛、舌淡红薄白、脉弱无力，为心气虚，可用红参、茯苓、灵芝、桂枝、龙眼肉补心气。若见心悸、失眠、胸痛、口干、舌尖红、脉细为心阴虚，可选用炒枣仁、天冬、麦冬、玉竹、生地、西洋参滋心阴。

（2）益肺：若见短气懒言、声低、面色苍白、自汗、畏风、胸闷、舌淡红、苔薄白、脉虚弱，为肺气虚，可选用黄芪、白术、淮山、核桃仁、冬虫草。若见口干鼻烟、胸闷疼痛、舌红少苔、脉细数为肺阳虚，可选用沙参、麦冬、百合、生地、白芍、桑椹。

（3）健脾：若见胸闷痛、脘痞满、纳呆、便溏、困倦、肢软乏力、舌淡红边有齿痕、苔薄白、脉虚弱，为脾气虚，可选用党参、白术、茯苓。若胸闷痛脘痞满、口干、大便干结，舌红脉细数，为脾阴虚，可选淮山、黄精、麦冬、白芍。

（4）补肾：若见面色㿠白、腰膝酸软、耳鸣、耳聋、遗精、阳痿、胸痛、眩晕、舌淡薄白、脉弱，为肾气虚，可选用仙茅、仙灵脾、巴戟、杜仲。若见畏寒肢冷为肾阳虚，可加肉桂、制附子。若见胸闷、头昏、健忘、耳鸣、腰痛、足膝软、口干、颧红、潮热为阴虚，可选用生地、丹皮、地骨皮、女贞子、旱莲草、制首乌。

（5）行气：若见胸痛，攻窜不足，胸痛因情绪激动加重，舌淡红、苔薄白、脉弱为气滞，可选用枳壳、沉香、乌药、金铃子、旋复花、青皮。若胸胀痛及胁叹息，烦躁易怒，多为肝郁气滞，上药可加柴胡、白芍、香附。若胸痛脘腹胀气多为脾气滞，上药可加木香、苏梗、厚朴。

（6）化痰：若身重脘痞，胸痹如室有物硬塞，肢体麻木，眩晕、嗜睡、喘促气逆，苔白厚腻为痰浊内阻，可选用制半夏、制南星、陈皮、苏子、茯苓。

（7）活血：若胸痛如刺，胸痛难按，紫绀，苔紫有瘀斑，为瘀血阻络，可选用田七、丹参、红花、桃仁、川芎、赤芍、川牛膝、炒元胡、五灵脂、制乳皮、血竭等。

（8）痰阻血瘀亦可致气机郁滞，诸脏虚弱亦可兼合，如心脾两虚、心肺气虚、心肾亏虚、肺脾亏虚、脾肾阳虚等。而虚实又可兼并，故治疗上往往诸法合用,如行气活血,行气化痰,健脾化痰,补肾活血,养心活血,这样临床才可取得较好疗效。

3. 冠脉再狭窄临床治疗

（1）养心健脾、活血通络

病例: 李×,男,66岁。冠心病,胸痛反复6年,心电图ST II III F V4-V6下移0.1mv-0.2mv,冠脉造影,右冠脉右旋支开口处狭窄,狭窄85%,行PTCA,术后4月胸痛又作,冠脉造影示,术后冠脉右旋支开口处狭窄再狭窄。症见胸痛,胸闷,气短心悸,少气懒言,神疲乏力,舌淡红,苔薄白,脉弱。中医诊断:胸痹,心脾两虚,瘀血阻络。治法:养心健脾,活血通络。方药:红参、黄芪、白术、茯苓、灵芝、桂枝、龙眼肉、田七、川芎、当归、地龙。服上方半日后气短胸痛减轻,服了3月后症状基本缓解。心电图ST段下移明显改善。

（2）益肺补气,化痰活血

病例: 金×,男,65岁。冠心病,胸痛反复8年,心电图ST V4-V6均下移0.2mv,冠脉造影,前降支中断狭窄,狭窄85%,行PTCA术后,症缓解,但8个月后,胸痛又作,造影示,前降支中断再狭窄。症见胸闷痛、短气懒言、声低、面色苍白、自汗畏风、眩晕、嗜睡、喘促气逆、舌淡红、苔白厚腻、脉虚弱。中医诊断:胸痹,肺气虚弱。治法:益肺补气,化痰活血。方药:黄芪、白术、核桃仁、冬虫草、党参、茯苓、制半夏、制南星、陈皮、苏子。服上方半月后,气短、胸痛减轻,服了4月后症状基本缓解。心电图ST段下移明显改善。

（3）健脾化痰,行气活血

病例: 王×,男,53岁。胸痛反复10年,胸闷痛,胸骨后压痛,活动加重,于2002年5月造影,三支病变,狭窄65%-80%。心电图ST II III,V1-V6下移0.1mv-0.2mv,行支架术,植入支架后症状缓解。2003年1月胸痛又发作,服单硝酸异山梨酯只能短暂缓解。冠脉造影示,支架内再狭窄。症见胸闷痛、脘痞满、纳呆、便溏、困倦肢软、乏力、气短、心悸、少气懒言、神疲、舌淡红、苔薄白、脉弱。中医诊断:胸痹,脾气虚弱,痰瘀内阻。治法:健脾化痰,行气活血。方药:党参、白术、茯苓、田七、川芎、当归、制半夏、陈皮、茯苓。服上方半月后气短胸痛减轻,服了3月后症状基本缓解。心电图ST段下移明显改善。

（4）补肾益气，活血通络

病例： 陈×，男，64岁。冠心病，胸痛反复5年，气短心悸，心电图ST V1–V6下移0.05－0.2mv，冠脉造影，三支病变，狭窄70%－80%，行支架术，植入4个支架。2003年5月造影又示冠脉再狭窄，又行支架置入3个支架，但2月后胸痛又作，稍活动即加重。症见气短，乏力，心悸，少气懒言，神疲，膝软乏力，舌淡红，边有齿痕，苔薄白，脉弱。中医诊断：胸痹，心痛，肾气虚弱。治法：补肾益气，活血通络。方药：地黄饮子加减：熟地、山萸、杜仲、茯苓、菟丝子、巴戟、蛤蚧、田七、肉苁蓉、川芎、当归、地龙。服上方1月后气短胸痛减轻，服了5月后症状基本缓解，心电图ST段下移明显改善。

（5）滋阴补肾，化痰活血

病例： 王×，女，63岁。胸闷痛14年余，服消心痛、阿司匹林不能缓解，冠脉造影：左前降支狭窄70%，回旋支狭窄80%，行PTCA术后5个月，胸闷痛又发作，冠脉造影示左旋支狭窄65%，回旋支狭窄70%。支架安置术，植入2个支架，术后6个月，胸痛发作，并日渐加重，冠脉造影示术后再狭窄。症见胸闷痛，心烦，心悸，口干咽燥，大便干结，舌红有瘀点，苔薄白，脉细数。中医诊断为胸痹心痛，肾阴亏虚，瘀血阻络。治法：滋阴补肾清热化痰。方药：六味地黄汤加减：熟地、山萸、茯苓、泽泻、丹皮、淮山、天冬、胆星、瓜蒌仁、浙贝。服上方2周胸闷痛、心悸减轻，痰减少，服3周后，口干咽燥已平，大便通畅，服3月后胸闷痛已平。

（6）疏肝行气，活血化瘀

病例： 孙×，女，49岁。冠心病10余年，胸痛阵作，服消心痛不能缓解，于2001年2月行冠脉造影示右冠脉远段狭窄80%，PTCA术缓解，术后5月，胸痛发作，急躁易怒，激动加重，舌暗红，边有瘀点，脉弱，心电图ST段ⅡⅢF V4–V6水平下移0.05mv－0.2mv，冠脉造影显示右冠脉PTCA术后再狭窄。中医诊断：胸痹心痛，肝郁气滞，瘀血内阻，当以疏肝行气、活血化瘀为治，逍遥散加减：柴胡10克、当归15克、茯苓15克、白术10克、田七10克、丹参15克、金铃子10克、炒元胡10克、郁金10克、赤芍10克，服药15剂后，胸痹痛好转，仍烦躁易怒，上方加黄芩10克、白芍15克、薄荷10克，1月后症状基本消失。后以上方加减服3月病痛未再发作。

（7）化痰活血

病例: 吴×,男,54岁。胸痛反复8年,心电图ST ⅡⅢF V2-V6水平压低0.1mv-0.2mv,冠脉造影,前降支近端狭窄80%,右冠脉远端狭窄70%,行支架植入术,术后胸痛消失,术后6个月胸闷痛又作,活动即加重,脘痞满,舌暗红,边有瘀点,脉滑。冠脉造影示前降支近端及右冠脉远端支架内术后再狭窄。中医诊断:胸痹,痰瘀内阻。治法:化痰活血。方药:田七、川芎、当归、瓜蒌仁、丹参、檀香、制半夏、陈皮、茯苓。服上方半月后气短胸痛减轻,服了3月后症状基本缓解。心电图ST段下移明显改善。

（罗陆一）

六、从肾论治冠心病

1. 冠心病发病病机

冠心病属胸痹心痛之范畴。胸痹心痛病因很多,然而总属本虚标实之病症,本虚指心、肝、脾、肺、肾等脏腑功能失调,气血阴阳亏虚,然脏腑亏虚,其根本在于肾虚,肾为先天之本,水火之宅,内藏真阴,"五脏之阴,非此不能滋",心血依赖肾之阴精而补充,肾之阴精亏虚,心阴失于濡养,脉道失润,可致本病;肾又内寄元阳,为一身阳气之源,"五脏之阳,非此不能发"。肾气隆盛,则心阳振奋,鼓动有力,血行畅通,脾得温煦,运化功能正常,水谷精微可生气血,输布周身,若肾气亏虚,不能蒸腾,可致心之运血无力,久之致气滞血瘀,发为胸痹心痛,肾气亏虚,亦可致脾土失温,气血化源不足,营亏血少,脉道不充,血行不畅,发为胸痹心痛。从本病发病年龄看,多在40岁以上,女性在更年期以后发病率显著提高,这说明胸痹心痛发生与衰老有密切关系,而人之衰老决定于肾气之盛衰。中年以后,人体肾气逐渐衰退,胸痹心痛发生率明显升高,可见该病的发生与肾虚有着必然的内在关系。

从临床表现看,多数胸痹心痛患者都兼有肾虚表现,如记忆力减退,腰膝酸软,听力减退,小便频数,女性绝经等。

肾气亏虚,不能温煦心阳,致心阳不足,血脉失于温运,血运无力,留而为瘀;肾阴亏虚,不能濡养心阴,脉道失润,血行滞涩,发为本病。故肾虚为本,瘀血为病理产物。中医学认为血液运行于经脉之中，循环不止，周流不休。《黄帝内经》曰："血滞则不通"，"血凝而不流"。《金匮要略》曰："内结为血瘀"。瘀滞内结是指血液在脉道中运行迟滞、阻滞、凝聚，是中医对血瘀的最基本认识。由于瘀血内积心脉，使气血运行受阻，造成心脉气血不通，不通则痛，故疼痛是血瘀证的突出症状，其痛具有刺痛、固定不移等特点，皆因有形瘀血停积于心脉，气血不得通达之故。

2. 冠心病治疗以补肾先

冠心病心绞痛患者多因年老肾亏，肾气不能蒸腾，而致心阳虚。鼓动无力，血行滞涩，内结血瘀，亦可致脾土失温，气血化源不足，营亏血少，脉道不充，血行不畅或肾阳虚失于温煦，寒凝经脉，胸阳不振或肾阳虚水泛或肾阴虚火旺，灼津成痰，痰瘀交阻，上犯心胸清旷之区，痹阻心脉。故治疗当予补肾活血法以扶正祛邪，使肾元得固，然阴阳互根互长，治疗上可治以"阴中求阳、阳中求阴"之法以阴阳并补。在补肾之时，需注意肾的阴阳偏盛偏衰，寒湿痰瘀之兼挟，分别予以温肾阳补肾气，滋肾阴，并伍以散寒燥湿、化痰活血之法，才可切中证情，其中温肾阳可用：巴戟、鹿茸、葫芦巴、锁阳、仙茅。补肾气可用：仙灵脾、菟丝子、杜仲、山萸、蛤蚧。滋肾阴可用：女贞子、龟板、天冬、熟地。

兼寒痰者用温阳散寒法，药用：肉桂、制附子。兼湿痰者用燥湿法，药用：厚朴、陈皮、韭白、草果、苍术、石菖蒲。兼寒痰者用温化寒痰法，药用：制南星、白芥子、皂荚。兼热痰者用消热化痰法，药用：胆星、瓜蒌、浙贝母、竹茹、海藻昆布`。兼瘀血者用活血法，药用：丹参、当归、川芎、地龙、桃红、红花。瘀血甚者用破血法，药用：䗪虫、水蛭、三棱、莪术、乳香、没药。

3. 补肾法治冠心病之运用

（1）温阳补肾案

病例：赵×，女，62岁。患冠心病，胸闷痛反复5年，肢冷畏寒，胸痛彻背，面色苍白，舌质淡红，边有齿痕，苔薄白，脉沉缓。心电图窦性心律，心率45次/分，ST Ⅱ ⅦE.V1–V6下移1mv－1.5mv，T波倒置。中医诊断：胸痹，肾阳亏虚，阴寒内盛。治法：温阳补肾，散寒通阳。方药：右归饮、大乌头汤加减：肉桂5克、制草乌20克、枸杞子15克、仙茅15克、仙灵脾10克、巴戟10克。服此方10剂后，胸痛减轻, 上方加减化裁服2个月后, 心率恢复至62次/分, ST段下移T波倒置改善, 症状消失。

（2）补肾益气案

病例：梁×, 男, 56岁。冠心病, 发作时胸痛反复2年, 气短心悸, 动更盛, 少气懒言, 神疲乏力, 舌淡红, 边有齿痕, 苔薄白, 脉弱。心电图ST Ⅱ Ⅲ V1-V6均下移1mv-2mv, 冠脉造影, 三支病变, 狭窄70%-80%。中医诊断: 胸痹, 肾气虚弱。治法: 补肾益气活血通络。方药: 地黄饮子加减: 熟地、山萸、杜仲、淮山、枸杞子、蛤蚧、田七、川芎、当归、地龙。服上方半月后, 气短胸痛减轻, 服3个月后症状缓解。心电图ST段下移明显改善。

（3）滋阴补肾案

病例：付×, 女, 48岁。口干咽燥, 痰少色黄, 胸闷心烦心悸, 大便干结, 舌红有瘀点, 苔薄白, 脉细数, 冠脉造影: 左旋支狭窄70%。西医诊断: 冠心病心绞痛。中医诊断: 痹胸痛, 阴液亏虚, 瘀血阻络。治法: 滋阴补肾, 佐以清热化痰。方药: 六味地黄汤加减: 熟地、山萸、茯苓、泽泻、丹皮、淮山、天冬、胆星、瓜蒌仁、浙贝。服此方1周, 胸闷心悸减轻, 痰减少; 服2周后, 口干咽燥减轻, 大便通畅; 服1月后, 胸闷已平。

（罗陆一）

七、从虚劳论治冠心病

冠心病以胸闷、胸痛、心悸、气短、乏力为主要表现, 中医辨证属胸痹、心痛、心悸等范畴, 其病机多属本虚标实之证, 多由于年老体衰, 阴阳失调, 脏腑气血功能虚损, 而致痰浊、瘀血、气滞、寒凝等痹阻心脉。临床上医家对冠心病的论治各不相同, 通过多年临床实践, 罗老师体会到有相当一部分冠心病属于虚劳的范畴。

1. 虚劳与冠心病的关系

虚劳又称虚损, 是以脏腑亏损, 气血阴阳虚衰, 久虚不复为主要病机, 以五脏虚证为主要临床表现的多种慢性虚弱证候的总称。《金匮要略·血痹虚劳病篇脉证并治》首先提出了虚劳的病名, 并对其脉象、证候及治疗作了较为全面而精辟的论述，仲景论治虚劳首重脉象，"夫男子平人，脉大为劳，极虚亦为劳。"揭示了虚劳病阴虚和阳虚的两大纲领。

虚劳的病因病机，从《金匮要略》和历代医家的认识中可以归纳出以下几点：①气血亏虚：隋代巢元方《诸病源候论·虚劳候》中明确指出虚劳病气血亏虚的病机，虚劳寒冷、虚劳羸瘦、虚劳客热等证候都是阴阳血气虚弱所致，如"虚劳之人，精髓萎竭，血气虚弱，不能充盛肌肤，此故羸瘦也"；②脾胃虚弱：脾胃乃后天之本，脾胃虚弱则气血生化不及，五脏六腑失却濡养，脏腑不和，正气内虚，则邪僻丛生，致脾胃更弱，血气愈亏，五脏精气渐耗，而虚劳渐成；③气滞血瘀：气滞血瘀，气血耗伤，逐渐形成虚劳，这是虚劳病虚中夹实的一面，如《金匮要略》中肾气丸、薯蓣丸、大黄䗪虫丸等方证皆有气滞、湿浊或瘀血的病机存在；④心肝血虚：心血不足，血不养心则心神不安，肝藏血，肝失所藏，心血不足肝阴亏虚虚劳生焉；⑤肾气亏虚：《金匮要略》言"虚劳腰痛，少腹拘急，小便不利"，"阴寒精自出，酸削不能行"，腰为肾之府，肾阳虚则腰痛，肾气不足，则膀胱气化不利，故少腹拘急，小便不利；肾藏精而主骨，精失则肾虚，肾虚则骨弱，故两腿酸痛瘦削，不能行动。可见虚劳之证，其主要病机在于脾肾亏虚。

《素问·阴阳应象大论》云"年四十而阴气自半也"，肾气渐衰，肾阳不能蒸腾，命门火衰则心脉失养，心失温煦，心阳不振，血脉失于温运，痹阻不畅，发为心痛；同时心肾阳虚，阴寒痰饮乘于阳位，阻滞心脉，发为胸痹。《素问·举痛论》载："寒气入经而稽迟，流而不行，客于脉外则血少，客于脉中则气不通，故猝然而痛。"总之，在冠心病的发病过程中，心脾肾是病之本，气滞、血瘀、阴寒、痰浊是病之标，本虚标实是冠心病的特点。故从病机上看，虚劳和冠心病的发生皆与正气虚弱、脾肾虚衰关系密切。

冠心病的症状除胸闷心痛外，常见心悸，气短，乏力，失眠多梦，面色苍白，畏寒肢冷，脉沉细等症，这些多符合虚劳的症状特点。

2. 从虚劳论治冠心病的方法

鉴于诸多冠心病与虚劳具有相同的病机及表现，通过多年临床实践，罗老师认识到可以从虚劳论治冠心病：

（1）建中益气

临床上常见冠心病人胸闷隐痛，劳则痛甚，时作时止，伴神疲乏力，色萎黄，气短心悸，纳少便溏，舌质淡嫩边有齿痕，苔薄白，脉细弱或结代此为中焦阳虚，脾失健运。脾胃为后天之本，气血生化之源，全身气血赖其化生，若脾胃化生气血津液不足，中气不足，进而致心气不足，推动血脉无力，血行不畅，出现心悸怔忡等症。

病例：杨×，男，47岁，2008年7月初诊。患者自诉胸闷痛3年余，近两周劳累后胸闷痛症状较前加重，发作时痛则彻背，动则气短，伴心悸，汗出，平素面色苍白，胃纳差，大便微溏，舌质胖嫩，边有齿印、瘀斑，苔薄白，脉沉细。中医诊断：胸痹心痛，证属中气虚弱，元阳不振，痹阻络脉。治宜温中补虚，活血通络。予黄芪建中汤加减：黄芪30克、党参20克、白术20克、茯苓20克、白芍15克、桂枝20克、当归15克、川芎10克、三七10克、生姜4克、大枣6枚、木香10克（后下）、砂仁10克（后下），每日1剂，水煎服，共服15剂。二诊：胸闷痛、心悸减轻，胃纳佳，二便调，效不更方，原方续服15剂。

按语：本例胸闷胸痛，动则气短，面色苍白，胃纳差，大便微溏，属脾胃失和、中气虚衰之征，进而心气不足，气虚血瘀，痹阻心脉。心主血、脾生血，心之气血皆源于脾胃，脾胃运化正常，则心得血养，血脉运行通畅，心神自宁，故以甘温健脾的黄芪建中汤加减，方中黄芪补气建中，党参增强益气健脾之功，桂枝温通经脉以复心阳，当归、川芎、三七行气活血，散瘀止痛。此方与小建中汤相比，其温中补虚、益气健脾之力更强，具有温运血脉、通利心阳、补益心气、调和营血之功。

（2）温补肾阳

人至中年，肾气逐渐衰退，胸痹心痛发生率明显升高，可见该病的发生与肾虚有着必然的内在关系。年老体虚，肾气虚衰，肾精亏耗，肾阳不能蒸腾，命门火衰则心脉失养，心失温煦，心阳不振，血脉失于温运，痹阻不畅，发为心痛；同时心肾阳虚，阴寒痰饮乘于阳位，阻滞心脉，发为胸痹。患者除胸闷、胸痛、心悸等症状外，常兼有不同程度的肾气虚或肾阳虚的证候，如气短乏力、腰膝酸软、面色苍白、头晕健忘、耳鸣耳聋、小便频数、畏寒肢冷等，治宜温补肾阳，以金匮肾气为基本方，加入巴戟天、仙茅、淫羊藿以加强补肾阳之功，加入化痰药如制半夏、制南星、石菖蒲等，活血药如当归、川芎、三七等以温化痰瘀，标本兼顾。

病例：张×，男，70岁，2009年4月初诊。胸痛反复发作8年，近5天感寒加重，痛引肩背，心悸喘促，倦怠乏力，腰痛，畏寒肢冷，夜尿频，观其舌淡胖，按其脉沉微。查其心电图示ST段下移，冠状造影示三支病变、狭窄。西医诊断：冠心病不稳定型心绞痛。中医诊断：胸痹心痛。病因病机：肾阳虚弱，寒凝心脉。治法：温阳补肾，阴中求阳。方予金匮肾气汤加味：熟地黄20克、淮山20克、山茱萸20克、牡丹皮15克、茯苓15克、泽泻15克、肉桂10克、制附子10克（先煎）。服上方4周二诊见胸痛减轻，效不更方，予上方加鹿角胶10克（另化服）继服4周，三诊见胸痛消失，复查心电图示ST段下移明显改善，余症消除，胸痹心痛得以痊愈。遂嘱其注意饮食忌宜，防寒保暖，常服三七粉胶囊、右归丸以防胸痹心痛复发。

按语：本例为因肾阳虚弱而导致的胸痹心痛。年老体衰，心脾肾亏损，气血阴阳不足。其病之本为肾阳亏虚，心阳不振，寒邪内遏，气机痹阻，心脉凝滞，不通则痛，故胸闷痛，心悸喘促；肾阳亏虚，形神失于温养，故腰痛，倦怠乏力，畏寒肢冷；肾气虚衰，固摄无权，则夜尿频；舌淡胖，脉沉微均为心肾阳虚、寒凝心脉之象。故用金匮肾气汤加味以温阳补肾、阴中求阳治之。

（3）滋养心肝

肝体阴而用阳，以血为本，以气为用，阴不制阳而肝阳偏亢心阴心血不足，或思虑劳神太过暗耗营阴，阴血不足，血脉不充，肝血不藏，心脉失养，不荣则痛。临床可兼见肝阴不足，阳气偏亢的征象，如胸闷隐痛、心烦易怒、头晕健忘、耳鸣、头胀痛、脉细数等。治宜养阴柔肝，宁心安神，以酸枣仁汤加减。

病例：赵×，男，68岁，胸闷痛反复发作6年，8天加重，心悸、胸闷隐痛、心烦易怒、头晕健忘、耳鸣、头胀痛、脉细数。高血压3级病史。中医诊断：胸痹。病因病机：心肝失养，心神不宁。治法：养心滋肝，宁心安神。方予酸枣仁汤加味：炒枣仁30克、当归15克、夜交藤30克、知母10克、川芎15克、茯苓20克、炙甘草10克。服药7剂后二诊见胸闷痛明显缓解，予服上方加减，随诊3个月见所有症状基本上续步消除。

按语：患者阴血不足，血脉不充，肝血不藏，心脉失养，不荣则痛。临床可兼见肝阴不足、阳气偏亢之象。用酸枣仁汤加味：炒枣仁养心安神，益肝养阴，当归补血，川芎疏肝理血，夜交藤养心安神，知母养阴清虚热，茯苓、炙甘草宁心安神。心胸闷痛症状消退，则病愈。

（4）扶正化瘀

《金匮要略》虚劳篇云："五劳虚极羸瘦，腹满不能饮食，食伤，忧伤，饮伤，房室伤，饥伤，劳伤，经络营卫气伤，内有干血，肌肤甲错，两目黯黑，缓中补虚，大黄䗪虫丸主之。"虚劳日久，气血极伤，运行无力，"内有干血"，瘀血不去则新血难生，气血难复。冠心病后期病情多复杂、虚实错杂，正气已虚，痰瘀互结，虚、痰、瘀，三者常相兼为患。多表现为胸痛剧烈，如针刺，痛有定处，甚则心痛彻背，或痛引肩背，伴有胸闷，日久不愈，气短乏力，舌质暗，有瘀斑，苔薄，脉涩或结、代、促。以大黄䗪虫丸加减，若气虚明显者，可加入黄芪、党参等补气药；若痰浊明显者，可加入制半夏、制南星化痰药；若气滞明显者，可加入瓜蒌等宽胸理气。

病因病机：瘀血阻络，血脉空虚。治法：活血化瘀，养血通脉。方予大黄䗪虫丸加减：大黄10克、桃仁15克、䗪虫10克、黄芩10克、水蛭10克、当归15克、熟地黄15克、川芎20克、赤芍15克。1周后二诊证见胸痹痛减轻，续服上方加减。随诊3月患者所有症状均基本缓解。

按语：虚劳日久，气血极伤，五劳虚极羸瘦，气血不荣，经络空虚，气血在经络内运行不畅而致瘀丘故谓之内有干血，瘀血不去则新血难生，气血难复，气血耗伤脏腑功能虚损，阴阳气血失调，故急则先治标。故用大黄䗪虫丸加减活血化瘀缓中补虚。方中大黄、桃仁、水蛭、赤芍、川芎活血化瘀，祛瘀生新，芍药、地黄、甘草缓中补虚，益气补血，使瘀血去新血生血脉通调，心胸宽畅则胸痹病可愈。

（5）益气补血，祛风散邪

虚劳之人，精髓萎竭，血气虚弱，不能充盛肌肤，此故羸瘦也；脾胃乃后天之本，脾胃虚弱则气血生化不及，五脏六腑失却濡养，脏腑不和，正气内虚，则邪僻丛生，致脾胃更弱，血气愈亏，五脏精气渐耗，而虚劳渐成；年老体衰，脏腑功能虚损，阴阳气血失调，致风寒外侵、风气百疾而生。临床可贝胸痛，背痛，心悸，气短，乏力，失眠多梦，面色苍白，身痛腰痛，畏寒肢冷，脉沉细等症。

病例： 孙×，女，59岁，胸闷痛反复发作半年，近1月胸痛气加重，心痛彻背，痛引肩背，伴胸闷，气短乏力，面色苍白，身痛腰痛，畏寒肢冷，舌质暗，苔薄，脉沉。中医诊断：胸痹。病因病机：脾胃亏虚，气血不足，风邪入中。治法：健脾益胃，补气生血，祛风散邪。方予薯蓣丸加减：淮山30克、当归15克、桂枝15克、熟地黄15克、党参20克、川芎20克、白芍15克、白术20克、麦冬15克、茯苓20克、干姜10克、防风10克、柴胡10克、阿胶15克（另烊化）、神曲10克。二诊证见胸痹痛减轻，续服上方加减。随诊3月患者所有症状均基本缓解。

按语： 虚劳诸不足，气血亏虚，阴阳不足，乃致风寒外侵、风气百疾胸痹心痛而生。脾胃乃后天之本，气血生化之源，故欲益气补血，补益阴阻须先健脾胃。脾胃虚弱则气血生化不及，致脾胃更弱，血气愈亏，五脏精气渐耗，而虚劳渐成，风邪外中，百病丛生，胸痹作焉，然治风先血，治血先调脾，故用薯蓣丸加减健脾益胃、补气生血、祛风散邪治之。方中淮山健脾养胃，党参甘温健脾，补中益气，气旺则阳复；白术甘苦，燥湿健脾，健运中州；干姜温中祛寒，扶阳抑阴；当归补血活血；川芎活血行气，疏通血脉；阿胶补益精血；防风、柴胡祛风散邪。是方健脾益胃、补气生血、扶正逐邪、正安邪退则胸痹病可愈。

冠心病的发生是由于年老体衰，脏腑功能虚损，阴阳气血失调，致气滞血瘀、寒凝痹阻、痰浊内生使心脉痹阻而致病。运用《金匮要略》虚劳病篇的理法方药对冠心病进行论治，常可收到良效。

（罗陆一　黄梦雨）

八、伤寒论六经辨证论治病毒性心肌炎

病毒性心肌炎发病率高、病程较长,已成为危害人民健康的疾病之一。现代医学对其在急性期除强调卧床休息外,主要以综合和支持疗法为主,一些新药如抗病毒、免疫抑制剂、免疫调节剂等已被应用于实验或临床研究,但始终缺少特效高效的治疗方法。

中医药治疗病毒性心肌炎已越来越广泛,近年来有关中医药治疗病毒性心肌炎的理论研究、临床报道和实验研究充分显示出中医药治疗本病的优势。临床研究证实中医药治疗病毒性心肌炎疗效确切,其治疗主要包括辨证分型治疗、分期治疗、单药以及中成药治疗,对于改善临床症状、外周血肠道病毒转阴、各种心律失常发挥着显著的疗效。中医药治疗病毒性心肌炎虽然取得了一定成绩,但辨病后再辨证分型,未突出中医因人因时因地的个体化原则。现代中医药治疗病毒性心肌炎多为单一复方辨病治疗,这显然未遵循疾病的演变规律,更不符合中医辨证施治治疗疾病的宗旨。辨证论治是传统中医的精髓,《伤寒论》是外感疾病的诊疗指南,可用于各种外感疾病。病毒性心肌炎作为外感疾病可以遵循张仲景治疗外感疾病的思路进行治疗,采用伤寒六经辨证论治。我们在临床中用伤寒六经治疗取得了较好疗效。

1. 太阳病

(1)桂枝汤证 外感风寒 营卫不和

症见:发热、恶寒、身痛、心悸、乏力、鼻塞、头痛、咳嗽、气喘、舌淡红苔薄、脉浮。方药:桂枝汤。桂枝、白芍、大枣、炙甘草、生姜。方中桂枝味辛性温,辛温发散,温经解表,芍药敛阴合营,与桂枝合用调和营卫,生姜辛散止呕,大枣补中和胃,甘草补中气,调和诸药。

病例:郭×,男,24岁。感冒后心悸1周,症见发热、恶寒、身痛、心悸、乏力、鼻塞、头痛、咳嗽、舌淡红苔薄、脉浮。CK849U/L, CK-MB 242U/L, HBD256U/L, AST65U/L, ALT82U/L。抗心肌抗体阳性。西医诊断:病毒性心肌炎,室性早搏。本例发热、恶寒、身痛为风寒表证,心悸、乏力为气虚,属桂枝汤证。治法:疏风散寒,调和营卫。方药:桂枝汤。桂枝15克、白芍20克、大

枣15克、炙甘草15克、生姜5片。服上方2日后发热、恶寒、身痛、心悸、乏力、鼻塞、头痛减轻，5剂后发热、恶寒、鼻塞、头痛、身痛症状基本缓解。仍心悸上方加炒枣仁20克、党参20克、茯苓20克、当归15克服药30剂后CK、CK—MB、HBD恢复正常。

（2）麻黄杏仁甘草石膏汤证　邪热壅肺

症见：汗多、咳嗽、气喘、发热、舌淡红苔薄黄、脉数。方药：麻黄杏仁甘草石膏汤。麻黄、杏仁、甘草、石膏。麻黄宣肺解表平喘，配石膏监制麻黄辛温，使之辛凉，清热解表。杏仁宣降肺气，佐麻黄平喘，甘草和中，缓急，调和诸药。

病例：齐×，女，21岁。高热、胸闷痛5日。心烦、心悸、口干咽燥、汗多、咳嗽、气喘、发热、舌淡红苔薄黄、脉数。T39℃、P92次/分、CK 214U/L、CK-MB 126U/L、HBD204U/L、AST130U/L、ALT86U/L，抗心肌抗体阳性。西医诊断：病毒性心肌炎。本例属里热炽盛，耗伤津气，正不胜邪，故见心烦胸痛心悸，口干咽燥，为外邪入里，里热炽热，津液耗伤。属麻黄杏仁甘草石膏汤证。治法：清热泻火，益气养阴。方药：麻黄杏仁甘草石膏汤：麻黄15克、杏仁15克、甘草10克、石膏30克。服上方7剂后发热、汗多、咳嗽、气喘已平，上方去石膏加厚朴15克、杏仁15克、法半夏20克，7剂后胸闷痛减轻，但心悸、心烦故改炙甘草汤服20剂后无心悸心烦，心肌酶恢复正常。

（3）葛根黄芩黄连汤证　邪热下利

症见：心悸、泄泻急迫、口渴烦躁、尿黄、胸痛心悸、舌淡红苔白、脉数。属邪热内陷，邪气凝滞。胃失和降。方药：葛根黄芩黄连汤方。葛根、黄芩、黄连、甘草。葛根辛凉，解肌透表，外解表热。黄芩、黄连内清里热。甘草和胃安中。

病例：姜×，男，18岁。外感疾病后，心悸两周，脘痞发热，胸闷、泄泻急迫、口渴烦躁、尿黄、胸痛心悸、舌淡红苔白、脉数。CK326U/L、CK-MB230U/L、HBD270U/L、AST122U/L、ALT104U/L，抗心肌抗体阳性。西医诊断：病毒性心肌炎。该患者心悸胸闷，兼见脘痞、恶心气逆，便溏下利，属葛根黄芩黄连汤证。治法：和中降逆消痞。方药：葛根黄芩黄连汤：葛根15克、黄芩10克、黄连10克、甘草10克、大枣12枚。服上方两剂，泄泻势缓，口渴烦躁、尿黄、胸痛、心悸等症减轻。继服7剂后症状基本缓解，用竹叶石膏汤口服，7剂后口渴烦躁、尿黄减，炙甘草汤去桂枝、干姜。20剂后查心肌酶恢复正常。

（4）炙甘草汤证　心气阴虚

症见：外感后恶寒，随之心悸，胸闷，少气懒言，神疲乏力，舌淡红苔薄白，脉代。伤寒论谓：伤寒脉结代，心动悸，炙甘草汤主之。方药：炙甘草汤。炙甘草、红参、桂枝、生地、麦冬、炒枣仁、阿胶、生姜、大枣。故用炙甘草、人参、桂枝、干姜温阳益气；生地、麦冬、阿胶、枣仁滋阴补血。

病例： 刘×，男，27岁。感冒后，恶寒，随之心悸反复9日，并见胸闷、气短、少气懒言、舌淡红苔薄白、脉代。实验室检查：CK542U/L、CK-MB 366U/L、HBD275 U/L、AST165U/L、ALT124U/L。心电图示频发室性早搏。西医诊断：病毒性心肌炎、频发室性早搏。本例气短，胸闷，心悸，脉代，属炙甘草汤证。治法：养心益气。方药：炙甘草汤。炙甘草60克、红参30克、桂枝30克、生地120克、麦冬30克、炒枣仁30克、阿胶30克、生姜20克、大枣20枚。服上方7剂后气短胸痛减轻，14剂后胸闷、气短、少气懒言、神疲乏力症状基本缓解。1月后查心肌酶恢复正常，心电图未有室性早搏。

（5）茯苓桂枝白术甘草汤证　脾胃阳虚

症见：心悸、气短、胸闷、头晕、水肿、舌淡红苔薄白、脉沉。方药：茯苓桂枝白术甘草汤。茯苓、桂枝、白术、炙甘草。方中茯苓淡渗利水，桂枝温阳通经，白术健脾利湿，甘草补脾和中。共奏健脾温阳、化气利水之功。

病例： 朱×，男，23岁。感冒发热后，胸痛反复10天，心悸、气短、胸闷、头晕、面目微浮、肢冷、舌淡红、苔薄白、脉沉。CK164U/L、CK-MB185U/L、HBD154U/L、AST85U/L、ALT62U/L、抗心肌抗体阳性。西医诊断：病毒性心肌炎。本例为病久失治致脾阳虚弱，阳气不振，不能化气行气，故见心悸、气短、头眩、面目微浮，属茯苓桂枝白术甘草汤证。治法：健脾温阳，化气利水。方药：茯苓桂枝白术甘草汤。茯苓30克、桂枝15克、白术30克、甘草15克。服上方7剂后气短、胸痛减轻，14剂后症状基本缓解，心肌酶恢复正常。

（6）小建中汤证　脾胃亏虚　气血不足

症见：心悸心烦、舌淡红苔薄白、脉弦细。方药：小建中汤。桂枝、白芍、大枣、炙甘草、饴糖、生姜。桂枝和营补中，芍药和中养血，饴糖温养脾胃。

病例： 文×，男，41岁。感冒后心悸1周，低热、心烦、心悸、气短、困倦、乏力、神疲、舌淡红苔薄白、脉弱。CK 536U/L、CK-MB 385U/L、HBD268U/L、AST132U/L、ALT143 U/L、抗心肌抗体阳性。心电图Ⅱ、Ⅲ、V1-V6导联ST段下移0.1mv－0.2mv,室性早搏。西医诊断:病毒性心肌炎,室性早搏。本例心悸而烦,表证仍在,因正气不足,脾气虚弱,邪气内传,阴火上炎,故心烦发热,属小建中汤证。治法:温养脾胃,辛温宣通,甘缓化阴。方药:小建中汤。桂枝30克、白芍30克、大枣10枚、炙甘草30克、饴糖30克、生姜5片。服上方7剂后低热、气短、胸痛减轻,28剂后心悸、气短、困倦肢软、乏力、少气懒言、神疲症状基本缓解。心肌酶恢复正常。心电图未有室性早搏,ST段下移明显改善。

(7)小陷胸汤证 痰热结胸

症见:胸痛、胸闷、痛引肩背、便秘、尿黄、舌淡红苔白厚腻、脉弦紧滑。方药:小陷胸汤。黄连、全瓜蒌、制半夏。方中黄连苦寒清热,半夏辛温祛痰,瓜蒌化痰散结,辛开苦降,清热化痰。

病例:曹×,男,24岁。感冒发热后,胸痛闷满时时加重20余天,咳嗽咯痰、口干苦、胸痛、痛引肩背、便秘、尿黄、舌暗红、苔黄腻、脉滑。CK 246U/L、CK-MB165U/L、HBD280U/L、AST104U/L、ALT66U/L、抗心肌抗体阳性。西医诊断:病毒性心肌炎。本例邪热内陷,热与痰结,阻滞心下。属小陷胸汤证。治法:辛开苦降、清胃泻火。方药:小陷胸汤。瓜蒌15克、法半夏10克、黄连10克。服上方14剂后胸痛减轻,仍心悸心烦,改用黄连阿胶汤,3周后心肌酶恢复正常。

(8)桃核承气汤证 蓄血轻证

症见:胸闷、胸痛、少腹疼痛、腹急结,或如狂、发狂,舌暗红、边有瘀点。方药:桃核承气汤。桃仁、红花、大黄、桂枝、甘草、芒硝。方中桃仁、红花活血化瘀,芒硝、大黄泄热活血,桂枝宣通阳气,通络活血。

病例:张×,男,35岁。感冒发热后,心悸、胸痛反复7天,烦躁,大便干燥急结,小腹硬痛,舌暗红、边有瘀点,脉滑。CK380U/L、CK-MB286U/L、HBD162U/L、AST80U/L、ALT60U/L。西医诊断:病毒性心肌炎。本例外感后胸痛,又见大便干燥急结,舌暗红有瘀点,为邪热入里,瘀热互结。属桃核承气汤证。治法当以化瘀活血、通下瘀热。方药:桃核承气汤。桃仁15克、红花10克、大黄10克、桂枝15克、甘草10克、芒硝10克。服上方1周后气短胸痛减轻,上方去芒硝,加生地、赤芍、川芎、当归各15克,服药15剂后症状基本缓解,但胃脘痞胀,去生地,加党参、白术、陈皮,服35剂后查心肌酶正常。

（9）抵当汤证 蓄血重证

症见：心悸不宁、发热、腹胀满、大便干结色黑、舌质暗、边有瘀点、脉沉细。方药：抵当汤。大黄、水蛭、虻虫、桃仁。方中水蛭、虻虫为逐瘀破血之猛药，桃仁、红花、大黄活血通络、祛瘀推新，水蛭、虻虫、桃仁活血通瘀。

病例：吴×，女37岁。感冒发热后，近2周胸痛间作，心悸不宁，发热，少腹硬满，大便干结色黑，舌质暗、边有瘀点，脉沉细。CK 524U/L、CK-MB332U/L、HBD120U/L、AST68U/L、ALT62U/L。心电图V1-V6导联ST段水平压低0.1mv—0.2mv。西医诊断：病毒性心肌炎。患者发热、大便干结、少腹硬满，为热与血结在下焦。心血瘀阻，心神失养，故心悸不宁、胸痛。属抵当汤证。治法：泻热逐瘀。方药：抵当汤。大黄15克、水蛭10克、虻虫10克、桃仁10克。服上方5剂后气短、胸痛减轻。上方去大黄加当归20克、川芎20克，服药15剂后症状基本缓解，改用胶艾汤，15剂后查心电图ST段下移明显改善。心肌酶恢复正常。

2. 阳明病

（1）白虎加人参汤证 胃热伤津证

症见：胸闷、胸痛、心烦心悸、大汗、口干、恶风、大渴、舌淡红苔薄黄、脉洪大。方药：白虎加人参汤。石膏、知母、甘草、粳米、生晒参。方中石膏、知母辛苦寒，清阳明之热盛；甘草、粳米、生晒参益气生津，扶正祛邪。

病例：高×，男，32岁。高热、胸闷痛5日。心烦、心悸、口干咽燥、大便干结、舌红有瘀点、苔黄、脉细数。CK386U/L、CK-MB310U/L、HBD284U/L、AST86U/L、ALT74U/L、抗心肌抗体阳性。西医诊断：病毒性心肌炎。本例属里热炽盛，耗伤津气，正不胜邪，故见心烦、胸痛、心悸、口干咽燥。为外邪入里，里热炽盛，津液耗伤。属白虎加人参汤证。治法：清热泻火，益气养阴。方药：白虎加人参汤。石膏50克、甘草15克、粳米20克、生晒参20克。服上方3剂后高热已平，胸闷痛、心悸减轻，痰减少，再服5剂，胸闷痛、心悸减轻，痰减少，改用竹叶石膏汤，7剂后心烦、心悸、口干咽燥已平，大便通畅，去石膏加白术30克、茯苓30克、白芍15克、当归15克，服3周后胸闷痛已平。心肌酶恢复正常。

（2）竹叶石膏汤证 胃热伤津气逆证

症见：气短、乏力、少气懒言、咳嗽、发热、口干、恶心、呕吐。方药：竹叶石膏汤。竹叶、石膏、制半夏、麦冬、甘草、粳米、生晒参。方中竹叶、石膏清热除烦，人参益气生津，麦冬养阴生津，粳米、甘草和中养胃，半夏和胃止呕。

病例： 王×，女，30岁。发热、胸闷痛5日。心烦、心悸、气短、乏力、少气懒言、咳嗽、发热、口干、恶心、呕吐、舌红苔黄、脉细数。CK240U/、CK-MB164U/L、HBD140U/L、AST82U/L、ALT60U/L。西医诊断：病毒性心肌炎。本例属热伤津气，正不胜邪，故见心烦、胸痛、心悸，口干咽燥。为外邪入里，里热炽盛，津液耗伤。属竹叶石膏汤证。治法清热泻火，益气养阴。方药：竹叶石膏汤。竹叶20克、石膏30克、甘草10克、粳米20克、生晒参20克。服上方7剂热已平，恶心、呕吐、咳嗽、胸闷痛、心悸减轻，痰减少。去石膏加黄芪30克、玉竹30克、白芍15克、当归15克，服15剂后，胸闷痛、心悸、气短已平。上方加党参20克、茯苓20克、白术20克，服28剂后查心肌酶恢复正常。

3. 少阳病

（1）小柴胡汤证　邪结少阳

症见：心悸、胸闷、胸痛、心烦、口苦咽干、头晕、腹痛、发热、恶寒、寒热往来、舌淡红苔薄黄或薄白、脉弦。方药：小柴胡汤。柴胡、黄芩、党参、制半夏、大枣、生姜、甘草。方中柴胡解半表之邪，黄芩清半里之热，半夏生姜和胃降逆，人参甘草扶正气，使邪气从半表半里出表而解。

病例： 张×，女，34岁。感冒，近1周胸痛，寒热往来，舌边尖红，苔薄黄，脉数。CK486U/L、CK-MB362U/L、HBD275U/L、AST58U/L、ALT84U/L、抗心肌抗体阳性。西医诊断：病毒性心肌炎。本例邪在半表半里，外邪扰胸，胸阳失和，邪气壅滞，失降不利，故见心悸、胸闷痛、痞满、心悸。属小柴胡汤证。治法：和解少阳，疏肝行气。方药：小柴胡汤。柴胡15克、黄芩15克、党参15克、制半夏15克、薄荷10克（后下）、大枣10枚、生姜5片、甘草10克。服药7剂后，寒热往来基本消失。上方减黄芩加当归15克、白芍15克、白术15克、茯苓15克，服15剂胸痛未再发作。心肌酶恢复正常。

（2）半夏泻心汤证　寒热交错胃气不和

症见：感冒发热后心悸、脘痞发热、胸闷、恶心、气逆、大便溏、舌淡红苔白厚腻、脉虚弱。方药：半夏泻心汤。生晒参、黄芩、黄连、干姜、制半夏、甘草、大枣。方中半夏和胃降逆止呕，黄连、黄芩苦寒清热。人参、甘草、大枣甘温健脾和胃，干姜温中散寒。辛开苦降，寒温并用，和胃降逆消痞。

病例：孙×，男，56岁。感冒后，发热、心悸10天余，脘痞、胸闷、恶心、气逆、大便溏、舌淡红苔白厚腻，脉沉细。CK 362U/L、CK-MB240U/L、HBD220U/L、AST128U/L、ALT84U/L。西医诊断：病毒性心肌炎。该患者心悸胸闷，而兼见脘痞，恶心气逆，便溏下利，属胃气素虚，邪气内陷，寒邪入里，胃寒肠热，虚实错杂，胃失和降属半夏泻心汤证。治法：和中降逆消痞。方药：半夏泻心汤。红参15克、茯苓15克、黄芩10克、黄连10克、干姜10克、制半夏15克、甘草10克、大枣15枚。服上方半日后脘痞、发热、气短、胸痛减轻。1周后发热、心悸、脘痞、胸闷、恶心、气逆、大便溏症状基本缓解，上方去芩连加茯苓、白术15剂后心肌酶恢复正常。

（3）柴胡加龙骨牡蛎汤证　邪漫三焦

症见：胸闷痛、心烦、惊悸、阵阵发热、时时恶寒、急躁易怒、大便干结、舌暗红、脉细数。《伤寒论》谓：伤寒八九日，下之，胸满烦惊，小便不利，谵语，一身尽重，不可转侧者，柴胡加龙骨牡蛎汤主之。方药：柴胡加龙骨牡蛎汤。柴胡、炒大黄、制半夏、桂枝、黄芩、生龙骨、生牡蛎、红参、茯苓、大枣。方中柴胡与桂枝合，辛散除半表内陷之邪；柴胡与黄芩合，苦寒以清半里之热；柴胡与半夏、生姜合，苦辛以解半表半里之邪；合龙牡，重镇安神；人参、大枣扶正补气，使正气存，邪气解。

病例：郑×，男46岁。感冒发热后，胸闷痛8日。心烦，惊悸，阵阵发热，时时恶寒，急躁易怒，身痛腰痛，大便干结，舌暗红，脉细数。CK 460U/L、CK-MB 322U/L、HBD120U/L、AST86U/L、ALT68U/L、抗心肌抗体阳性。西医诊断：病毒性心肌炎。该病邪气弥漫三阳，表里同病，虚实互见，寒热错杂。故见烦躁易怒，惊惕，属柴胡加龙骨牡蛎汤证。治则：和解少阳，泻热安神。方药：柴胡加龙骨牡蛎汤。柴胡10克、炒大黄10克、制半夏15克、桂枝30克、黄芩10克、生龙骨30克、生牡蛎30克、红参15克、茯苓30克、大枣3个。服药5剂后，胸闷痛好转，仍烦躁易怒，加白芍15克、薄荷10克、炙甘草10克，10剂后胸闷痛8日。心烦、惊悸、发热、恶寒症状基本消失。以上方减大黄、黄芩，加当归、白术、茯苓服28剂后病痛未再发作。

4. 太阴病

理中汤证　脾虚寒湿

症见：泄泻、恶心呕吐、口干、不欲饮水、胸痛、腹痛、身疼痛、发热、舌淡红苔薄白、脉细。方药：理中汤。红参、干姜、白术、炙甘草。方中人参温中健脾，大补元气，干姜、白术、炙甘草健脾温阳散寒，用于脾胃阳虚寒湿中阻。

病例： 周×，男，41岁。近6天发热泄泻后胸痛阵作，心悸，气短，发热，少气懒言，大便稀溏，神疲，膝软乏力，畏寒肢冷，口干，不欲饮水，舌淡胖，脉沉微。CK 536U/L、CK-MB 443U/L、HBD385U/L、抗心肌抗体阳性。心电图V1-V6导联ST段下移0.1mv－0.2mv。西医诊断：病毒性心肌炎。本病虽发热但肢冷畏寒，不欲饮水，当属太阴病，宜温阳健脾，补火生土。患者虽发热头痛，但肢冷畏寒，舌淡苔薄白，脉沉无力，属理中汤证。治法：温中健脾，补火散寒。方药：理中汤。红参10克、干姜10克、白术15克、炙甘草10克。服10剂后气短、胸痛减轻但心悸、气短、少气懒言、大便稀溏。上方加黄芪30克、补骨脂10克、吴茱萸10克，服药28剂后症状基本缓解，心肌酶恢复正常，心电图ST段下移明显改善。

5. 少阴病

（1）四逆汤证　阳衰阴盛

症见：胸痛、肢厥冷、畏寒、胸闷、出冷汗、面色苍白、舌淡红苔薄白、脉细。方药：四逆汤。制附片、干姜、炙甘草。方中附子温肾回阳，干姜温中散寒，两药合用增强回阳之力，炙甘草温补调中，三药相须为用。

病例： 李×，男，45岁。近7天胸痛，心悸，胸闷，气短，面色苍白，肢厥冷，畏寒，胸闷，出冷汗，面色苍白，神疲乏力，腹胀便溏，舌淡胖，紫暗，舌苔白，脉沉迟。CK352U/L、CK-MB240U/L、HBD336U/L、AST145U/L、ALT128U/L、抗心肌抗体阳性。心电图Ⅱ、Ⅲ、AVF、V1-V6导联ST段下移0.1mv－0.2mv。西医诊断：病毒性心肌炎。本病肢冷畏寒，当属太阴病，太阴病以其藏有寒，故当温之，宜服四逆辈，以温肾健脾，补火生土。患者虽发热头痛但肢冷畏寒，舌淡苔薄白，脉沉无力，属四逆汤证。治法：温肾回阳。方药：四逆汤。制附片15克、干姜10克、炙甘草10克。服上方7剂后气短、冷汗、肢厥冷、胸痛减轻，但气短乏力、腰酸膝软。上方加红参15克、黄芪30克、仙茅15克、仙脾10克，服药14剂后气短乏力、腰酸膝软、畏寒、胸闷、面色苍白症状基本缓解，心肌酶恢复正常，心电图ST段下移明显改善。

（2）真武汤证　阳虚水泛

症见：发热、心悸、头晕、身瞤动。方药：真武汤。茯苓、白术、白芍、制附子。方中附子辛热温阳补肾散寒，白术苦甘温，燥湿行水，白芍苦酸，养血和阴，调营敛阴，茯苓淡渗，扶白术健脾。

病例：李×，男，48岁。感冒发热后，胸痛反复10余天，心悸，头晕气短，下肢水肿，舌淡红、边有齿痕，苔薄白，脉弦。CK 452U/L、CK-MB 275U/L、HBD 264U/L。西医诊断：病毒性心肌炎。本例为病久失治致肾阳虚弱，阳气不振，阳虚不能化气行气，水气凌心，故见心悸、气短、头眩、水肿，属真武汤证。治法：补肾温阳利水。方药：茯苓30克、白术30克、白芍30克、制附子30克。服上方5天下肢水肿均减轻，但心悸、胸痛气短，上方加黄芪30克、当归15克、川芎15克、党参20克，21剂后气短胸痛基本缓解，心肌酶恢复正常，心电图ST段下移明显改善。

（3）麻黄附子细辛汤证　表里俱寒

症见：外感疾病后、心悸、胸痛、发热、咳嗽、肢冷畏寒、脘腹胀满、大便溏稀、舌淡红苔浊腻、脉沉迟。方药：麻黄附子细辛汤。麻黄、制附子、细辛。方中麻黄辛温解表；附子温肾阳；细辛辛温祛里寒。

病例：古×，男，38岁。外感疾病后，心悸反复30天，症见胸痛、咳嗽、发热、肢冷畏寒、脘腹胀满、舌淡红苔白腻、脉迟。CK 363U/L、CK-MB 272U/L、HBD326U/L、AST68U/L、ALT64U/L。心电图示窦性心律，心率38次/分。西医诊断：病毒性心肌炎、病态窦房结综合征。本例为寒邪外束，阳气内虚，属麻黄附子细辛汤证。治法：温阳解表。方药：麻黄附子细辛汤。麻黄18克、制附子15克、细辛15克。服上方2周胸痛减轻，上方加鹿角胶10克、仙茅15克、仙灵脾10克、人参15克，服5周后心肌酶恢复正常，心电图病态窦房结综合征明显改善。

（4）黄连阿胶汤证　心阴亏虚　虚火上炎

症见：胸闷痛、心悸、烦躁、失眠多梦、面色潮红、手足心热、盗汗、口干咽燥、头晕、腰膝酸软、尿黄、大便干结、舌红、苔薄白、脉细数。《伤寒论》谓：少阴病，得之二三日以上，心中烦，不得卧，黄连阿胶汤主之。方药：黄连阿胶汤。黄连、白芍、阿胶、黄芩、鸡子黄。芩连苦寒泻热，白芍、阿胶、鸡子黄甘酸滋润, 滋阴养营。

病例: 颜×, 女, 38岁。感冒发热后, 胸闷痛2周余, 心悸, 烦躁, 多梦, 潮热, 咽干, 头晕, 尿黄, 舌红, 苔薄白, 脉细数。CK348U/L、CK-MB 327U/L、HBD215U/L、抗心肌抗体阳性。心电图示阵发性窦性心动过速。西医诊断: 病毒性心肌炎。本例外感后见心悸烦躁, 失眠, 手足心热, 口干咽燥, 为少阴热化, 心肾阳虚, 阴虚阳亢, 治法当养心滋肾。方药: 黄连阿胶汤。黄连10克、白芍20克、阿胶20克(另烊化)、黄芩10克、鸡子黄1个。服上方15剂胸闷痛、心悸减轻。上方去黄连黄芩加炒枣仁30克、茯苓20克、灵芝20克、麦冬20克, 继服21剂, 心悸、烦躁、失眠多梦、手足心热、咽干、头晕已平, 心电图窦性心动过速明显改善。

6. 厥阴病

(1) 干姜黄芩黄连人参汤证　　上热下寒　　寒热相格

症见: 心悸、心烦、口干、恶心、呕吐、舌淡红苔薄白、脉细。方药: 干姜黄芩黄连人参汤。人参、干姜、黄芩、黄连。方中黄连、黄芩苦寒, 清上焦之热; 干姜辛温, 祛下焦之寒; 人参补中益气, 寒温并用, 清补兼施。用干姜温下开格, 治寒热格拒之证。

病例: 曹×, 男, 42岁。感冒发热后, 心悸3周, 心悸、心烦、口干、恶心呕吐、舌淡红苔薄白、脉细。CK274U/L、CK-MB 180U/L、HBD350U/L、AS122U/L、ALT174U/L、抗心肌抗体阳性。西医诊断: 病毒性心肌炎。该患者心悸、胸闷, 而兼见脘痞, 恶心气逆, 便溏下利, 属胃气素虚, 邪气内陷, 邪气凝滞, 胃失和降, 故见脘痞, 恶心气逆, 下利, 属寒邪入里, 胃寒肠热, 虚实错杂之证。治法: 辛温通阳, 苦寒泄降。方药: 干姜黄芩黄连人参汤。红参15克、干姜15克、黄芩10克、黄连10克、甘草10克、大枣12枚。服上方半日后脘痞、发热、气短、胸痛减轻。15剂后症状基本缓解, 再服15剂后心肌酶恢复正常。

(2) 麻黄升麻汤证　　热郁肺卫　　脾胃阳虚

症见: 胸闷、泄泻、手足厥冷、咽痛、舌淡红苔薄白、脉数。方药: 麻黄升麻汤。升麻、麻黄、知母、黄芩、葳蕤、天冬、石膏、当归、芍药、桂枝、茯苓、白术、甘草。麻黄发越肺经火郁, 升麻升散解毒, 使阳郁得伸邪能外达, 则肢厥可解。知母、黄芩、葳蕤、天冬、石膏、当归、芍药滋阴润肺。桂枝、茯苓、白术、甘草温中健脾，药后可使汗出邪去，阳气得伸。

病例： 李×，男，45岁。近7天心悸、发热、恶寒、胸闷、便溏、手足厥冷、胸闷、咽痛、舌淡红苔薄白。CK 482U/L、CK-MB 362U/L、HBD258U/L、AST203U/L、ALT136U/、抗心肌抗体阳性。心电图V1-V6导联ST段下移0.1mv—0.2mv。西医诊断：病毒性心肌炎。本例为寒热错杂，虚实相兼，肺经火郁，脾胃亏虚治法散火解毒，散火润肺，温中健脾。方药：麻黄升麻汤。升麻30克、麻黄10克、知母10克、黄芩10克、玉竹15克、天冬15克、石膏30克、当归15克、芍药15克、桂枝10克、茯苓15克、白术15克、甘草15克。患者服上方7剂后气短、发热、恶寒、胸闷、泄泻、手足厥冷、胸痛减轻。上方去石膏、知母，服药21剂症状基本缓解，心肌酶恢复正常，心电图ST段下移明显改善。

应用《伤寒论》之六经辨证治疗病毒性心肌炎，改变按西医方法西医命名使用单一方剂辨病治疗的模式，有利于发扬中医的传统特色。我们临床运用《伤寒论》方辨证治疗病毒性心肌炎，从《伤寒论》之六经辨证立论，探索病毒性心肌炎发病的规律和机理，明确病毒性心肌炎是符合六经传变及其变生他证的规律。多年来，我们使用《伤寒论》六经辨证治疗病毒性心肌炎具有显著的疗效，值得对其发病机制及疾病演变规律进行进一步研究及探索，为中医药治疗病毒性心肌炎提供一套新方法，开辟一条新途径。

（罗陆一　罗中奇）

九、仲景方用于心律失常治验

心律失常，属于中医的惊悸、怔忡、眩晕、胸痹的范畴。汉代张仲景在《金匮要略》中，以惊悸为病名，《伤寒论》《金匮要略》中小建中汤、小柴胡汤、炙甘草汤等是治疗心悸的重要方剂，至今在临床广泛运用，现就仲景方用于心律失常治验举例如下：

1. 桂枝加桂汤治疗窦性早搏

病例： 张×，男，23岁，心悸8天，面色㿠白、神疲，肢冷畏寒，舌淡红，苔薄白，脉弱时有结。心电图示：提前发生的P波和窦性P波形态完全相同。早搏和前一心动保持固定联律。西医诊断：窦性早搏。中医诊断：心悸，心阳亏虚，阴寒上冲。治法：温通心阳，平降寒水。方药：桂枝加桂汤：桂枝25克、白芍15克、大枣12枚、炙甘草10克。服上方1日后心电图示：窦性早搏消失。

按语：心阳亏虚，下焦肾中阴寒之气上冲而犯阳位，故见心悸。阳气不足故见少气懒言神疲，肢冷畏寒，方中重用桂枝温通阳，炙甘草养心补气，白芍和中缓急，大枣益气补血。合用有温心阳、降寒水、平冲降逆之功，故可用于心阳虚，阴寒上冲之心悸。

2. 小柴胡汤治疗房性早搏

病例：刘×，女，37岁，近10天心悸，心烦，急躁，坐卧不安，失眠，多梦，舌边尖红，苔薄黄。心电图：提前发生的P波。P-R间期随早搏提前，P波下传的QRS波形态与窦性的相同。本例肝郁气滞，郁而化热，热扰心神，故见心悸、心烦急躁，舌边尖红、苔黄。中医诊断：肝郁气滞，气机失和。治法：和解少阳，疏肝行气。方药：小柴胡汤：柴胡20克、黄芩15克、生晒参15克、制半夏15克、大枣10枚、生姜5片、炙甘草10克。服药15剂后，心悸好转，心电图房性早搏消失。

按语：情志不遂，气机郁结，气滞则血流不畅，心胸阳气不畅则见心悸、失眠、心烦、急躁，本例心悸为肝郁气滞，郁而化热所致，小柴胡汤可治胸胁苦满，亦可治心下悸，其可疏利三焦，调节气机，疏肝解郁，故用柴胡汤疏肝行气，调整枢机，治疗心悸，方中柴胡入肝，疏肝解郁，人参、大枣、炙甘草甘温扶助正气，半夏、生姜和胃，黄芩入少阳清解郁火。气机通，升降和，则心悸自平。

3. 柴胡加龙骨牡蛎汤治疗房室交界性早搏

病例：何×，男，46岁。惊惕20余天，口干，口苦，焦虑，紧张，大便干结舌暗红，脉弦数，心电图提前出现的QRS波，其形态与窦性心动相同或出现差传。P波为逆传型。西医诊断：房室交界性早搏。中医诊断：心悸，肝郁化火，热结三焦。治法：和解少阳，泻热安神。方药：柴胡加龙骨牡蛎汤：柴胡20克、炒大黄15克、制半夏15克、桂枝15克、黄芩10克、煅龙骨30克、煅牡蛎30克、生晒参15克、茯苓30克、大枣6个。服药5剂后，惊悸好转，心电图示：房室交界性早搏消失。

按语： 该病为肝郁化火，热郁三焦，三焦气化不行所致，胆为将军之官，清净之府，邪热扰胆则胆虚。故见惊惕，烦躁易怒。《伤寒论》谓：柴胡加龙骨牡蛎汤方中柴胡、大黄疏肝清热利胆，茯苓、桂枝通阳安神，龙骨、牡蛎重镇安神，收敛神气。全方寒温并用，攻补兼施，协调三焦，疏理气机，使正气存，邪气解，早搏自愈。

4. 甘草泻心汤治疗室性早搏

病例： 郑×，男，46岁，心悸，10余天，脘痞、胸闷、恶心、肠鸣、泄泻、舌淡红苔白厚腻、脉虚弱。心电图示：提早出现的QRS波宽大畸形，时限≥0.12s，T波与QRS主波方向相反。代偿间歇完全。不规则出现而形成二联律。西医诊断：室性早搏。中医诊断：痞症：胃气失和，邪热内陷。治法：和胃降逆，泻热清痞。方药：甘草泻心汤：甘草20克、生晒参15克、黄芩15克、黄连15克、干姜15克、制半夏15克、大枣12枚。服上方半日后心悸、脘痞、气短减轻，心电图室性早搏消失。

按语： 胸闷，脘痞，恶心气逆，属胃气素虚，邪热内陷，邪气内陷，邪气凝滞，胃失和降，故见脘痞；恶心气逆，属寒邪入里，胃寒肠热，虚实错杂之证。治以泻心除悸，和中消痞。本例寒热互见，虚实错杂，本虚标实，胃气失和，故用甘草泻心汤，方中甘草健脾和中，消痞除满，生人参、大枣健脾补气消痞，黄连、黄芩苦寒，泻心清热，干姜、半夏温中，以通上下。辛开苦降，寒温并用，和胃降逆治之而心悸愈。

5. 黄连阿胶汤治疗Ⅰ度房室传导阻滞

病例： 叶×，女，57岁。心悸，失眠1月余，潮热心烦，五心烦热，夜盗汗，口苦口干，面红目赤，舌红有瘀点，苔薄白，脉细数，心电图：Ⅰ度房室传导阻滞：P-R间期>0.2s，每次窦性冲动都能传到心室，每个P波后都有1个下传的QRS波。西医诊断：Ⅰ度房室传导阻滞。中医诊断：心悸，心肾阴虚，阴虚阳亢。治法: 养心滋肾。方药: 黄连阿胶汤: 黄连10克、白芍10克、阿胶15克、黄芩10克、鸡子黄1个。服上方15剂胸闷痛、心悸减轻, 心电图Ⅰ度房室传导阻滞消失。

按语: 心肾阴虚, 阴虚火旺, 火扰心神故见心悸烦躁。失眠潮热面红, 手足心热, 口干咽燥; 阴虚阳亢, 心阴不足, 心失濡养, 心脉不畅故发为心悸。黄连阿胶汤方中用黄芩、黄连清热泻火, 用白芍、阿胶、鸡子黄以滋阴养心, 使阴阳相交, 热去阴复, 心神得安, 则愈。

6. 桂枝去芍药加麻黄附子细辛汤治疗Ⅱ度房室传导阻滞

病例: 黄×, 女, 68岁。眩晕反复2周, 心悸气促, 面色苍白, 肢冷畏寒、脘腹胀满, 面白肢肿, 汗出淋漓, 舌质淡, 苔白, 脉细微迟。心电图示Ⅱ度Ⅰ型房室传导阻滞: P-R间期逐渐延长, P波后脱落一个QRS波, 西医诊断: Ⅱ度Ⅰ型房室传导阻滞。中医诊断: 寒邪外束, 阳气内虚, 水饮内停。治法: 温阳散寒, 通表彻里。方药: 桂枝加麻黄附子细辛汤: 桂枝20克、炙甘草15克、麻黄15克、细辛15克、制附子15克。服上方2天后症减轻, 上方加紫河车30克、鹿角胶(烊)10克、熟地15克、仙茅15克、仙灵脾10克, 继服6剂, Ⅱ度房室传导阻滞消失。

按语: 先天不足, 肾阳亏虚, 或老年虚弱, 命门火衰, 或久病迁延, 劳倦内伤, 肾阳虚衰, 或寒湿外邪损伤肾阳, 肾阳亏虚, 不能鼓动心阳, 心肾阳虚, 阳虚水停, 气血上凌心则导致心悸。阳虚积于胃则脘胀满痞硬, 水溢四肢则肢肿, 方中桂枝、甘草温通心阳, 麻黄以散在表寒阴之邪, 附子、细辛以温通阳气, 合用有通表彻里温加散寒之功, 使阳气通阴邪, 逐水饮消而心悸解。阻寒水饮消后, 再以紫河车、鹿角胶、仙茅、仙灵脾、熟地温补肾阳, 合用之, 对寒邪入里, 素体阳虚房室传导阻滞较为适合。

7. 理中汤治疗Ⅱ度Ⅱ型房室传导阻滞

病例: 朱×, 男, 57岁, 近20天心悸, 胸闷脘痞, 少气懒言, 神疲乏力, 畏寒肢冷, 舌淡红, 脉沉微。心电图: Ⅱ度Ⅱ型房室传导阻滞。西医诊断: Ⅱ度Ⅱ型房室传导阻滞。中医诊断: 心悸, 脾肾阳虚。治法: 温阳健脾。方药: 理中汤加味:

红参20克、干姜15克、白术15克、炙甘草15克、紫河车30克、鹿茸10克。服上方5周后气短胸痛减轻，心电图Ⅱ度Ⅱ型房室传导阻滞消失。

按语： 脾阳不足，中阳不运，寒饮内阻，寒饮凌心则见心悸；犯胃则见胸闷、脘痞、腹胀、便溏；脾虚气血不充四末由见畏寒肢冷。本例见心悸、胸痛、胸闷气短为脾胃阳虚所致。故用理中汤温阳健脾。方中人参温中健脾，大补元气，挽虚救脱，干姜温胃散寒，白术、炙甘草健脾益胃补中，脾阳得复，心悸自解。

8. 小青龙汤治疗病态窦房结综合征

病例： 余×，男，63岁，气促，气喘10天余。有慢性支气管炎、肺气肿病史，近无，风寒咳嗽又作，伴恶寒肢冷，神疲乏力，舌暗红，边有齿印和瘀斑，苔薄白，脉沉迟。心电图示心率38次/分，窦性停搏。西医诊断：慢性支气管炎，肺气肿，病态窦房结综合征。中医诊断：喘症，寒邪外感，痰饮内阻。治法：解表散寒，温化痰饮。方药：小青龙汤：桂枝15克、白芍15克、麻黄15克、干姜15克、细辛15克、五味子15克、制半夏15克、甘草15克，服上方1剂，心悸减，上方加红参15克、当归15克，继服15剂，窦性心率达52次/分，窦性停搏消失。

按语： 心主火而恶水，水停心下则心悸不安，外感风寒，内有痰饮，寒饮相搏，心阳受阻故心悸，气促。寒饮射肺，故咳嗽气喘，寒饮阻于四末，阳气不达，故肢冷畏寒，治疗当以温寒化饮，解表通里为法，方中麻黄辛温解表散寒，桂枝助麻黄解表，细辛、干姜辛温化痰，半夏辛温化痰，白芍、五味子酸收以防麻桂发散太过，当归、红参补气养血，炙甘草温中调和诸药以寒散阳通，痰饮得化则心悸咳喘自平。

9. 小陷胸汤治疗阵发性室上性心动过速

病例： 李×，男，34岁，心悸反复1周，咳吐黄痰，头重脘痞，苔黄腻，脉滑数。心电图示：心率180次/分，节律规整，P波为逆行性，P波与QRS波保持固定关系。西医诊断：室上性心动过速。中医诊断：心悸，淤热互结，邪犯心络。治法：清热化痰。方药：小陷胸汤：瓜蒌15克、法半夏15克、黄连15克。服上方1剂后胸痛减轻，2剂后心电图频发室上性心动过速消失。

按语： 热与痰结，阻滞心下，心脉不畅，故见心悸、咯痰、口干、便秘结，故用小陷胸汤辛开苦降、清热逐痰治之，方中黄连苦寒泻热，半夏辛温化痰散结，瓜蒌涤痰散结，辛开苦降，清热化痰，散结开胸之功效，痰热清，气机畅，则频发室性早搏消失。

10. 桂枝加龙骨牡蛎汤治疗心房颤动

病例： 赵×，男，47岁，心悸气促1天，面色苍白，四肢厥冷，大汗淋漓，神疲乏力，形体消瘦；舌质淡，苔薄白，脉沉迟促。心电图示：P波消失，见小f波，提示：心房颤动。西医诊断：阵发性心房颤动。中医诊断：心悸，心肾阳虚，阴阳相脱。治法：温阳固阴，养心安神。方药：桂枝加龙骨牡蛎汤加减：桂枝15克、甘草20克、红参30克、龙骨30克、牡蛎30克。服上方2剂心悸气促四肢厥冷缓解。

按语： 心气不足，阳气亏虚则见心悸气促；阳虚欲脱则见肢冷，大汗淋漓。桂枝加龙骨牡蛎汤桂枝、甘草二药，辛甘化阳，起到温助心阳作用，龙骨、牡蛎镇潜虚浮之阳气，起到养心安神作用，方中加红参可补心气安精神，定魂魄，治心悸，振奋心肾阳气，安神复脉，起到治疗心房颤动的作用。

11. 真武汤治疗心房扑动

病例： 邹×，男，45岁，胸闷7天，不能平卧，活动则气促，咯痰色白，神疲乏力，形体肥胖，畏寒肢冷，下肢水肿。肌肉瞤动，心界扩大，双肺闻及少量湿啰音，二尖瓣闻及收缩期Ⅲ级杂音，舌淡、苔薄白腻、脉沉结。心电图示：心房扑动。心脏彩超示：心脏各腔室增大，二尖瓣中度返流。西医诊断：急性心功能不全，心衰C级；扩张性心肌病，心房扑动。中医诊断：心悸，脾肾阳虚，水饮凌心。治法：温阳健脾利水。方药：真武汤：制附子15克、白术15克、茯苓30克、生姜30克、白芍15克。服药5剂双下肢水肿明显消退。守上方继服7剂，双下肢水肿消退。诸症消除, 心电图示: 心房扑动消失。复查B超: 心脏各腔室较前缩小, 二尖瓣轻度返流。

按语: 胸闷、身𥆧动、下肢水肿、肢冷畏寒为肾阳亏虚, 阳虚水泛, 水气上凌所致。《伤寒论》谓: "太阳病, 发汗, 汗出不解, 其人仍发热, 心下悸, 头眩, 身𥆧动, 振振欲擗地者, 真武汤主之。""少阴病, 二三日不已, 至四五日, 腹痛, 小便不利, 四肢沉重疼痛, 自下利者, 此为有水气。其人或咳, 或小便利, 或下利, 或呕者, 真武汤主之。"用真武汤温阳补肾, 通调水道。方中附子回阳壮火, 白术、茯苓补土利水, 生姜辛温宣散水气, 补阳必和阴, 白芍酸收, 敛阴和营。温阳利水, 通调水道, 水肿消退, 水不凌心射肺, 则心悸愈, 喘平, 水肿自退。

心律失常是西医病名, 临床多用抗心律失常药物, 但很多抗心律失常药物又有致心律失常的副作用, 而仲景方治疗心律失常有较好效果, 副作用又很少, 值得我们进一步发掘。

(罗陆一　罗中奇)

十、温阳法治疗病态窦房结综合征的体会

跟师近两月, 罗老师治疗病态窦房结综合征病人数例, 都取得不错疗效, 病人生活质量得到提高, 不用安装心脏起搏器。

病例一: 黄×, 男, 46岁。因"胸闷间作1年"就诊。患者平素易感冒。1年前受寒外感后出现胸闷、气短, 查心电图发现窦缓。给予营养心肌等药, 症状反复。查心电图: 窦缓45次/分, 动态心电图: 窦缓, 平均心率54次/分, 窦性停搏伴结性逸搏3次, 长达2—2.8s。阿托品试验阳性。症见胸闷, 气短, 乏力, 头晕头痛, 心悸, 畏寒肢冷, 自汗, 舌淡暗, 有齿印, 苔薄, 脉细迟。西医诊断: 病毒性心肌炎, 病窦综合征。中医诊断: 胸痹, 辨证为心阳亏虚。治以温阳益气散寒复脉。方用麻黄附子细辛汤合二仙汤加味: 麻黄12克、制附子15克、细辛10克、仙茅15克、仙灵脾10克、巴戟天15克、桂枝15克、黄芪30克、党参20克、白术20克、茯苓20克、甘草10克。服药10剂, 二诊症状减轻, 心率50次/分, 仍服原药。

再服30剂后诉症状明显减轻。查动态心电图：平均心率58次/分，无窦性停搏。嘱病人长期服用红参。随诊2年，病人无胸闷痛发作，心率在50－60次/分。

按语： 本例患者素体气虚易外感，寒邪入侵，寒凝气滞，痹阻胸阳而发本病。在麻黄附子细辛汤之外，加用仙茅、仙灵脾、巴戟天补肾温阳，桂枝以温补心阳，黄芪、党参、白术、茯苓、甘草以益气健脾。诸药合用达益气温阳散寒之效，阳气得复，阴寒之邪乃散，则病消。

病例二： 蔡×，女，76岁。发现心率慢10年（50次/分左右），近2年来自觉胸闷、心悸，气短，劳则加重，动态心电图：窦缓平均心率52次/分，最慢35次/分，一过性ST段压低。在我科住院，症见胸闷痛、心悸、气短间作，头晕，肢麻，纳眠差，二便调，舌淡红，苔白腻，脉迟。西医诊断：冠心病，病窦综合征，心绞痛。中医辨证心肾阳虚，痰湿内盛。处方：麻黄15克、附子20克、细辛15克、干姜10克、瓜蒌皮10克、制南星15克、制半夏15克、白芍15克、炙甘草10克，7剂。二诊诉上症减轻，上方加紫河车、鹿角胶、桂枝、仙茅、仙灵脾，30剂。三诊，查动态心电图示平均心率60次/分。

按语： 本病为老年胸痹患者，脏腑虚衰，心肾阳虚，阳气亏虚，阴寒内盛，痰湿内停，胸阳失展而发本病。故治疗以温阳散寒化痰为法。用麻黄附子细辛汤温经散寒，白芍养血和阴，干姜温化寒湿之邪，瓜蒌皮开胸中痰结，南星、半夏以化痰降逆，数药合用达温阳化痰之效。二诊症状减轻，加重温阳补肾固本之药。缘因病人老年肾气亏虚，命门火衰，宜固本培元，用紫河车、鹿角胶、桂枝、二仙汤。

病例三： 徐×，男，52岁。心动过缓病史15年，头晕间作1年，伴晕厥发作1次入院。动态心电图：窦缓，最慢31次/分，最快89次/分，可见窦性停搏3.2s。症见头晕、头痛，活动后气喘、乏力，舌淡暗，有瘀点瘀斑，苔薄白，脉迟。西医诊断：病窦综合征。中医辨证心阳亏虚，瘀血内阻。处方：麻黄15克、附子15克、细辛10克、紫河车30克、桂枝30克、巴戟天20克、熟地10克、白芍10克、炙甘草10克、田七10克、当归15克、川芎10克。7剂。二诊，加用红参10克，守上方1月后三诊症状消失。心电图：心率55次/分。随诊2年无晕厥发作。

按语： 本例中医诊断为厥证。久病必瘀，瘀血是本病最常见的兼证，病人在阳虚征象外兼有舌暗，有瘀点瘀斑之象。治疗当以温阳活血为法。使用麻黄附子细辛汤温经散寒，紫河车补气血，桂枝、甘草以温通心阳，熟地、巴戟天以补肾固元，加用田七、当归、川芎以活血。服药后诸症消失。

观察本病临床表现，其症状多种，但其脉象主要为迟、结、代脉，其中迟脉是本病最主要的脉象。中医有舍证从脉之说，作为本病诊断和治疗依据，切诊在对本病的诊断当中，为四诊之首。《内经》："其脉迟者病"，"寒气入经而稽迟。"《诊家枢要》云："迟为阴盛阳亏之候，为寒，为不足。"《频湖脉学》："迟来有一息至唯三，阳不盛阴血寒。"《诊家正眼》："迟脉属阴，象为不及；往来迟慢，三至一息。迟脉主脏，其病为寒。"指出迟脉的病机在脏腑亏虚，阳虚阴盛，气虚血寒。若脉时快慢，散乱无序为解索脉，是真脏脉之一。《素问·平人气象论》："乍疏乍密曰死"。说明肾与命门之气皆亡，疾病处于阴阳衰竭的危重阶段。罗老师结合多年临床经验认为本病主要病机是阳气虚衰。常因先天禀赋不足，后天失养，外邪所伤，损伤心脾肾三脏之阳，阳气虚衰，阴精亏损。心阳不振，阳气不能温养心脉，故脉迟、心悸、气短、胸闷痛；肾阳虚衰，不能鼓舞五脏之阳，以致心阳不振；上气不足，下损下亏，则心悸、昏厥。阳气亏虚，阴寒凝滞而见胸闷痛，脾阳虚衰，生化乏源，渐至气血亏虚，不能上奉于心，则见心悸头晕乏力。脾阳虚弱，生化无力，肾阳虚衰，熏蒸无力，湿聚痰生，发为眩晕、心悸。心血运行不畅，停而成瘀，内犯心脉，导致心脉痹阻。病位在心，其本在肾，涉及脾，病机属心、肾、脾阳虚不足，可在阳虚的基础上，夹杂有寒凝、血瘀、痰浊之标症，病程迁延日久，阳损及阴，出现阴阳两虚之重症。

治疗用药经验

针对本病心脾肾阳虚的征候特点，采用温通心阳、温运脾阳、温补肾阳之法，并配合活血、化痰、散寒，兼有阴虚血少，适当运用滋阴养血之法。具体方药选用麻黄附子细辛汤合二仙汤化裁。常用药物有炙麻黄、制附子、细辛、仙茅、仙灵脾、桂枝、干姜、黄芪、党参、丹参、紫河车、鹿角胶。

麻黄附子细辛汤源于《伤寒论》，主治"少阴病，始得之，反发热，脉沉者"。方中用麻黄辛温微苦，温散寒邪，附子大辛大热，能温一身之阳，细辛气味辛温雄烈，助附子以内散少阴之寒，佐麻黄外解太阳之表。三药合用，于温经中解表，于解表中温阳。本方原为少阴、太阳两感而设，但因其主温经通阳散寒，临床运用于多种疾病。罗老师在临床上灵活使用本方治疗病窦综合征，疗效明显。总结其使用经验，有以下几点：（1）应用温补方药治疗本病，在改善症状、提高心率、减少快速性心律失常的发作等方面都有一定的作用。这主要是由于本病虚寒征象比较典型，运用温补法治疗阳气不足可取得一定效果。即使有些病人阳虚征候不明显，使用本法也有效果。故对本病应辨病与辨证相结合。（2）运用温补方药，可能会出现伤阴助火的副作用。运用应注意温而不燥，在大辛大热的药物之外，可适量配合一些佐药，如加生地、麦冬、甘草、白芍、知母等药。（3）久病者，多在本虚基础上，夹杂痰浊、血瘀，可配合半夏、瓜蒌、丹参、田七、赤芍、当归等药。（4）避免使用寒凉药物和食物，寒凉药物伤阳耗气，加重病情。

（邢洁）

十一、温阳补肾法散寒通络治疗病窦综合征

病态窦房结综合征是因窦房结功能障碍产生的严重心动过缓为主的综合征，临床应用温阳补肾散寒通络河鹿麻辛汤治疗。

病案举例

病例一：刘×，男性，50岁。眩晕反复发作10余年，伴心悸、气短、肢冷、畏寒，时有晕厥发作，舌淡红，脉迟；冠心病史10年，查动态心电图：平均心率48次/分，最慢心率36次/分。阿托品试验阳性。西医诊断：病态窦房结综合征。中医辨证：心肾阳虚，阴寒内盛。阳气虚弱，胸阳不振，故心悸；胸闷阳气不上注于脑，脑海失养，故眩晕，甚则晕厥；心阳鼓动无力，故脉迟结。治疗应予温补心肾、散寒通络。方药：河鹿麻辛汤加减。处方：桂枝20克、制附子20克、熟地20克、芍药15克、巴戟20克、仙茅15克、仙灵脾10克、紫河车30克、鹿角胶10克（另烊化服）、细辛15克、麻黄15克、炙甘草10克。服6剂后最慢心率为44次/分。

上方加红参10克、黄芪30克，服7剂气短减轻，上方再加葛根30克、葫芦巴10克，眩晕肢冷好转，守上方1月后随访最慢心率52次/分，无心悸、胸闷症状，舌淡红，脉和缓。

病例二：余×，男，36岁。心悸、胸闷、伴头晕6年。心悸、胸闷夜间加重，神疲乏力，面色萎黄。舌淡暗，苔薄白，脉迟；病毒性心肌炎病史6年，查24小时动态心电图：平均心率每分钟52次，最慢心率每分钟35次。阿托品试验阳性。西医诊断：病态窦房结综合征。中医辨证：心肾阳虚，阴寒内盛。治法：温补心肾，散寒通络。方药：河鹿麻辛汤加二仙、巴戟。处方：桂枝20克、制附子20克、熟地20克、白芍药15克、巴戟20克、仙茅15克、仙灵脾10克、紫河车30克、细辛15克、麻黄15克、炙甘草10克、红参10克、鹿角胶10克（烊化冲服）。7剂，水煎服。药后心悸、胸闷减轻，头晕、乏力明显改善，心率有所加快，诉腰酸，上方加黄芪30克、韭子15克、菟丝子15克，再服7剂，7天后腰酸气短缓解，嘱原方继服1个月后复查。1个月后患者来告，心悸、胸闷、头晕、乏力等症消失，24小时动态心电图示：心率多在每分钟70次左右，最慢心率每分钟56次。

病态窦房结综合征是指窦房结及其邻近组织病变引起窦房结起搏功能或传导功能障碍的综合征。心电图以窦性心动过缓、窦性停搏、窦房传导阻滞为表现，可伴有阵发性室上速、阵发性房颤、房扑，常见于冠心病、心肌病、心肌炎，亦可见于结缔组织病、代谢性疾病、冠状动脉粥样硬化性心脏病。心肌炎和心肌病为病态窦房结综合征最常见病因。心脏手术损伤窦房结或影响其血供，亦可导致窦房结功能障碍。本病属于中医"心悸""眩晕""厥证"等范畴。中医认为病多由素体阳虚，阴寒之邪乘虚侵袭，寒凝气滞，气血阻滞不通，痹阻胸阳，胸阳不振，心阳鼓动无力所致。《内经》谓："心之合脉也，其主肾也。"肾主藏精，为元气之根，心阳非此不能生，非此不能发。肾气虚可致心阳虚，阳虚鼓动无力可见迟脉、结脉、代脉等，为阴盛阳亏之脉。故该病多为脏腑亏虚、阳虚阴盛、气虚血寒之证。病窦常因先天禀赋不足，后天失养，外邪所伤，损伤肾之阳，阳气虚衰，阴精亏损。肾阳虚衰，以致心阳不振；上气不足，上损下亏，则心悸、昏厥。肾阳虚衰，熏蒸无力，湿聚痰生，发为眩晕、心悸。在治疗上，谨守病机，直达病源。《素问·至真要大论》提出"寒者温之，虚者补之"，奠定了虚寒证的温补治疗原则。病窦多因真阳虚弱，阴寒内盛，故临床多用温阳补肾、散寒通络的河鹿麻辛汤治疗，方中桂枝辛温，可温通心肾之阳，

《神农本草经》谓其可补中益气。制附子辛热，有温肾补火，助命门以温阳化气，补下焦之阳，回阳散寒之功效。熟地甘温，滋阴补肾，益血生精，从阴中求阳，使阳得阴助而生化无穷。白芍甘酸滋润，合桂枝调和营理，以滋阴养营，使阴阳相交，心神得安。鹿角胶、紫河车为血肉有情之品，滋润脉道，以使脉道通利，脏腑经络有养。麻黄辛温微苦，温散寒邪，善开腠理，透毛窍，使表里内外之寒邪从表而出。附子大辛大热，通行十二经络，温通全身阳气。细辛气味辛温雄烈，用细辛善通关窍，散寒凝，无论实寒虚寒皆能温通消散，助附子温阳散寒。人参甘温，微苦，可补五脏、安精神、定魂魄、止惊悸。诸药配伍后温补心肾，散寒通络之力更强，阳气得振，肾阳能温，经脉得通，心阳鼓动有力，则病窦可解。

（邢洁）

十二、温肾助阳法治疗病态窦房结综合征验谈

病窦综合征（SSS，简称病窦）是由多种原因引起的以窦房结冲动形式障碍及窦房、房内冲动传导障碍所引起的一系列性心律失常。现代医学多采用安装起搏器治疗，但因价格昂贵，副作用大，患者不愿接受，因此中药治疗病窦不失为一种较好的治疗手段。临床研究发现，使用补肾温阳的办法，以麻黄附子细辛汤加减治疗病态窦房结综合征，临床疗效颇佳，可以提高患者心率并部分恢复患者窦性心律，改善了患者的症状并提高了病窦患者的生活质量。现介绍如下：

病例一：患者，李×，女性32岁。因"阵发性头晕3年，并有一过性黑蒙1周"，于2011年3月8日前来就诊，四诊见：头晕间作，时有痞满、畏寒肢冷，小便清长、大便溏薄，舌质淡白、边有齿痕，脉沉缓。动态心电图检查提示：①窦性心动过缓（平均心率56次/分，最慢心率32次/分，持续数分钟不等，总心搏数76742次/24h）；②窦性静止（大于2s P-P 停42次/24h，最长达4.596s）；③偶发房性早搏（204次/24h）；④交界性逸搏性心律伴交界性逸搏—夺获二联律，伴不完全性干扰性房室分离。给予麻黄附子细辛汤加减治疗，方药主要组成为：紫河车30克、鹿角胶10克（烊化冲服）、麻黄10克、制附子15克、细辛10克、黄芪20克、党参15克、当归15克、木香10克（后下）、砂仁10克（后下）、炙

甘草10克。服之1月，再诊，患者症状明显好转，头晕减轻，无痞满，畏寒肢冷、小便清长、大便溏薄等症状明显好转，2011年4月9日动态心电图检查提示：①窦性心动过缓（平均心率62次/分，最慢心率42次/分，总心搏数86737次/24h）；②窦性静止（大于2s P-P 停34次/24h，最长达3.62s）；③偶发房性早搏（235次/24h）；④交界性逸搏心律伴交界性逸搏—夺获二联律，伴不完全性干扰性房室分离。之后患者继续加减使用麻黄附子细辛汤调养。

病例二：患者，祁×，女性66岁。因"阵发性心悸、头晕5年，1天前晕厥1次"于2010年10月11日前来就诊，四诊见：心悸、头晕间作，时有胸闷、胸痛、纳呆、畏寒肢冷，头颤手摇，小便清长、大便溏薄，双下肢轻度浮肿，舌质淡白、边有齿痕、瘀斑，脉沉缓。有帕金森氏病病史2年余，现服美多巴0.125g tid，Ⅱ型糖尿病病史8年，现口服吡格咧嗪5mg qd、阿卡波糖50mg tid以降血糖，血糖控制一般。高血压病3级病史10年，口服硝苯地平控释片30mg qd、缬沙坦80mg qd以控制血压，血压控制尚可。动态心电图检查提示：①窦性心动过缓（平均心率53次/分，最慢心率37次/分，总心搏数67629次/24h）；②窦性静止（大于2s P-P 停57次/24h，最长达4.13s）；③阵发性心房颤动（最快心率107次/分），④ST-T改变。给予麻黄附子细辛汤加减治疗，方药：紫河车30克、鹿角片10克、麻黄10克、制附子15克、细辛10克、黄芪20克、党参15克、当归15克、陈皮10克、姜半夏10克、桂枝15克、茯苓15克、炙甘草10克。服之1月，再诊，患者症状明显好转，心悸、头晕明显减轻，无痞满、纳呆，畏寒肢冷、小便清长、大便溏薄等症状明显好转，2010年11月11日动态心电图检查提示：①窦性心动过缓（平均心率54次/分，最慢心率45次/分，总心搏数78753次/24h）；②窦性静止（大于2s P-P 停36次/24h，最长达3.23s）；③阵发性心房颤动（最快心率107次/分）；④ST-T改变。后期再按照原方加减用药，1年后心电图：窦性心动过缓并不齐，Ⅰ度房室传导阻滞，ST-T改变。

按语：病窦综合征乃疑难重症，主要以缓慢性心律失常为主要特征，故属中医迟脉症。血脉为心所主，心以阳气为用，心之阳气有推动心脏搏动，温通全身血脉，振奋精神，以使生机不息的作用。若心阳不足，失于温煦鼓动，致血液运行迟缓，瘀滞不畅，引起心率缓慢。因此，心阳虚衰，无力鼓动为病窦综合征的基本病理基础，临床应以扶持和保护心中阳气为预防与治疗病窦综合征的基本精神。而身之阳气根于先天,源出于肾。阳虽根于下,必上至于心而后旺,因此五行学说将心归属于火,以说明心脏之功能特性,杨上善等医家据此而提出"心为火脏"之说。阳气是人体温和之气,也称为生理之火,是维持生命活动的原动力,真火旺则脉动而速,真火微则脉动迟缓。如清代何梦瑶谓肾"本水之宅也,而阳根于阴,则火生焉",心"则火之宅也,至其宅而后旺,故从其旺而属于心也"。所以说肾为阳气之根,心为阳气之主,肾与心一气相通,统属少阴,水火相济以共同维持心肾功能,如元阳式微,阴寒自生,心肾互济匮乏,以致君火发动无权,不能温运血脉,故脉来迟缓,病窦乃成。

因此使用麻黄附子细辛汤加紫河车、鹿角胶或鹿角片温肾阳助心阳。紫河车《本草纲目》曰:"儿孕胎中,脐系于母,胎系母脊,受母之荫,父精母血,相合而成,虽后天之形,实得先天之气,显然非他金石草木之类所比,其滋补之功极重,久服耳聪目明,须发乌黑,延年益寿。"国人自古识"胎盘"为滋补上品,它能从根本上医治和调节人体各器官的生理功能,激活人体内的衰老细胞及细胞再造功能,故用为君药。鹿角胶:味甘、咸,性温。温补肝肾,益精血,止血。用于肾阳虚衰,精血不足,虚弱消瘦,虚寒性吐血,崩漏,尿血等。鹿角片温肾助阳,适用于胃肠消化吸收障碍患者,与紫河车相和,共奏补益先天之功。麻黄所含麻黄碱的化学结构与肾上腺素相似,能直接与肾上腺素能α和β受体结合,产生拟肾上腺素作用;亦作用于肾上腺素能神经末梢,促使去甲肾上腺素释放,从而使心率将加快,另有研究证实麻黄碱对硬膜外阻滞所致心率减慢,搏出量、心输出量、心指数下降均有明显对抗作用。附子辛、甘、大热,有毒,归心、肾、脾经。回阳救逆,补火助阳,散寒止痛。用治一切沉寒痼冷之疾。附子有显著的抗缓慢型心律失常作用,所含物质去甲乌药碱对异搏定所致小鼠缓慢型心律失常有明显防治作用,能改善房室传导,加快心率,恢复窦性心律。细辛辛、温,阳药也,升而不沉,虽下而温肾中之火,而非温肾中之水。从细辛中分离的消旋去甲乌药碱具有β-受体激动剂样的广泛药理效应,有强心、扩张血管、松弛平滑肌、增强脂质代谢和升高血糖等作用。诸药合用起到补肾助阳、鼓脉运行,从而起到提升心率、改善窦房结功能的作用。

(程红)

十三、温阳利水治原发性肺动脉高压

原发性肺动脉高压是指原因不明的以肺动脉压力持续性增高为主要表现的较少见的慢性疾病,其可导致右心室肥厚、心力衰竭。现代医学至今尚无有效的治疗手段。临床用张仲景真武汤温阳利水法为主治疗,疗效尚佳,现报告如下:

1. 水肿　肾阳虚衰,水湿内停

病例: 李×,女,53岁。因水肿1年,加重20天坐轮椅住院。症见:双下肢水肿,气促,咳嗽,痰白清稀,心悸,头痛,倦怠乏力,胸闷胀满,动则加重。舌紫暗,无苔,脉滑。PE: P90次/分,BP100/70mmHg。肺(-),心界增大,HR90bpm,律齐,三尖瓣听诊区可闻及收缩期吹风样杂音。入院后相关检查回报:空腹血糖8.9mmol/L, UA 529.0umol/L,其余各项生化指标未见异常。胸片:①双肺纹理增多,模糊,考虑支气管炎;②肺动脉高压,心影增大(以右室大为主);③主动脉不变化;④胸椎骨质增生。头颅CT:顶部头皮外软组织稍肿胀,老年性脑萎缩,双侧上颌窦积液。心电图:右室肥大。大心脏彩超:升主动脉偏宽,主动脉弹性减低;右室增大,余各腔室内径在正常范围;左室壁增厚,室壁运动稍减弱,欠协调;三尖瓣中度返流,肺动脉瓣中度返流,二尖瓣、主动脉轻度返流;肺动脉压增高;左心室舒张期功能减低,收缩功能在正常范围FS30%, EF40%;平均肺动脉压92mmHg。西医诊断:①原发性肺动脉高压、Ⅱ型糖尿病;②心力衰竭,心功能Ⅲ级;③高尿酸血症。中医诊断:心悸(肾阳虚衰,水湿内停)。入院后予低盐低脂糖尿病饮食,低流量吸氧,监测血压。利尿:呋塞咪40mg, iv, qd;强心:地高辛0.125mg日1次;降糖:阿卡波糖50mg日3次,甘精胰岛素8U睡前皮下注射。中药汤剂:温阳利水。真武汤加减:茯苓30克、党参30克、白术30克、桂枝20克、白芍15克、制附子15克,水煎服,每日1剂。服上方7剂后,胸闷胀满、心悸、头痛减,仍咳嗽、气喘,上方加厚朴15克、细辛15克、麻黄10克、五味子15克(打碎),共煎,7剂后咳喘减,仍水肿,上方加猪苓30克、泽泻30克,服药7剂,下肢水肿减轻,步履较稳,仍面暗滞、唇紫,停用呋塞咪、地高辛,上方加水蛭10克、丹参30克、川芎30克以活血祛瘀,服用上方7剂后唇转红,查空腹血糖降至6.1mmol/L,停用阿卡波糖及甘精胰岛素,但心悸，气短，动则自汗，加炒枣仁30克、柏子仁10克、煅龙牡各30克，继续服用，6周后所有症状均基本缓解出院。嘱其以紫河车蛤蚧煲脊骨汤，1年后复查心脏彩超：三尖瓣轻度返流，肺动脉瓣轻—中度返流，二尖瓣、主动脉轻度返流；EF60%；平均肺动脉压70mmHg。随访2年，生活能自理，并可上楼上坡，做轻度活动。

体会：本例患者肾阳虚衰，阳气不振，阳虚不能化气行气，气不行则血不畅，致脉络不通，水气凌心，则见气喘、咳嗽、水肿、胸痛、心悸、气短，动则加重。用真武汤加减，温阳利水，活血化瘀。方中附子辛温大热，温肾散寒，白术苦温燥湿行水，白芍甘酸缓急，养血和阴，茯苓淡渗利湿，桂枝辛温通阳。该病人为肾阳虚衰，气血不行，脉络不通，水湿内停，用真武汤配伍以补肾温阳利水，使肾气行，气血运，脉络通，水湿利，则水肿、咳嗽气喘病痊；且糖尿病也临床治愈，可谓中医中药效果之奇。

2. 心悸　心肾阳虚，水瘀互结

病例：刘×，女，44岁，心悸3年，近1月加重。症见：心悸、气短、胸闷、汗多、头晕、倦怠乏力，动则加重，纳差，畏寒肢冷，舌淡暗，有瘀斑，苔白腻，脉沉细。PE：P90次/分，BP100/70mmHg。肺（-），心界增大，HR90bpm，律齐，三尖瓣听诊区可闻及收缩期吹风样杂音，双下肢水肿。心电图示右室肥大。ST-T改变。心脏彩超：右室增大，三尖瓣中度返流，肺动脉瓣中度返流，二尖瓣、主动脉轻度返流；肺动脉压增高；左心室舒张期功能减低，EF46%；平均肺动脉压76mmHg。西医诊断：原发性动脉高压。中医诊断：心悸（心肾阳虚，水瘀互结）。治法：养心温肾，活血化瘀。方予真武汤加减：茯苓30克、党参15克、附子30克、白术20克、白芍15克、川芎10克、当归10克，水煎服，每日1剂，服上方7剂后心悸减少，仍胸闷、气短，舌暗，有瘀斑，上方加仙茅15克、仙灵脾10克、水蛭10克、地龙15克。继服7剂，症情均较稳定。自觉神疲乏力、气短，仍肾气不足，上方加紫河车30克。8周后症状基本缓解。继续以上方加减服药，随访2年，复查心脏彩超：三尖瓣轻度返流，肺动脉瓣轻度返流，二尖瓣、主动脉轻度返流；EF70%；平均肺动脉压40mmHg。情况安好。

体会：本例患者心阳虚则失于主血，无力运血，肾阳津液失于气化，痰瘀内生，阻滞心胸，则见心悸、气短、胸闷。故用真武汤加减温阳利水、活血化瘀治之。方中茯苓宁心安神，淡渗利水，附子温阳补肾，党参养心健脾，白术健脾燥湿，白芍养血和阴，调营敛阴，川芎活血疏通血脉，当归补血活血，该病人为心肾阳虚，水瘀互结，阻滞心胸，用真武汤加减以温阳利水，活血化瘀，心悸、气短、胸闷、气短自除。

3. 胸痹　肾阳亏虚，寒饮内停

病例： 郑×，男，53岁，胸闷，满痛5年，加重20天。症见：胸闷，满痛，咳嗽气促，咯黏痰，气短，乏力，汗多，头晕，神疲倦怠，纳差，舌淡暗，苔白腻，脉滑。PE：P68次/分，BP116/80mmHg。肺（-），心界增大，HR68bpm，律齐，二尖瓣、主动脉瓣、三尖瓣听诊区可闻及收缩期吹风样杂音。心电图示右室肥大，ST-T改变。心脏彩超：右室增大，三尖瓣中度返流，肺动脉瓣中度返流，二尖瓣、主动脉中度返流；肺动脉压增高，平均肺动脉压84mmHg；左心室舒张期功能减低，EF40%。西医诊断：原发性动脉高压。中医诊断：心悸（肾阳亏虚，寒饮内停）。治法：温阳利水，温肺化饮。方予真武汤小青龙汤加减化裁：茯苓30克、附子30克、白术20克、干姜10克、细辛15克、五味子15克、制半夏15克、白芍15克、桂枝15克、麻黄15克、炙甘草10克，水煎服，每日1剂，服上方7剂后心悸减少，咳喘气促，痰仍较多。续服上方加制南星20克、陈皮10克。服7剂咳嗽减轻，痰减少，仍气短乏力，汗多，上方减麻黄细辛加紫河车30克、蛤蚧1对。继服7剂，症情均较稳定。自觉神疲，乏力，仍肾气不足，上方加仙茅15克、仙灵脾10克。后以健脾补肾方常服，症状缓解。1年后复查心脏彩超：三尖瓣轻度返流，肺动脉瓣轻度返流，二尖瓣、主动脉轻度返流；EF70%；平均肺动脉压42mmHg。随访3年，病情稳定。

体会： 本例患者肾阳阳虚，肾阳亏虚，寒饮内停，饮留于肺，则咳嗽气促，咯痰，饮攻于心，则见心悸、胸闷，肾元虚于内，则气短乏力，头晕，神疲倦怠。故用真武汤加减温阳利水，温肺化饮。方中白术健脾燥湿，茯苓健脾利水，宁心安神，附子温阳补肾，桂枝温阳散寒，白芍养血和阴，调营敛阴，干姜温肺化饮，细辛散寒化痰，制半夏止咳化痰，麻黄散寒宣肺，五味子固敛元气。该病人为肾阳亏虚，寒饮内停，饮留于肺，用真武汤小青龙汤加减化裁以温阳利水，温肺化饮，而病愈。

（罗陆一）

十四、攻补兼施治疗急性心包炎一例

患者，吴某，男，51岁，因"心前区憋闷不适2天"就诊。2013年3月26日入院，主要症见：精神疲倦，心前区憋闷疼痛不适，呈心前区压迫感，无放射痛，劳累、情绪波动时加重，伴心慌、气短、乏力、头晕，呈昏沉感，无黑蒙、晕厥等，左下肢乏力，纳眠一般，小便多，夜尿3—5次，大便调。3周前曾因发热在西医医院就诊，予以抗菌素静滴5天，发热好转，具体未明确诊断相关疾病。

体格检查：面色灰暗，脉搏：102次/分，血压：108/84mmHg。舌淡暗，苔白，脉滑。胸廓对称，双肺呼吸音清，未闻及干湿性啰音。心界不大，心率102次/分，律齐，各瓣膜听诊区未闻及明显病理性杂音。双下肢无浮肿，左下肢肌力1级、肌张力正常，左上肢、右侧肢体肌力、肌张力正常。神经系统检查生理反射存在，病理反射未引出。

既往史：2000年5月因"脑出血"在中山市中医院行保守治疗（具体不详），未留下明显后遗症；2002年4月在广东省人民医院因"左下肢静脉血栓"行"下腔静脉滤器植入术"，术程顺利，术后恢复可，后一直服用华法林3.75mg qd抗凝治疗；2003年6月在中山大学附属医院行"股动脉瘘结扎术"，7月再行"左股动脉取栓术"并行"人造血管移植术"，术后左侧下肢肌腱萎缩，无法行走；有"高脂血症""高尿酸血症"8年，饮食控制，未服药物治疗，近半年未复查血脂、尿酸；有"前列腺增生"病史1年，曾服用非那雄胺片治疗，自行停药半年，症状反复。否认高血压、糖尿病等慢性病史。

辅助检查：入院床边18导联心电图示：窦性心律，Ⅰ、Ⅱ、Ⅲ、AVF、V4-V7导联ST段抬高，AVR导联ST段压低，AVR导联ST段压低，急性心包炎。急诊血常规、急诊心肺5项未见明显异常。心脏彩超示：心脏形态结构未见异常，左室收缩功能在正常范围，心包积液左室后壁后方、右室前壁前方、左室心尖部见前后径11mm、10mm、13mm。胸部CT示：心包积液，右侧胸腔少量积液，考虑双肺炎症，双肺纤维性病变，胸膜增厚。双下肢动静脉彩超示：①双侧下肢动脉内膜稍毛糙；②左股浅静脉、股深静脉、腘静脉陈旧性血栓；③左胫后静脉、腓静脉血流细小、缓慢；④左大隐静脉未见异常，大隐静脉旁见一静脉瘤样扩张。双肾动脉及腹主动脉彩超未见明显异常。血常规、二便常规未见异常；肝功: TB26.6umol/L, IB20.5umol/L, 肾功: UA447umol/L, 血脂: LDL-C4.35mmol/L, ApoB1.19g/L, 电解质: 钙1.91mmol/L, C-反应蛋白: 38.0mg/L, 凝血: PT20.8s, INR1.82, 心肌酶、心肌标志物、血糖、甲功未见明显异常。血沉29.0 mm/h。

入院诊断: 中医诊断: ①胸痹（脾肾亏虚、水湿内停）；②悬饮。西医诊断: ①急性心包炎；②下腔静脉过滤器置入术后；③左侧髂外动脉人造血管再植术后；④高脂血症；⑤高尿酸血症；⑥前列腺增生。患者拒绝行心包穿刺检查，遂予以中药治疗，健脾温阳利水：党参20克、白术30克、茯苓30克、猪苓30克、泽泻30克、姜半夏15克、制天南星15克、葶苈子15克、桂枝15克、赤芍15克、当归15克、川芎30克、地龙15克、青皮10克、陈皮10克，停用华法林，以炮山甲10克、烫水蛭3克、田七10克，研粉开水冲服。每日甘遂0.5克、大戟0.5克、芫花0.5克研粉，以红枣泥裹上粉末，每日一次吞服。另以蛤蚧1对、紫河车30克、人参10克文火炖水服用。

2013年4月1日复查心脏彩超提示：心脏形态结构未见明显异常、三尖瓣轻度返流，左心室收缩功能在正常范围，舒张功能稍减低，心包积液左室后壁后方、右室前壁见到前后径13.9mm、3.9mm无回声区，心尖部未见明显液性暗区。心包积液量较前明显减少。中药以健脾温阳利湿：党参20克、白术30克、茯苓30克、猪苓30克、泽泻30克、姜半夏15克、制天南星15克、葶苈子15克、桂枝15克、赤芍15克、当归15克、川芎30克、地龙15克、陈皮10克，7剂水煎服，2013年4月8日复查心脏彩超提示：心包积液，左室后壁后方、右室前壁前方见到前后径8.6mm、3.5mm无回声区，心尖部未见明显液性暗区。心包积液量较4月1日明显减少。再次处方如下：予以桂枝30克、赤芍20克、川芎30克、当归15克、葶苈子15克、姜半夏15克、制南星15克、陈皮10克、大枣10、水蛭20克、全虫15克、蜈蚣5条14剂水煎服，2013年5月2日，心脏彩超提示：心脏形态结构未见明显异常，三尖瓣轻度返流，左心室收缩功能在正常范围，舒张功能稍减低，心包积液，左室后壁后方、右室前壁前方见到前后径8mm、3mm无回声区，心尖部未见明显液性暗区。2013年5月30日，心脏彩超提示：心脏形态结构未见明显异常，三尖瓣轻度返流，左心室收缩功能在正常范围，舒张功能稍减低，未见心包积液。另以蛤蚧1对、紫河车30克、人参10克，文火炖水服用。

按语: 由于没有大规模循证医学经验，所以急性心包炎的治疗多无指南,一开始的处理应着眼于筛选能影响处理的特异性病因,多给予对症治疗,发现特异性病因则给予相应治疗。如果治疗效果不佳,患者往往迁延不愈,反复发作,且有部分患者治疗反应满意的明确的急性特发性心包炎在初始治疗结束后会病情复发。当炎症和感染过程累及心包时形成心包积液是炎症反应的一个简单部分,积液使心腔容量减少导致心每搏排出量下降之时为临床上重要的转折点。心包积液的血流动力学后果的主要决定因素是心包囊中的压力水平和心脏对升高的压力的代偿能力。相应的,该压力取决于液体的量和心包压力—容积关系,因为心包只有很少的储备容量,因此快速积聚的相对少量的液体可对心脏功能产生明显的影响。而缓慢积聚大量积液常可很好耐受。中医没有心包积液病名,与之相对应有"悬饮",中医病机认为饮邪停留胁肋咳唾隐痛的病证。《金匮要略·痰饮咳嗽病脉证并治》:"饮后水流在胁下,咳唾隐痛,谓之悬饮。"多用葶苈大枣泻肺汤,十枣汤。

该患者于发病前约3周时,曾因发热反复使用抗菌素约10天,中医认为抗菌素药性苦寒,伤及人之脏腑阳气,而该患者主要表现为肺脾阳气亏虚,方中以党参、白术、茯苓、猪苓、泽泻、姜半夏、制天南星、葶苈子、桂枝健脾温阳化湿行气,水湿阻滞,气机不畅,日久必然血瘀,故加用赤芍、当归、川芎、地龙活血化瘀,加用青皮、陈皮气行则水行。考虑患者心包积液,恐急性炎症期有渗出,故暂时停用华法林,以炮山甲10克、烫水蛭3克、田七10克活血通络,研粉开水冲服。每日甘遂0.5克、大戟0.5克、芫花0.5克研粉,以红枣泥裹上粉末,每日一次吞服,攻逐水饮。方中甘遂善行经隧之水湿,泻下逐饮力峻,药后可连续泻下,使潴留水饮排泄体外。《本草衍义》:"专于行水,攻决为用。"《珍珠囊》:"味苦气寒,苦性泄,寒胜热,直达水热所结之处,乃泄水之圣药。水结胸中,非此不能除,故仲景十枣汤用之,但有毒,不可轻用。"大戟:苦,寒。有毒。归肺、脾、肾经。泻水逐饮作用类似甘遂而稍逊,偏行脏腑之水湿,多治水肿,臌胀,正气未衰者。芫花泻水逐饮作用与甘遂、京大戟相似而力稍逊,且以泻胸胁水饮,并能祛痰止咳见长。此患者服用十枣汤后约半个时辰,胃脘疼痛不适,3个时辰后开始出现腹泻,成水样便,第二天晨起再次腹泻1次,为水样便,未再腹痛,嘱其减半量服用。另以蛤蚧1对、紫河车30克、人参10克大补元气,以防攻伐太过。

(程红)

十五、治疗中风之经验

中风即脑卒中、"脑血管意外"，指因脑血管阻塞或破裂引起的脑血流循环障碍和脑组织功能或结构损害的疾病。脑卒中分为缺血性和出血性两类。其中，缺血性脑卒中包括脑血栓和脑栓塞等，相当于中医学的中风之中经络；出血性脑卒中包括脑出血和蛛网膜下腔出血，相当于中医学之中风之中脏腑。临床起病急，变化快，表现为意识障碍，语言不利，肢体偏瘫或神志不清等。不论是缺血性脑卒中还是出血性脑卒中，都会造成不同范围、不同程度的脑组织损害，因而产生多种多样的神经精神症状，严重的还会危及生命，治愈后很多病人留有后遗症。

1. 古代中医对中风病因病机的认识

中风作为中医"风、痨、臌、膈"四大难病之首，历来都是临床医家研究的重点。唐宋以前，多以外风立论，持"内虚邪中"的观点，认为风邪外袭虽是引发中风的直接原因，治疗以疏风为主，兼以扶正。《金匮要略》所载续命汤和《千金要方》所载小续命汤是"内虚邪中"理论在临床实践中加以应用的代表方剂；金元时期提出了内风说，治疗方面虽有补虚、清火、祛痰等法，却仍不离疏风祛邪。刘河间治中风师法前人，列小续命汤为第一方，治疗"外有六经形证"的中风，同时创制大秦艽汤、三化汤、愈风汤、地黄饮子等方；明清至近代诸医家在治疗方面则偏重于内风。张景岳认为"凡非风卒倒等证，无非气脱而然"，"必须以大剂参附峻补元气……随用地黄、当归、甘杞之类，填补真阴"，"治痰必当温脾强肾以治痰之本"，甚至强调"凡非风证未有不因表里俱虚而病者……治此之法，只当以培补元气为主"。叶天士认为阴虚阳亢、肝风内动为中风主要病机，主张"治以滋液熄风，濡养营络，补阴潜阳之品"。惟有"甘酸之属宜之"，以"质厚填阴，甘味熄风"；王清任则明确提出了益气活血的治法，《医林改错》："半身不遂，亏损元气，是其本源。""元气既虚，必不能达于血管，血管无气，必停留而瘀。"把气虚视为导致血瘀的重要原因，并创用补阳还五汤，重用黄芪；至张锡纯，则认为中风为肝阴亏虚、肝阳上亢、肝风内动。治疗应滋养肝阴、平肝潜阳、镇肝熄风，并创制了镇肝熄风汤。

2. 吾师对中风病的病因病机的认识

一般认为中风的发生病机应强调两点：一是阴阳失调，肝阳化风，气血逆乱，直冲犯脑；二是血瘀阻滞或痰瘀阻滞，气血失于流畅，血瘀或痰瘀滞于脑窍而致病。吾师认为中风病以本虚为主，表现在气血亏虚，脏腑功能减退。并且通过大量的临床观察发现，大部分病人以脾肾亏虚为根本兼挟痰湿瘀血。吾师临证要求谨守病因病机，认为随着现代人们生活环境、生活习惯的改变，中医对疾病的认识也应随之而变，中风病的病因病机主要表现在以下五个方面：

（1）现代科技进步的反作用是严重的环境污染，有毒物质戕害人体，人们在不经意间吸收了毒物，日久伤及正气，致使人体脏腑气血亏虚，致脉道艰涩，血运无力，而致血瘀；或致气虚水湿不化，湿聚成痰，阻滞气机，气滞血瘀，痰湿瘀血阻滞。

（2）现代生活节奏加快，生活水平提高，以车代步者日益增多，运动减少，形态肥胖，体肥多湿，湿邪困阻脾阳，脾失健运，水湿不化，湿聚成痰，或阻滞气机，气滞血瘀。

（3）工作节奏紧张，竞争激烈，学习工作压力过大，起居失调，情志失畅，或思伤脾、或忧伤肝、或恐伤肾致脾胃、肝肾亏虚。伤脾则运化失调，伤肝则疏泄失职，肝郁乘脾，脾阳被困，水湿不化，伤肾则水液代谢失常，这些均可湿聚成痰，阻滞气机，致气滞血瘀痰阻；另痰气交结可郁而化火，耗伤阴精，肝阳偏亢，阳化风动。

（4）饮食结构改变，嗜食膏粱厚味，使痰热内生，致气机不畅，血行迟缓，凝而为瘀；另饮食不节，损伤脾胃，可致脾失健运，水湿不化，湿聚成痰，阻滞气机，气滞血瘀。

（5）年高久病，气血亏虚、肝肾不足、阴阳失调，再加情志、饮食、房劳等诱因致肾精亏虚，肾精为生命之源，诸阳之根，可气化生阳，温养脏腑。诚如《景岳全书》云："五脏之阴气，非此不能滋，五脏之阳气，非此不能充。"若肾精亏虚，则脉道滞涩而成瘀，瘀血痹阻脑脉则发中风病。

综上可知，各种病因单一或综合为之，致气滞血瘀，痰湿瘀血阻滞，脉络不畅，脑窍失养而发中风。吾师治病必求本，认为本病脏腑亏虚是关键，正如《医彻·中风》所说："……河间谓五志过极，言其因也；东垣谓本气自病，言其本也；丹溪谓湿热生痰，言其标也；而究其根，则在于肾精不足所致。"又如《景岳全书·杂症谟·非风》："非风一证，即时人所谓中风证也。此证多见卒倒，卒倒多由昏愦，本皆内伤积损颓败而然。"

3. 吾师治疗中风之特点

（1）重视未病先防，既病防变

吾师认为中风病有明显的复发倾向，且复发时病情往往较重，故对已有中风病史的患者，非常重视预防中风病复发的预防，正如《杂病源流犀烛·中风源流》："若风病既愈，而根未能悉拔，隔一二年或数年必再发，发则必加重，或至丧命，故平时宜预防治之，第一防暴怒郁结，调气血，养精神，又常服药以维持之，庶平可安。"故吾师临证注重培补先天肾精及后天脾胃之本，固护正气，益肝肾，养精血，强脾胃，安心神，使气充血旺，经脉得充，而脏腑、经络、五官九窍、肌肉、筋骨得养，从而使中风病得以康复，达到预防复发的目的。

（2）生物全息理论与中医四诊巧妙结合

全息医学的胚胎早已在传统中医中孕育了数千年，古代东方以思辨为主要形式的阴阳、五行、八卦说的哲理中充满了全息思想，生物全息律认为，全息胚在生物体是广泛分布着的，任何一个在结构和功能上有相对完整性并与其周围部分有相对明确边界的相对独立部分都是全息胚。全息胚的各个部位都分别在整体或其他全息胚存在各自的对应部位，各个层次均具有整体的全部信息。吾师临证必先望其神色形态，即神色之有神无神，色泽之润泽暗滞，形态之肥瘦偏歪；尤其注重观患者之舌、手、面及五官，再通过四诊对疾病进行定性定位，判定脏腑、气血、阴阳等客观指标的全身变化和疾病变化。正如《灵枢·本脏篇》所说："视其外应，以知其内脏，则知所病矣。"

（3）遣方用药以补为重

吾师认为无论何种原因致使中风发生，终归以脏腑、气血、阴阳亏虚为主，而后血瘀痰阻脑窍而发病。故需溯本求源，肾虚血瘀则治以补肾益精以活血通络；肝肾亏虚，虚风内动，治以补肝益肾以熄风止痉以通络；气虚血瘀者，治以益气健脾以通络；血虚致瘀者加用制首乌、当归、熟地、阿胶等滋阴养血之品，以使脉道濡润通利；阳虚者温阳以通脉；兼有动风者加用去风之品，如天麻、勾藤、防风、蜈蚣、全蝎等。在上方基础上加用活血化痰之品如川芎、丹参、田七、制半夏、制南星、石菖蒲等。

（4）巧用中药与食疗相结合

吾师临诊除嘱患者生活规律、起居有时、调畅情志外，特别要求患者要注意清淡饮食，避膏粱厚味之品，不能过饱，忌嗜烟酗酒。并教授益于病者疾病之食疗方，该食疗方多以羊肉、牛肉、猪之脊骨或鸽肉煲汤，投以一两味中药，阳虚者枸杞、鹿尾、蛤蚧等，阴虚者投以玉竹、石斛、百合等；气虚者投以红参、当归、黄芪等；脾虚者投以莲子、淮山；肾虚者投以黑豆、黑芝麻、枸杞、灵芝、紫河车等；更年期病人投以血蛤、鹿尾、红参、首乌等；血瘀者投以田七。中医辨证施治巧妙结合食疗，以后天补先天，调脾胃，补肾精，使气血生化有源，脾胃得健，肾精得充，从而促进自身功能的恢复。

4. 验案介绍

病例一：罗×，男，57岁，半身不遂3天，症见右侧肢体瘫软，口眼歪斜，言语不利，腰膝酸软，心悸气短，夜尿频，便秘，健忘，伸舌右偏，舌质淡，边有瘀斑，苔薄，脉细无力。头颅MRI提示：桥脑急性期脑梗塞；腔隙性脑梗塞；左侧大脑中动脉无显示（考虑先天变异）。证属肾气不足、肾精虚衰、脑络受阻，治以补肾活血通络，方用右归丸加减，药用熟地20克、山萸肉10克、淮山20克、桑寄生20克、菟丝子20克、鹿角胶10克、怀牛膝20克、益智仁30克、制首乌20克、川芎15克、当归15克、郁金15克、石菖蒲10克为主加减治疗2个月，患者右侧肢体瘫软及其他诸症明显好转。嘱其以黑豆、鹿尾、红参或三七煲汤以助肾精充盈，再以上药加减治疗约1年，诸症明显减轻或消失。

病例二：王×，男，67岁，半身不遂7天，症见右侧肢体瘫软，言语不利，口舌歪斜，头晕，面色苍白，胸闷胸痛时作，气短乏力，口角流涎，自汗心悸，食少腹胀便溏，舌质淡，体胖大，边有齿痕瘀斑，苔薄白，伸舌左偏，脉沉细。高血压病史20年，冠心病病史16年，血脂异常。头颅MRI提示：延髓急性期脑梗塞；多发腔隙性脑梗塞；脑萎缩。吾师认为证属脾胃亏虚、正气不足、痰浊瘀血闭阻脉络，治以益气活血、化瘀通络。六君子合补阳还五汤加减：黄芪60克、茯苓15克、党参20克、白术15克、陈皮10克、制半夏20克、制南星20克、赤芍20克、川芎10克、当归15克、地龙15克、红花10克、鸡血藤30克、郁金15克、炮山甲15克，另加蜈蚣5条、全蝎10克等搜剔络中之痰瘀。以上方为主加减治疗3个月，诸症明显减轻。嘱其以田七、红参煲汤助药力。以上药加减，另酌加补益肾精之品如淮山、杜仲、巴戟天、仙茅、仙灵脾、制附子等治疗1年，患者血脂恢复正常，血压稳定，除右侧肢体活动稍有不利外，其余诸症均减轻或消失。

病例三：张×，女，46岁，右侧肢体活动不利伴肌肤麻木1个月，症见半身不遂，肢体拘急，口舌歪斜，头晕时作，头重如裹，胸闷，呕恶，微有寒热，自汗出，伸舌右偏，舌质淡，苔薄白腻，脉濡缓。血脂轻度异常；头颅MRI提示：左侧基底节（豆状核）急性脑梗塞；左大脑中动脉近端局部狭窄、变细。吾师指出此为正气不足、络脉空虚、外邪贼风侵入人体，引动内痰阻滞脉络，治以祛风豁痰通络，方用小续命汤合半夏白术天麻汤加减：麻黄10克、杏仁10克、桂枝15克、当归15克、川芎20克、党参15克、白芍15克、黄芩10克、防风15克、僵蚕15克、川贝15克、制半夏15克、白术15克、天麻15克、陈皮15克、茯苓10克、甘草10克。上药为主加减服用3个月，诸症明显减轻或消失。其后吾师嘱其以紫河车或血蛤煲汤，意取其血肉有情之品，滋润脉道，以使脉道通利，脏腑经络有养，尤其针对该患者之更年期，可以调养气血，补益肾精，濡养胞宫。

病例四：孙×，男，53岁，左侧肢体偏瘫2周，症见左侧肢体偏瘫，眩晕，神疲气短，头痛，失眠，多梦易醒，乏力，心悸健忘，纳呆，腹胀，小便偏多，大便偏溏，舌质淡胖，边有齿痕，苔薄腻，脉细涩。头颅MRI提示：右侧丘脑急性期脑梗塞；多发腔隙性脑梗塞。吾师辨证分析认为证属心脾两虚、瘀血阻络，治以养心健脾、活血通络，归脾汤合酸枣仁汤加减。药用党参20克、黄芪20克、白术15克、远志15克、茯苓15克、木香10克、砂仁10克、炒枣仁20克、柏子仁10克、当归15克、川芎20克、生姜3片、大枣10枚。服上药2周后眩晕、失眠、多梦易醒明显好转，但他症改善不明显，二诊加用防风10克、益智仁10克、蜈蚣5条、全虫10克再服用6个月，诸症明显好转。后嘱其常以黄芪、当归煲汤以养气血。

病例五：刘×，男，60岁，突然昏仆，不省人事1天入院，症见不省人事，目合口张，肢体瘫软，气息微弱，面色苍白，二便失禁，瞳孔散大，舌质淡紫卷缩，苔白腻，脉细微欲绝。高血压病史25年，高脂血症，头颅MRI提示：左侧颞顶叶大面积急性脑梗塞伴灶性出血；多发腔隙性脑梗塞；脑白质脱髓鞘改变；脑萎缩。此患者为二次中风，吾师分析认为脏腑精气已衰，复加诱因，突致阴竭于下，阳浮于上，阴阳离绝，元气已脱，故神昏失守。辨证急予益气回阳，扶正固脱。予参附汤，人参60克、制附子60克煎汤服，并以地黄饮子加减以填补真阴,温壮肾阳。2天后患者清醒,但不能言语及活动,余症未减,仍以地黄饮子加减服用,1周后患者稍有言语,诉失眠多梦,腰膝酸软,视物不清,右半身不遂,口舌歪斜,舌暗红边有瘀点,苔少,脉细无力。继以桂附地黄丸加减治疗,制附子30克、桂枝15克、熟地30克、山萸15克、淮山30克、泽泻15克、丹皮10克、茯苓15克、当归15克、赤芍15克、桃仁10克、仙茅15克、仙灵脾10克、生龙骨30克、煅牡蛎30克。吾师指出,证属上盛下虚,治宜滋阴潜阳,引血下行,防肝阳浮越。肝体阴而用阳,辅以养血活血化瘀之品,助肝气之调畅,可选滋降味厚之品,入下焦补阴精之不足,遣药宜甘温滋润,不宜寒凉,方求阴阳双补,取"阳中求阴"意。上药为主加减应用3个月,患者除右侧肢体活动不利,口眼喎斜外,其他无有特殊不适。吾师建议其长期中药调理,并嘱常以黄豆、黑豆、三七、淮山等煲脊骨汤温补脾肾、通络活血,以助疾病恢复,半年后患者肢体活动不利、口眼喎斜明显好转。

吾师指出,治病必要做到溯本求源,疾病的病因、病机、病程、病性以及病位随病情的发展变化多端、各有不同,中风病尤其如此,临证不可仅从教科书或某指南之辨证分型进行论治,应该从疾病本身的病因、病机、病性以及病位出发,根据疾病的演变过程不断地调整用药,由此才能做到知其所传,应其所变。

(程红)

十六、治疗中风先兆之经验

1. 中风先兆的诊断标准及病因病机

中风先兆证是与中风病有密切联系的临床综合征。中风先兆证名称较多,《素问·调经论》将中风先兆称为"微风",指出"气血未并,五脏安定,肌肉蠕动,命曰微风"。金代刘完素和李有粹均称之为中风先兆。其后又有"小中风""中风先期""小卒中""中风先兆症"等名称。1993年11月中国中医药学会脑病专业委员会第六次学术会议、国家中医药管理局脑病急症协作组第二次会议通过的《中风病先兆证诊断与和疗效评定标准》,确定了中风先兆证的诊断标准以及疗效评定标准。

主症：阵发性眩晕，发作性偏身麻木，短暂性言语蹇涩，一过性全身瘫软，一过性晕厥发作，瞬时性视物昏瞀。次症：头胀痛，手指麻，健忘，筋惕肉瞤，神情呆滞，倦怠嗜卧，步履不正。理化检查：血压、血糖、尿糖、血脂、血液流变学、心电图或眼底等有异常者。患者具有两项以上含两项主症或一项主症加上两项次症或三项以上含三项次症。由此可以看出，中风先兆证强调的是发作性的、一过性的，与中风有密切关系的临床症候群，并且CT、MRI检查应为正常的患者，CT、MRI检查发现异常者则为中风病。应除外癔证、痫病及颅内占位性病变等神经精神疾患。

各种病因单一或综合为之，导致气滞血瘀，痰湿瘀血阻滞，脉络不畅，筋脉失养而发中风先兆病。吾师认为脾为后天之本，肾为先天之本，肾中精气有赖于水谷精微的培育和补养，才能不断充盈和成熟，故脾虚日久必致肾精亏虚。脑为髓海，"髓海不足，则脑转耳鸣，胫酸眩冒，目无所见，懈怠安卧。"（《灵枢·海论》）又如《灵枢·口问》："上气不足，脑为之不满，耳为之苦鸣，头为之苦倾，目为之眩。"肾主骨生髓，肾虚则脑髓空，致中风先兆症候群出现。

2. 重视未病先防，既病防变

吾师非常重视中风先兆的治疗，认为因中风病发病突然，症状危急，变化迅猛，致病、致死和致残率高，且中风先兆开始并不十分严重，持续时间又短，很容易被医者病者忽视，所以，有效地治疗中风先兆，对预防中风病的发生有重要意义。吾师谨遵《素问·四气调神论篇》，提出："圣人不治已病治未病，不治已乱治未乱。"临床按唐代医家孙思邈的思想，将疾病分为"未病""欲病""已病"三个层次，认为"上医医未病之病，中医医欲病之病，下医医已病之病"，"喜养性者，治未病之病"。告诫人们要"消未起之患，治未病之疾，医之于无事之前"。吾师谨遵中医治未病主要从养生防病和欲病早治着眼，尤其注重培补先天肾精及后天脾胃之本，固护正气，益肝肾，养精血，强脾胃，安心神，使气充血旺，经脉得充，而脏腑、经络、五官九窍、肌肉、筋骨得养，从而使中风先兆病得以康复，达到预防中风病发生的目的。

3. 验案介绍

（1）肾精虚衰，脑络受阻

病例：唐×，男，54岁，阵发性头晕2年，伴右侧头麻木7天，肢休乏力，腰膝酸软，心悸气短，夜尿频，便秘，健忘，伸舌右偏，舌质淡，边有瘀斑，苔薄，脉细无力。糖尿病病史5年，血脂正常，颈动脉彩超提示颈内外动脉分叉处动脉粥样硬化斑块形成，头颅TCD、MRI未见异常。证属肾气不足、肾精虚衰、脑络受阻，治以补肾活血通络，方用右归丸加减。药用熟地20克、山黄肉10克、淮山20克、桑寄生20克、菟丝子20克、鹿角胶10克、怀牛膝20克、益智仁30克、制首乌20克、川芎15克、当归15克、郁金15克、石菖蒲10克为主加减治疗2个月，患者右侧头麻木，头晕明显好转。嘱其以黑豆、鹿尾、红参或三七煲汤以助肾精充盈，再以上药加减治疗3个月，诸症明显减轻或消失。

（2）正气亏虚，脉络瘀阻

病例：魏×，男，67岁。阵发性头晕9年，右手指麻木，面色苍白，胸闷胸痛时作，气短乏力，口角流涎，自汗心悸，食少腹胀便溏，舌质淡，体胖大，边有齿痕瘀斑，苔薄白，伸舌左偏，脉沉细。高血压病史20年，冠心病病史15年，2年前左前降支近端行PCI术，高脂血症，颈动脉彩超提示颈内、外动脉粥样硬化斑块形成。证属脾胃亏虚、正气不足、痰浊瘀血交阻络脉，治以益气活血、化瘀通络。六君子合补阳还五汤加减：黄芪60克、茯苓15克、党参20克、白术15克、陈皮10克、制半夏20克、制南星20克、赤芍20克、川芎10克、当归15克、地龙15克、红花10克、鸡血藤30克、郁金15克、炮山甲15克，另加蜈蚣5条、全蝎10克等搜剔络中之痰。以上方为主加减治疗3个月，诸症明显减轻。嘱其以田七、红参煲汤助药力。以上药加减，另酌加补益肾精之品如淮山、杜仲、巴戟天、仙茅、仙灵脾、制附子等治疗1年，患者血脂恢复正常，血压稳定，诸症消失。

（3）脉络空虚，风痰阻络

病例一：李×，女，43岁。右侧上肢肌肤麻木伴肌肉眴动3个月，头晕时作，头重如裹，微有寒热，自汗出，胸闷，呕恶，经量减少，经期延长，舌质正常，苔薄白腻，脉濡缓。各项血液及器械检查未发现异常。吾师指出此为正气不足、络脉空虚、外邪贼风侵入人体，引动内痰阻滞脉络，治以祛风豁痰通络，方用小续命汤合半夏白术天麻汤加减：麻黄10克、杏仁10克、桂枝15克、当归15克、川芎20克、党参15克、白芍15克、黄芩10克、防风15克、僵蚕15克、川贝15克、制半夏15克、白术15克、天麻15克、陈皮15克、茯苓10克、甘草10克。上药为主加减服用1个月，诸症消失。嘱其以紫河车或血蛤煲汤，意取其血肉有情之品，滋润脉道，以使脉道通利，脏腑经络有养，尤其针对该患者之更年期，可以调养气血，补益肾精，濡养胞宫。

病例二：王×，男，73岁。头晕头痛时作10年，左侧耳鸣耳聋，失眠多梦，腰膝酸软，视物不清，口角右偏，伸舌左偏、舌暗红边有瘀点，苔少，脉细无力。高血压病史25年，高脂血症，颈动脉彩超提示颈内、外动脉粥样硬化斑块形成，脑TCD提示脑血流速度减慢，MRI提示轻度脑萎缩。证属肝肾阴虚、肝阳偏亢、风阳上扰，治以滋阴潜阳、活血通络。方用杞菊地黄汤加减：枸杞子20克、菊花10克、熟地15克、山萸15克、淮山20克、泽泻15克、丹皮10克、茯苓15克、当归15克、赤芍15克、桃仁10克、生龙骨30克、煅牡蛎30克。以上药为主加减应用3个月，诸症均减，耳鸣消失。其后，嘱其以黑豆、淮山、枸杞煲猪之脊骨汤善其后。吾师指出，本症是属上盛下虚，治疗关键在于滋阴潜阳，引血下行，防止肝阳浮越。肝为血脏，体阴而用阳，辅以养血活血化瘀之品，有助于肝气之调畅，可选用滋降味厚之品，直入下焦补阴精之不足，遣药宜甘温滋润，不宜寒凉，方中阴阳双补，取"阳中求阴"意。

病例三：郑×，女，49岁。阵发性眩晕4年，动则加剧，时欲仆倒，神疲气短，右手指麻木，右侧头痛，失眠，多梦易醒，乏力，心悸，健忘，纳呆，腹胀，小便偏多，大便偏溏，舌质淡胖，边有齿痕，苔薄腻，脉细涩。实验室及器械检查正常。证属心脾两虚、血不养心、瘀血阻络，治以养心健脾、活血通络，归脾汤合酸枣仁汤加减。药用党参20克、黄芪20克、白术15克、远志15克、茯苓15克、木香10克、砂仁10克、炒枣仁20克、柏子仁10克、当归15克、川芎20克、生姜3片、大枣10枚。服上药两周后眩晕、失眠、多梦易醒明显好转，但他症改善不明显，二诊加用防风10克、益智仁10克、蜈蚣5条、全虫10克再服用两周，诸症明显好转。后嘱其常以黄芪、当归煲汤以养气血。

（程红）

十七、痰证的治疗

痰证是由痰邪引起的征候，在临床中所见之甚广，有"百病兼痰"之说。现将罗老师临床对痰证的诊治经验总结如下：

1. 病因病机

痰的形成，多有一定病因，影响人体津液输化运行，凝聚而成，厚浊者为痰。《证治汇补》："人之气道，贵乎清顺，则津液流通，何痰之有？若外为风、寒、暑、燥、湿之侵，内为惊、恐、忧、思之扰，饮食劳倦，酒色无节，营卫不清，气血浊败，熏蒸津液，痰乃生焉。"说明痰是多种致病因素导致的病理产物。可由感受外邪生痰；或内伤七情，情志郁结不畅，气不布津，聚而为痰；或饮食厚味，烟酒无节，脾胃蕴湿，积湿蒸热成痰；或因劳倦，伤及正气，气不化津而成痰。

津液的生化、输布、排泄，依靠脾的转输、肺的通调布散、肾的蒸化。若某一脏器的功能失调，则津液停而成痰。如肺气郁滞，治节不行，则津液停而成痰；脾主运化，升清降浊，若脾虚不运，津液停而成痰；肾主水，若蒸化失常，亦可生痰。故清代陈修园谓："痰之成，气也，贮于肺。痰之动，湿也，主于脾。痰之本，水也，源于肾。"

2. 诊断

痰之为病，质地稠浊，无处不到，变证多端。既指排出体外的有形之痰，又可表现为无形之痰。痰在体内，随气升降，无处不到，病及不同的脏腑经络表现为多种征候。痰阻于肺，宣降失司而见咳喘、咯痰；痰停于胃脘而见胸闷脘痞、呕吐痰涎；痰浊凝结于经络、肌肤、关节而见痰核、瘿病、疠、关节肿痛；痰为阴邪，上犯清阳，则眩晕；风痰痹阻经络，则肢麻偏瘫；无形之痰，阻于心、脑而发胸痹、心悸、失眠、神志昏蒙、昏仆、癫狂、癫痫；痰郁气阻于咽喉而见梅核气；痰湿积蓄于肌肤腠理，而形体肥胖；痰湿停滞于胞宫而月经不调、不孕。

3. 治法用药

痰之所生，由于脏腑功能失调，津液运行失常，本于正虚，而痰之已成，即为实证，故病机以本虚标实，治痰应根据脏腑虚实标本缓急而治，急则治标化痰、祛痰，缓则求其本，治在肺脾肾。罗老师在临床上治疗内伤杂病常以痰论治，提倡扶正祛邪，补益肺脾肾，化痰祛邪。

（1）提倡培补元气，扶正祛邪。罗老师认为治痰必当培补元气，温脾强肾以治痰之本，使根本渐充，则痰不治而自去。故治痰之法无他，但能使元气日强，充助胃气，痰必日少，即有微痰，亦不能为害。若元气日亏，则水谷津液皆可成痰，随去随生，不但攻之不尽，且损伤元气。若肺虚生痰，肺主通调水道，外邪犯肺或病久，肺失宣降，水津不能输布，水湿停聚而成痰，可见咳嗽咯痰，气喘。即为有形之痰的表现。多用三拗汤、小青龙汤等。若脾虚之痰：因脾虚运化失职而生痰者，应当调理脾胃，使其健运，则无食积痰饮之患，多用四君子汤、陈夏六君子汤。若脾阳亏虚，或兼胃寒呕恶、多痰者，宜用理中汤、附子理中汤等。若饮食过度生痰、未见虚证者，但去其湿滞而痰自清，治以二陈汤。在小儿，脾气多虚，常夹食积，宜加麦芽、谷芽、神曲、山楂之类。若肾虚之痰：肾经之痰只有虚证。若肾阳不足，开阖不利，水湿上泛，聚而成痰；或肾阴亏耗，阴虚火旺，虚火灼津而成痰，以补肾治疗。若气郁痰结：肝气郁结，气结痰凝，痰气互结，多表现为郁证、梅核气、瘿瘤等。宜用厚朴、半夏、柴胡、陈皮、香附、延胡、木香等。

（2）化痰祛邪：化痰多用半夏、南星、陈皮，寒痰当以温化，加桂枝、细辛、生姜、杏仁；热痰用胆南星、黄芩、竹茹；风痰，加白附子、南星；湿痰加苍术、厚朴、薏仁、豆蔻仁。

（3）重视气机：痰为津液留聚所成，津液赖气化以宣通，故痰之病变与气机密切有关。故有"善治痰者，不治痰而治气，气顺则一身津液亦随气而顺"之说。若气郁痰阻，痰气互结，多表现为郁证、梅核气、瘿瘤等。宜用厚朴、半夏、柴胡、陈皮、香附、延胡、木香等。

（4）痰瘀同治：痰证常伴有瘀血的存在。痰瘀为津血失于正常输布运化所形成的病理产物，两者相互转化。痰浊阻滞脉道，妨碍血液循环，血滞成瘀；瘀血阻滞，脉络不通，气机阻滞，津液失于正常输布，停而成痰。痰瘀相互交结致病。在治疗上，常痰瘀同治，化痰活血并施，使痰瘀分消。

4. 临床病例分析

（1）乳蛾病案

病例：樊×，女，3岁，因反复2年就诊，症见反复咽痛感冒，扁桃体炎症，在多家医院反复使用抗生素，扁桃体炎每1—2月发作1次，发作时痰黏稠难咳，纳呆，汗多，望诊见患儿眉心色青，指纹青色达气关，舌淡红，苔薄白，脉细。中医诊断：乳蛾，辨证：肺脾气虚，寒痰内伏。处方：黄芪15克、白术10克、防风10克、桂枝10克、白芍10克、麻黄10克、干姜10克、细辛5克、制半夏10克、五味子10克、萝卜子10克、党参10克、茯苓10克、炙甘草10克、灵芝10克。

按语：患儿先天禀赋不足，反复感冒使用抗生素导致正气受损，肺脾之气亏虚，肺气受损，气不化津，痰饮内生，痰饮内伏，受风寒后即感冒，咽痛；脾虚故见纳呆；卫气亏虚而见汗多，望诊见眉心色青，指纹青色达气关为寒痰内伏于肺之征象。故治法以益气补肺健脾，温肺化痰祛邪。方药用四君子、玉屏风散、小青龙汤。

（2）梅核气病案

病例：徐×，男，34岁，因"咽部异物感3月"就诊。症见咽部异物感，咽之不下，吐之不出，头晕头痛，便溏，畏寒肢冷，舌淡红，有齿印，舌根苔腻，脉弱。面部望诊断：见眉心凹陷，面颊瘦窄。中医诊断：梅核气，辨证：肺脾肾亏虚，痰气郁结。方药：黄芪30克、党参20克、白术30克、茯苓30克、厚朴15克、桂枝30克、制半夏30克、制南星30克、陈皮10克、石菖蒲15克、杏仁10克、草果10克、薏仁30克、紫河车30克、蛤蚧1对、甘草10克。

按语：患者临床表现为梅核气的症状，咽部异物感，咽之不下，吐之不出，梅核气病机为痰气郁结胸膈之上。病人其他症状表现为阳虚之象，见畏寒肢冷，脉弱，便溏，舌淡红，有齿印说明脾气亏虚；眉心《灵枢》称阙中，候肺，颊候肾，望诊见眉心凹陷，面颊瘦窄，表明肺肾亏虚，询问病人长期嗜烟，加班熬夜起居无常，损伤肺脾肾之气，故本病本虚为肺脾肾亏虚。肺脾肾亏虚，三焦气化失常，津液运行失调，积聚为痰，痰浊停滞，阻滞气机，痰气交结，郁结而见胸膈之上而见梅核气。故治疗以扶正祛邪，培补肺脾肾之元气治疗本虚，药用四君、黄芪、紫河车、蛤蚧；化痰行气治标，药用厚朴、制半夏、制南星、陈皮降逆化痰，桂枝温阳利水；杏仁宣通肺气化痰；石菖蒲化湿和胃；草果、薏仁温中健脾燥湿化湿。

（3）郁证病案

病例：孙×，男，56岁。受惊吓后心悸3月就诊，患者受惊吓后心悸、心烦，焦虑恐惧感，寐差，头晕，舌淡暗，有瘀点瘀斑，边有齿印，苔白腻，脉滑。中医诊断：郁证。处方：党参20克、白术20克、茯苓30克、黄芪30克、当归15克、川芎30克、天麻30克、制半夏30克、制南星30克、远志10克、石菖蒲15克、桂枝30克、蜈蚣5条、全蝎15克、煅龙牡各30克。

按语：患者平素劳累，饮食多肥甘之味，损伤脾气，痰浊内生，见病人体胖，舌有齿印，苔白腻，脉滑；痰阻血行，久而化瘀，瘀血内生而见舌淡暗，有瘀点瘀斑；病人受惊吓后，痰浊上扰心神，而见心悸、心烦，焦虑恐惧感，寐差。痰浊上扰清窍而见头晕，故辨证为脾虚血瘀，痰浊上扰。治疗以健脾益气，活血化痰通络。

（4）眩晕案

病例：黄×，女44岁。因头晕12年就诊，患者产后反复头晕，发现血压升高，形体肥胖，头晕头昏，乏力，体力下降，心悸，胸闷，痰多，色白，眠差，舌淡红，苔白，脉沉细。望诊见下极低平。中医诊断：眩晕，辨证为心脾亏虚，痰浊中阻。处方：党参20克、白术20克、茯苓30克、黄芪30克、酸枣仁30克、龙眼肉20克、当归15克、半夏15克、南星15克、天麻30克、远志15克、炙甘草10克。

按语：患者先天体弱，心脾不足，又兼产后失调，气血亏虚，心脾两虚，久津液运行失常，痰浊内生，而见脾虚痰盛之征象，痰浊上扰清窍而见头晕头昏；心脾两虚，痰浊内扰而见心悸、胸闷，失眠；气血不足而见乏力；体胖多痰为脾虚痰盛之体质特点；故治法为养心健脾，化痰安神。方药用归脾汤合化痰安神之药物。

（邢洁）

十八、郁证的中医治疗

郁证是临床常见的病症。由于情志不舒、气机郁滞所引起的病证。临床表现为心情抑郁、情绪不宁、胸部憋闷、心神不宁、咽中有异物堵塞感等多种表现。现今郁证发病与日俱增，可见于青年学生、工作压力大的上班族、更年期妇女、慢性病患等。由于患者个体体质性格不同、社会生活环境不同，临床表现多种多样，治疗用药也有所不同。总结罗老师临床治疗郁证病案，试分析如下。

1. 补肾疏肝，滋水涵木法

肾属水，肝属木，木生水，肝肾为母子关系。若肾虚，水不涵木，肝体阴而用阳，木失条达，肝失疏，气机运行失调而发为郁证。多见于妇女绝经前后、老年慢性患者，伴有头晕，腰背酸痛，耳鸣，乏力，记忆力下降，视物模糊等症。治疗以补肾疏肝，滋水涵木法。罗老师常用地黄饮子、二仙汤、滋水清肝饮等。

2. 养心安神，疏肝解郁法

心脾两虚是临床常见证型。因忧思劳神，脾气虚弱，化源不足，心神失养，症多见失眠，健忘，心悸气短，抑郁寡欢，情绪不宁，神疲头晕，妇女月经不调。罗老师多用归脾汤加龙骨、牡蛎重镇安神，阿胶补益气血，柴胡、香附舒畅气机。

3. 从痰论治，化痰开郁法

气郁后肝气反胃，脾胃受损，运化失常，湿食内聚而成痰。本证多见精神焦虑，胸部憋闷，善叹息，咽中异物感，气短。因怪病多见痰，故临床表现多样。罗老师常用半夏、厚朴、南星、瓜蒌、薤白、茯苓、陈皮。

4. 以调畅气机贯穿始终

《古今医鉴》："盖郁者结聚而不得发越也。当升者不得升，当降者不得降，当变化不得变化也。"郁证的发生，由于情志所伤，肝气郁结，气机失于正常升降，故治疗以调畅气机贯穿始终。另一方面，病久气机失调也可致郁证的发生。故《古今医鉴》："反病者必参郁治。"常用药：柴胡、郁金、香附、合欢花。

5. 典型病例分析

病例一：姜×，女，52岁，因"情绪焦虑、失眠2年"就诊。症见精神疲倦，情绪焦虑，心烦失眠，胸闷，心悸，头晕，舌淡红，苔白腻，脉沉细。中医诊断：郁证，辨证为肾气亏虚，肝郁痰结。处方：熟地15克、淮山20克、茯苓30克、山茱萸15克、杜仲30克、黄芪30克、陈皮10克、制半夏15克、制南星15克、炒枣仁30克、柴胡15克、白芍15克。

按语：患者处于绝经前后时期，肾气亏虚，水不涵木，肝气郁结，痰湿内生，阻滞气机而发本病。肝气郁结而见情绪紧张焦虑；肾气亏虚，精血不足，不能滋养心神而见心烦、失眠；痰阻气郁而见胸闷、头晕。舌脉象为肾虚肝郁之象。治疗应补肾疏肝，化痰开郁。

病例二：陈×，女，61岁，因"情绪抑郁3年"就诊。症见精神疲倦，情绪抑郁闷闷不乐，全身乏力，胸中窒闷，左侧胸痛，可放射至右胸，汗出，气短，胁肋不适，手足肩背疼痛，纳眠差，身体消瘦，舌淡红，有瘀点瘀斑，苔薄白，脉弦细。西医诊断：重度抑郁症。中药处方：柴胡15克、白芍30克、炙甘草15克、白术15克、当归15克、茯苓15克、薄荷5克、瓜蒌皮30克、薤白15克、制半夏15克、枳壳15克。

按语：肝气从左生发，其气一郁，欲升不得，故痛发于左；肺气从右肃降，诸气膹郁，皆属于肺，故胸中郁闷；肝木亢强，反侮于肺金，见气短乏力。故本病辨证为肝气郁结，痰阻气滞。治宜疏肝理气，化痰解郁。方用逍遥散合瓜蒌薤白半夏汤。

病例三：张×，男，40岁，因"失眠，情绪焦虑3个月"就诊。患者平素工作压力大，长期思虑过度。症见情绪焦虑，惊恐不安，精神萎靡，全身乏力，头晕头昏，心悸，气短，纳少，不寐，舌淡红，苔薄白，脉细弱。中医诊断：郁证，辨证为心脾两虚。处方：黄芪30克、党参20克、茯苓30克、当归30克、木香10克、远志10克、桂枝30克、酸枣仁30克、龙眼肉30克、柴胡15克、煅龙骨30克、煅牡蛎30克、甘草10克。

按语：本证由于长期劳心劳神，耗伤精血，心脾两虚，心失所养而见紧张、惊恐、心悸、不寐等症；气血不足而见头昏、乏力。治疗宜养心健脾，疏肝解郁。

（邢洁）

十九、跟师临证点滴体会

罗老师对中药的药性非常熟悉，了如指掌，在临床应诊时常常流利地背出《神农本草经》《本草纲目》关于药物性能的原文，值得我们学习。

（1）扶正与祛邪并举，健脾补肾为主。喜用辛热温补之品，常以四君子汤打底如黄芪、白术、茯苓、当归等健脾养血扶正为先，二仙汤、肾气丸、地黄饮子为常用的补肾方剂，少用或忌用寒凉之品，罗老师认为寒凉药伤人体的正气和阳气不到万不得已不用，用寒凉泻下药只可暂用，中病即止。

（2）药量偏大，罗老师常讲到现在药物多为人工栽培的药物，其药性能较弱，如果没有一定的药量很难达到有效的剂量，药效就会打折扣。细辛可用到15克，细辛不但可以去外寒也可以温经温里寒通经脉，水蛭15克、全蝎15克、蜈蚣5条，这些在临床处方中几乎每天都可见，这些在别人看来有毒之品，在罗老师的大胆应用中却收到显效。

（3）佐使药物常以砂仁、木香、陈皮、佛手等理气醒脾之品为主。一方面可以调脾胃防止药物伤胃，同时可以助药物在体内的运化。

（4）重视气血：罗老师认为疾病的发生正气虚是其关键，注重补正气补气血，气血旺盛，病从何来？补气药常用参、芪，补血常用芪、归，即是黄芪当归汤。

（5）强调化痰："百病皆由痰作怪"说明痰浊病机在疾病中的重要作用，罗老师善用半夏、南星温化寒痰，苏子、白芥子、莱菔子理气化痰，瓜蒌清热化痰。

（邓斌）

二十、虚劳的辨证论治

虚劳是以脏腑亏损，气血阴阳虚衰，久虚不复为主要病机，以五脏虚证为主要临床表现的多种慢性虚弱证候的总称。其病名最早见于《金匮要略·血痹虚劳病篇脉证并治》："夫男子平人，脉大为劳，极虚亦为劳"，"劳之为病，其脉浮大，手足烦，春夏剧，秋冬瘥，阴寒精自出，痠削不能行"。《内经》中虽无虚劳病名，但对该证的病机亦有所描述，如《素问·通评虚实论篇》曰："精气夺则虚。"罗老师在临证时常以虚劳论治，现总结如下：

1. 病因病机

虚劳的形成，有先天、后天两个方面原因。先天因素为禀赋不足、体质薄弱；后天因素为老年体衰、忧思郁怒、劳心劳神、起居不定、工作生活压力大、精神紧张焦虑、饮食失调、过食寒凉等，日久劳伤五脏，或大病久病后，失于调养，伤及五脏。《素问·宣明五气篇》曰："久视伤血，久卧伤气，久坐伤肉，久立伤骨，久行伤筋，是谓五劳所伤。"《金匮要略·虚劳篇》：食伤、忧伤、饮伤、房室伤、饥伤、劳伤、经络营卫气伤，即论病因。总之属因劳致虚、积虚成损之疾。罗老师认为在现今社会，竞争激烈、劳心劳神，饮食多肥甘寒凉之品，是临床常见病因。

2. 望诊

罗老师在临床诊断中尤重望诊。"望而知之为之神"。在虚劳病的诊治中，望诊的内容主要是望神、色及形态。神为人体生命活动的总称，来源于先天，滋养于后天，通过望神之得失，可以了解五脏精气的盛衰。《素问·六节脏象论》曰："以养五脏气，气和而生，津液相成，神乃自生。"《灵枢·平人绝谷》篇曰："五脏安定，血脉和利，精神乃居。"虚劳者，气血阴阳诸不足，故望神可见其精神疲惫，倦怠懒言，少气懒言，面色少华，两目乏神，动作迟缓等少神之象，重者可见精神萎靡，反应迟钝，目无光彩，眼球呆滞，肉削著骨无神之象。色为脏腑气血之外荣，故《四诊抉微》曰："气由脏发，色随气华。"《素问·脉要精微论》亦言："夫精明五色者，气之华也。"脏腑虚损，气血不足，色不能随气而华, 故望其色, 或晦暗, 或白光白, 而缺少光泽, 亦即《血痹虚劳病脉证并治》所谓 "面色薄"。

3. 舌脉诊

舌的形质和舌色与气血的盛衰和运行有关, 舌苔和舌体的润燥与津液的盈亏有关。故望舌对虚劳的诊断极为重要。常见舌质淡, 胖大, 阳气不足之象; 舌嫩红, 瘦薄气血亏虚之象。

切脉在虚劳病的诊治中尤其重要, 有时仅凭脉象, 即可断为虚劳病。《金匮要略·虚劳篇》: "夫男子平人, 脉大为劳, 极虚亦为劳。" 论述了虚劳病的脉象特点为大和虚。脉虽大而重按无力, 带有芤象, 为有余于外、不足于内的表现。《金匮要略浅注》曰: "脉大为七情色欲过度, 内损肾精。" "真水不能配火, 故脉大。" 从气机升降出入言, 虚劳者, 出多入少, 入不敷出, 精夺于内, 气散于外, 虚阳浮越, 故其脉浮而大。元阳不足, 脉气不充而可见细弱无力之 "极虚" 脉象。

4. 征候特点

虚劳病证候多样, 常见精神疲倦, 乏力, 不耐烦劳, 心悸短气, 四肢酸懒, 腹中虚痛, 喜温喜按, 纳呆食少, 或失眠多梦, 心烦易怒, 大便稀溏, 或时而便秘, 或嗜睡喜欠, 或遗精, 或阳痿等。亦可见无明显症状, 但从舌脉象神色已可判定内脏气血已虚损。

5. 治疗用药

《素问·三部九候论》曰: "虚则补之。" 虚劳以虚为主, 治疗应以补虚为主, 辨其脏腑阴阳不同。观罗老师虚劳用药, 多偏重于脾肾, 邪正兼顾。以脾肾为先后天之本故也。且虚劳之人, 脏腑功能低下, 气血运行障碍, 抵御外邪侵袭的能力下降而兼感外邪, 同时由于脏腑功能低下, 亦会产生瘀血、水湿、痰饮等实邪, 故对此病证的治疗在补益的基础上又分别配伍活血、利湿、清热、祛风等治法以扶正祛邪、标本兼顾。

6. 病例分析

病例一：梁×，男，36岁，工作压力大，常熬夜，精神疲倦，乏力，体力下降，望诊见两目少神，眼睑浮肿，晦暗无泽。诉精液检查示精液稀少。舌淡，苔白，脉虚无力。诊断：虚劳，辨证：脾肾亏虚。处方：淮山30克、熟地20克、山茱萸20克、白术30克、茯苓30克、党参20克、当归15克、川芎15克、桂枝15克、柴胡15克、防风10克、陈皮10克、巴戟天15克、葫芦巴15克、紫河车30克、炒麦芽15克、炙甘草10克。

按语：该病人为中年男性，压力大且熬夜，肾气耗损，脾胃亏虚，脏腑不足，表现为虚劳之征象。望诊见少神，精神疲倦，乏力，体力下降气虚之症状；眼睑浮肿，晦暗无泽为脾肾不足之象；肾精不足故见精液稀少。治疗当虚则补之。健脾补肾。用薯蓣丸健脾养血。并加山茱萸、巴戟天、葫芦巴补肾，紫河车补气血，白术、陈皮健脾理气。

病例二：石×，男，54岁。症见活动后气短乏力，自汗，冠脉造影示：多支病变。无明显胸闷痛，有长期吸烟史。望诊见精神萎靡，面色晦暗，山根低平，口唇紫暗，舌淡红，有齿印，苔腻，脉涩无力。中医诊断：虚劳，辨证：脾肾亏虚，痰瘀内阻。处方：党参20克、白术20克、茯苓30克、黄芪30克、当归15克、田七15克、蜈蚣5条、仙茅15克、仙灵脾10克、制半夏15克、制南星15克、陈皮10克。

按语：该病人为冠心病患者，但无心绞痛症状，主要表现为活动后气短乏力，自汗气虚症候。又根据望诊及舌脉辨为脾肾亏虚，痰瘀内阻心脉，故有面色晦暗、口唇紫暗；舌淡红，有齿印，苔腻，脉涩无力为脾肾亏虚兼有痰瘀之象；治疗以健脾补肾活血化痰通络为法。用党参、白术、茯苓、黄芪健脾；仙茅、仙灵脾补肾；当归、田七、蜈蚣活血；制半夏、制南星、陈皮化痰。

（邢洁）

二十一、皮肤病临证两例用药体会

1. 荨麻疹

寒性荨麻疹多于冬季或遇冷发作，温则缓解，舌苔薄白，脉浮滑或濡滑缓者。用麻黄附子细辛汤祛风配合虫类药全蝎、蜈蚣、地龙通络随症加减化裁。寒重而局部痒痛甚者加倍麻黄、附子、细辛加桂枝；气虚神疲加玉屏风散，黄芪50克、白术30克、防风10克。以上药物煎煮三次，前两次口服，第三次药液洗患处。

2. 带状疱疹

内服加外洗药

外用：制南星50克（生南星更佳）、白芷50克、辣椒50克，加65度以上高度白酒浸泡涂搽患处。

内服：以扶正攻毒为主常用玉屏风散益气固表，丹皮、麻黄引药达表，全蝎、蜈蚣、地龙通络，以毒攻毒，紫河车扶正祛邪。

按语： 荨麻疹多为风邪所致，风善行数变，为百病之长，故感受风邪易生风疹、荨麻、疱疹之疾。然有风热、风寒之兼挟之不同，本例荨麻为风寒所致，素体虚寒，故用麻黄附子细辛汤治疗。本例带状疱疹亦为邪毒外侵，素体肺卫亏虚，卫外不足，故用南星、白芷、辣椒解毒攻毒，玉屏风散益肺、补气、固表为法。

（罗陆一 邓斌）

二十二、肺系疾病临证两例用药体会

1. 过敏性鼻炎

玉屏风散和桂枝附子汤化裁：黄芪30克、白术30克、防风10克、桂枝20克、白芍10克、炙甘草10克、当归10克、白芷30克、川芎15克、苍耳子15克、辛夷花15克、附子10克。玉屏风散益气固表。桂枝加附子汤见于《伤寒论》方由桂枝汤加附子组成，具有调和营卫，补阳敛汗固表的作用。加白芷、辛夷、苍耳子芳香通鼻窍，川芎活血祛淤。

2. 寒性咳嗽、哮喘、肺气肿

临床症见咳嗽有白色泡沫样痰，夜晚咳嗽加重，畏寒肢冷，舌淡苔薄白，脉滑或浮滑。中医辨证为风寒咳嗽或外寒内饮咳嗽。治疗以温肺化痰散寒止咳为法。处方小青龙汤化裁，基本方为桂枝20克、白芍20克、麻黄10克、干姜15克、细辛15克、法半夏15克、醋五味子15克、苦杏仁15克、百部30克、炙甘草15克、当归20克。慢性虚损性疾病可加入紫河车30克、蛤蚧1对以培补肺元。

按语： 肺主气司呼吸，肺气不足，风寒外扰，营卫不和可致咳嗽、咯痰、鼻塞、流涕、鼻衄等，治疗肺气不足，营卫不和之鼻炎可用玉屏风散，桂枝汤加白芷、辛夷、苍耳子，如内有痰饮，外感风寒，风寒束肺，肺气失宣者，可用小青龙汤，如肺气虚弱，平素可用蛤蚧、紫河车益肺。

（罗陆一　邓斌）

二十三、温药的运用

温药性味辛热，具有温理助阳、散寒通脉的作用，用于治疗里寒证。里寒证指寒邪在里，阴寒之邪深入脏腑经络间，导致阴盛阳衰，忘阳欲脱，经脉寒凝。罗老师在临床中，特别注重温补阳气，善用温药，治疗很多疑难病证取得很好的疗效。

1. 温药临床运用意义

罗老师学术思想尤重于维护人体阳气。阳气是宇宙间万物变化的动力。《素问·生气通天论》："阳气者，若天与日，失其所，则折寿而不彰。"《类经附翼》："天之大宝，只此一丸红日；人之大宝，只此一息真阳。""阳化气，阴成形，形本属阴，而凡通体之温者，阳气也；一生之活者，阳气也；五官五脏之神明不测者，阳气也。及其既死，则身冷如冰，灵觉尽灭，形固存而气则去，此以阳脱在前，而阴留在后。"可见在人体阴阳平衡中，阳气起着主导的作用。罗老师在临床上脾肾阳气亏虚证型非常多见，导致因素大致有：①先天禀赋不足，阳气亏虚；②过食寒冷生冷之物，如凉茶、寒性水果、饮料雪糕等，损伤脾胃阳气；③贪凉多用空调，外面炎热，室内寒冷，人体乍热乍冷，由热至冷，损伤阳气；④滥用抗生素，抗生素从中药角度分析属于苦寒之品，抗生素滥用，即过用苦寒药物，损伤阳气；⑤作息不规律，夜生活过度，耗伤阳气；⑥生活节奏快、压力增大、过劳，损伤人体阳气；⑦房劳导致肾气损伤。综上因素导致阳虚证多见，阴虚证少。

2. 温药药物分析

清代程国彭《医学心悟》："医家有温热之温，有温存之温，参、芪、归、术，和平之性，温存之温也，春日煦煦是也；附子、姜、桂，辛辣之性，温热之温也，夏日烈烈是也。"把温法分做温存、温热两类，阴寒盛，其症急重者，用温热之剂，阳气偏虚，其症缓轻者，采用温存之法。罗老师常用之温热药物具体分析：

（1）附子，辛，热，归心、肾、脾经，回阳救逆，功效：补火助阳，散寒止痛。在临床上用于肾、脾、心诸脏阳气虚衰者、寒痹关节疼痛、阳虚外感者等。

（2）干姜，辛，热，归脾、胃、心经，功效：温中，温肺化饮，回阳。在临床上用于脾胃虚寒、寒饮伏肺等。

（3）肉桂，辛，甘，热，归肾、脾、心、肝经，功效：补火助阳，散寒止痛，温通经络。在临床上常用于脾肾阳衰，气衰血少者，以及虚寒疼痛、阴疽、虚寒痈肿脓成不溃，或溃后久不收敛等外科疾患。

（4）细辛，辛，热，归肺、肾经，功效：祛风散寒，温肺化饮，宣通鼻窍。在临床上多用于外感风寒表证，寒饮伏肺、头痛、牙痛、痹痛、鼻渊等。

（5）吴茱萸，辛，苦，热，归肝、脾、胃经，功效：散寒止痛，疏肝下气，燥湿。在临床上用于脘腹冷痛、疝痛、头痛、虚寒腹泻、呕吐吞酸等。

3. 运用

在临床上可见以下情况，若素体阳虚，寒邪外袭，耗伤阳气而出现虚寒证时，须用温药治之。寒为阴邪，易伤阳气，寒邪侵袭人体，腠理收缩，卫阳被遏而见恶寒，无汗，头身疼痛，肢体拘急，治疗宜辛温散寒；阳气亏虚，阴寒内盛，表现为畏寒肢冷，面色苍白，小便清长，治疗当温补；若阳气衰微，四肢厥冷，脉微欲绝，治疗当回阳救逆；若阳气虚弱，寒邪凝滞经脉，气血不通，而出现痹症，治疗宜温阳散寒；根据临床疾病及辨证，具体治法有温阳解表、温肺化饮、温中补虚、温中止痛、温阳利水、温经祛寒、温阳活血、回阳救逆、温肝散寒、温阳通便、温阳固摄、补肾壮阳等等。试举数例分析：

病例一：秦×，男，86岁。心悸、活动后气喘间作20年，加重1周就诊。症见：胸闷、心悸、活动后气喘，夜间不能平卧，纳眠差，尿少，舌淡，苔白腻，脉促。心电图：快速性房颤。彩超：心房明显增大，二尖瓣返流。处方：附子15克、茯苓30克、猪苓30克、白芍30克、桂枝30克、泽泻30克、怀牛膝15克、当归15克、紫河车30克、生姜10克。

体会：本病为老年心衰患者，中医诊断为心悸，辨证为阳虚水泛。治疗以温阳利水，方用真武汤。方中使用附子温肾助阳以化气行水，暖脾以温化水湿。

病例二：李×，女，28岁，因头晕间作1月就诊，症见：头晕，头痛，颈项酸痛，全身乏力易倦，面色发青，大便烂，常有腹痛，喜热敷，舌淡胖，苔薄，脉细。处方：制附子15克、干姜15克、党参30克、白术20克、茯苓20克、陈皮10克、吴茱萸10克、五味子10克、肉豆蔻10克、补骨脂10克、天麻10克、川芎30克、炙甘草10克。

体会：本病辨证为脾肾亏虚。方药用附子理中丸合四神丸加味。使用附子、补骨脂温补脾肾，干姜、肉豆蔻温中暖胃止泻，吴茱萸温补肝脾肾以散阴寒，五味子以固肾益气止泻，党参、白术、茯苓以健脾祛湿。

病例三：李×，女，35岁，月经不调就诊，症见：月经后期，常有闭经，面色晦暗，神疲肢冷，寐差，舌淡红，苔薄白，脉细。处方：党参20克、陈皮10克、白术15克、茯苓30克、桂枝15克、附子15克、菟丝子10克、黄芪30克、仙茅15克、仙灵脾10克、丹参30克、柴胡10克、鹿角胶30克、炙甘草10克、水蛭10克。

体会：本病属妇科月经病，中医辨证脾肾亏虚肝郁血瘀。病机为脾肾阳虚，寒凝胞宫，治疗宜温补脾肾暖宫散寒，兼以疏肝理气活血，在温补药中使用附子以温补脾肾之阳，祛阴寒，桂枝温经通脉，配合党参、白术、茯苓以健脾，二仙以补肾。

（邢洁）

二十四、临床运用虫类药5例

虫类药物运用于临床已有几千年的历史。《神农本草经》中记载的蜈蚣、地龙、水蛭、䗪虫等至今仍为常用的虫类药。经历代本草收集整理，至明代《本草纲目》虫类药物已有数十种之多。近人有南通朱良春氏以善用虫类药物而蜚声海内外，然敢步其后尘，放胆用之者寥寥。罗老师认为，虫类药物大多有毒，药力峻猛，人多畏之。但若能善加运用，可以攻克许多顽症痼疾，非草木之辈可比。罗陆一临证运用虫类药在辨证论治的基础上必大剂足量，力求所克必胜。兹举常用者如下：

1. 蜈蚣、全蝎治脑梗死

脑梗死系指脑供应血管由于各种原因引起相应血管的闭塞，并由此产生血管供应区脑功能损害和神经症状的一群临床综合征，罗老师认为脑梗死的病理是血管闭塞，因此疏通血管是获取疗效、改善症状的关键。中医辨证多属脾肾两虚，气滞血瘀。罗老师在治疗此类疾病时，往往在健脾补肾、活血化瘀方中加入蜈蚣、全蝎。由于脑梗死患者多伴有动脉硬化、血脂升高、血液黏稠度高，普通草木类活血化瘀药效果不理想，必须加用虫类药以提高疗效。蜈蚣，味辛、性温、有毒，入肝经。《医学衷中参西录》云："蜈蚣，走窜之力最速，内而脏腑、外而经络、凡气血凝聚之处皆能开之。"现代研究认为蜈蚣水溶性去蛋白提取液有扩张血管作用。全蝎，味辛、性平、有毒，入肝经。《开宝本草》曰："疗诸风隐疹，及中风半身不遂，口眼㖞斜，语涩，手足抽掣。"《医学衷中参西录》云："蝎子，善入肝经，搜风发汗。治惊痫抽掣，中风口眼歪斜，或周身麻痹……为蜈蚣之伍药，其力相得益彰也。"因此蜈蚣、全蝎相伍，对脑梗塞之血管瘀阻有很强的疏通作用，能有效地改善症状，恢复受损的神经功能。罗老师指出，蜈蚣须用5条且不能去头足，去之则力减；全蝎须用至15克煎服方能奏效。若将二者研末吞服，效果更佳。每剂蜈蚣用3条、全蝎用10克研末。蜈蚣、全蝎毒性很低，临床有按上述用量最多服用100多天，未见有中毒者。

病例：黄××，男，68岁，2006年3月7日就诊。患高血压病10余年，最高血压180/105mmHg。近一周感双下肢无力，行走不稳，头晕，嗜睡，健忘，舌淡苔薄白，脉弦涩，重按无力。血压160/100mmHg，颅脑MRI：腔隙性脑梗死。中医辨证：肝肾不足，瘀血阻窍。治宜滋补肝肾，活血通窍。处方：熟地15克、山茱萸15克、茯苓15克、黄芪30克、杜仲30克、桑寄生30克、当归15克、川芎30克、葛根30克、地龙10克、田七10克、巴戟天15克、蜈蚣5条、全蝎15克。7剂，水煎服。药后症状好转，继服20余剂诸症消失，血压恢复正常。

2. 蜈蚣、全蝎治颈椎病

颈椎病是指颈椎间盘退行性变及其继发性椎间关节退行性变所致脊髓、神经根、椎动脉、交感神经等邻近组织受累而引起的相应临床症状和体征。罗老师认为颈椎病内因主要是肝肾不足、筋骨萎软，外因是外感风寒湿或颈部劳损、外伤所致。治疗上以滋补肝肾为主，兼祛风活血通络化痰。蜈蚣、全蝎善通络走窍，对颈椎病各型均可收良效。其用法用量同脑梗死。

病例：杨××，男，62岁，2006年3月28日就诊。眩晕3个月，逐渐加重，伴耳鸣、健忘、头部昏沉、颈项僵硬酸痛不适、舌淡红苔薄白、脉沉细。颈椎X线正侧位片：第二、三颈椎钩椎关节骨赘形成。中医辨证：肝肾不足，脑髓空虚。治法：补肝肾，充脑髓，通窍。处方：熟地15克、山茱萸15克、远志10克、石菖蒲15克、巴戟天15克、仙茅20克、仙灵脾10克、黄芪30克、当归15克、川芎30克、地龙15克、葛根30克、蜈蚣5条、全蝎15克。7剂，水煎服。4月4日二诊，眩晕、耳鸣减轻，头已轻松，颈项僵硬酸痛好转。原方去远志，加桂枝10克，14剂。患者服完上药后，自拣14剂续服，5月8日来告诸症消失。

3. 水蛭、地龙、地鳖虫治冠心病心绞痛

冠心病心绞痛是冠状动脉供血不足，心肌急剧的、暂时的缺血与缺氧所引起的临床综合征。属于中医"胸痹""真心痛"范畴，病机多为胸阳痹阻，气滞血瘀痰凝。罗老师认为，本病临床以脾肾阳虚为本，瘀血痰浊阻滞心络为标。

治疗上宜温补脾肾，活血化瘀，祛痰化浊。心绞痛的病理主要在于心脉痹阻不通，因此疏通心脉是取效的关键。故在治疗方中加入具破血逐瘀的水蛭、地龙、地鳖虫可获良效。水蛭，《本经》云："主逐恶血、瘀血。"地龙，《得配本草》曰："除风湿痰结……破血结。"现代研究，两药均有溶栓抗凝作用。地鳖虫即䗪虫，《本经》云："主血积……破坚。"三种虫类药物合用，破坚攻瘀作用更强，对冠状动脉粥样硬化斑块有一定溶解作用，并能扩张冠状动脉，对各种类型的心绞痛均有较好的效果。

病例：薛××，男，76岁，2006年3月14日就诊。阵发性胸痛反复发作1年余，经多次心电图检查，诊为冠心病心绞痛。有高血压病史7年。现胸痛每于活动后或情绪激动时发作，休息及服硝酸甘油可缓解，面色晦暗，胸闷心悸，失眠，腰酸腿软，双手指尖发暗，舌暗红，脉弦细涩。中医辨证：肝肾不足，气滞血瘀。治法：补肝肾，行气破瘀。处方：黄芪30克、当归15克、川芎30克、酸枣仁30克、杜仲30克、仙茅15克、仙灵脾10克、田七15克、葛根30克、丹参30克、地龙10克、水蛭15克、地鳖虫15克。7剂，水煎服。此方连服1个月，随访3个月胸痛未再发作。

4. 蜈蚣、全蝎、炮山甲治前列腺增生

前列腺增生又称良性前列腺肥大，中医称为"精癃"。多由老年肾虚、中气不足、痰瘀互结水道或湿热下注膀胱所致。罗老师认为，本病以脾肾两虚为本，痰瘀互结为标。本病特点在于其痰瘀一旦形成，盘踞尿道，则根深蒂固难以拔除，非虫类走串破坚之品不能开通。罗老师临证除选用蜈蚣、全蝎通窍化瘀外，还喜用炮山甲活血散结。《药义明辨》谓："穿山甲，是物功专通气活血，偏走脏腑，通行经络，达舍之所在，故服之闭塞能泻。"三药合用，对小便点滴不畅之症可获良效。

病例：黄××，男，57岁，2006年3月7日就诊。患者主述尿频、小便不利已半年余，经外院直肠指检，确诊为前列腺增生。现尿频，尤以夜间为甚，小便困难，点滴难出，尿后余沥不尽，腰酸膝软，舌淡苔白，脉沉细。中医辨证：脾肾阳虚，瘀血阻滞。治法：温补脾肾，活血通窍。处方：黄芪30克、杜仲30克、仙茅15克、仙灵脾10克、益智仁20克、远志10克、石菖蒲10克、皂角刺20克、王不留行20克、泽兰30克、蜈蚣5条、全蝎15克、炮山甲10克。7剂，水煎服。服药3剂，

小便已较通畅，7剂之后，诸症大为好转。继服7剂巩固疗效。

5. 水蛭、地龙、蜈蚣治糖尿病足

糖尿病足是糖尿病慢性并发症之一，其萎缩性病变的基础是神经和血管病变，而感染则加重其病变。属于中医"足疽""脱疽"范畴。罗老师认为，本病以脾肾气阴两虚或阳虚为本，燥热化火、瘀血内阻为标。治疗上应健脾补肾，清热祛瘀通络。罗老师特别指出，糖尿病不管何证型都兼有瘀血阻络，在辨证的基础上加用活血通络之品都能提高疗效。至于糖尿病足，瘀血阻络是导致足部失养，继而溃败坏死的根本原因。治疗上，可急则治其标，以活血化瘀为主，普通活血化瘀药物力有不逮，必须加用虫类药物水蛭、地龙、蜈蚣等以走窜开通，逐瘀破血。临床以此法治疗糖尿病足无不奏效。

病例： 王××，男，76岁，2006年3月7日就诊。患者患Ⅱ型糖尿病14年，脑梗死，双下肢动脉斑块形成1年余，2个月前开始觉左足麻木，感觉迟钝，发凉，干燥，随后左足第五趾处出现水泡，水泡破溃后一直不能愈合。现左足第五趾溃疡，局部略红肿，有少许黄色分泌物，其余足趾表面干燥，颜色黯黑，发凉，触之感觉迟钝，舌暗红、苔薄黄，脉细涩。中医辨证：瘀血阻络，瘀毒肉腐。治疗以活血通络、清热解毒为法。处方：当归30克、红花15克、桃仁15克、赤芍30克、丹参30克、川牛膝20克、金银花30克、生地30克、玄参30克、黄柏15克、甘草10克、水蛭15克、地龙15克、蜈蚣5条。7剂，水煎服。患者药后红肿已消，伤口干燥，足凉、黯黑有改善。效不更方，原方继服14剂，左足溃疡完全愈合，足部变温，皮肤色泽和感觉恢复如常。继以健脾补肾活血之剂调理，嘱病人控制血糖，防止复发。

（华青）

二十五、虫类药物运用经验

虫类药物运用于临床已有几千年的历史。《神农本草经》中记载虫类药物28种，其中蜈蚣、地龙、水蛭等至今仍为常用的虫类药。经历代本草收集整理，至明代《本草纲目》虫类药物已有107种之多。叶天士倡"久病入络"理论，"久则邪正混处其间，草木不能见效，当以虫蚁疏逐。"罗老师认为，虫类药物

大多有毒，药力峻猛，人多畏之。但若能善加运用，可以攻克许多顽症痼疾，非草木之辈可比。经常使用的有地龙、全蝎、蜈蚣、水蛭、僵蚕、蜣螂虫、白花蛇、九香虫、蜂房、蝉蜕、穿山甲、蛤蚧等。现分析几种虫类药物如下：

（1）全蝎又名全虫，味辛性平，有小毒，入肝经，有祛风止痉、通络止痛、解毒散结之功。

（2）蜈蚣，性温味辛，有小毒，入肝经，有祛风止痉、通络止痛、解毒散结之功。全蝎、蜈蚣两者常配伍使用。

（3）地龙，味咸性寒，归脾、肝、膀胱经，有清热熄风、平喘、通络、利尿功效。

（4）水蛭俗称蚂蟥，微苦咸，性平，归肝经，有破血逐瘀之功效。

（5）僵蚕，味咸，辛，性平，归肝、肺经，具有熄风止痉、祛风之通、解毒散结功效。

（6）白花蛇，别名蛇，味甘咸，性温，归肝经，具有祛风、活络、定惊作用。

（7）九香虫，性咸味温，归脾、肝、肾经，有行气止痛、温肾助阳之功效。

（8）穿山甲，味咸，性微寒，归肝、胃经，有活血通经、消肿排脓之功效。

（9）蛤蚧，味咸性平，归肺、肾经，具有补肾气、助肾阳、定喘、益精血作用。

临床上，具体使用总结以下：

1. 搜风通络止痛

虫性善行走窜，通达经络，搜风透骨，其搜剔骨节筋肉间风湿之性远胜草木之性。用于顽固性头痛、各种顽痹等。常用全蝎、蜈蚣、地龙。其次使用白花蛇、乌梢蛇，乌梢蛇功效类似于白花蛇。蛇类专于搜风通络，能外达于皮肤，内通经络，其搜骨透风之力最强。对于各种疠风顽痹、肢体麻木、筋脉拘挛、半身不遂、皮肤瘙痒等症，有"截风要药"之称。

2. 熄风止痉

凡眩晕、震颤、动摇、抽搐、僵硬、强直、痉挛、拘急、口眼㖞斜、角弓反张、麻痹、痿废、痒与痛等感觉异常和行动障碍，属于中医"风"的范畴。虫类药熄风的作用较强。使用全蝎、蜈蚣、地龙功擅熄风定惊，对于中风后半身不遂、口眼㖞斜、肢体震颤、手足麻木、癫痫等，张锡纯认为虫类药"走窜之力最速,内而脏腑,外而经络,凡气血凝聚之外皆能开之……其性尤善搜风,内治肝风萌动,癫痫眩晕;外治经络中风,口眼㖞斜、手足麻木"。如牵正散中使用白僵蚕、全蝎。

3. 破血散瘀

虫类药有推陈致新之妙用。虫性走窜,活血通络之力颇强。用于瘀血阻滞引起的胸胁疼痛、蓄血发狂、跌打损伤、经闭、痛经、癥瘕痞块等。例如水蛭有"破血药中功列第一"之说,常使用于胸痹患者。大黄䗪虫丸、下瘀血汤中用䗪虫,治疗外伤瘀血及妇女血瘀腹痛、经闭等。

4. 补肾固本

常使用蛤蚧,蛤蚧补肾填精培元,作为食疗或研末内服。用于老年虚劳、肺肾亏虚、哮喘、慢阻肺患者。

5. 行气止痛

常使用九香虫,治疗各种肝郁气滞之胃痛。

6. 消积散结

使用蟋蟀虫,具有攻坚消积散结逐水作用,用于癌肿患者。

(邢洁)

二十六、运用麻黄附子细辛汤的经验

麻黄附子细辛汤始载于《伤寒论》少阴病篇,原文曰:"少阴病,始得之,反发热,脉沉者,麻黄附子细辛汤主之。"用治少阴太阳两感之证。其基本病机为心肾阳虚,复感寒邪,表里同病。故仲景用麻黄善开腠理,透毛窍,使表里内外之寒邪从表而出;用附子辛大热,通行十二经络,温通全身阳气;用细辛善通关窍,散寒凝,无论实寒虚寒皆能温通消散。药仅三味,配伍精当,功专效宏。配伍后温阳散寒之力更强,能振奋阳气、疏通血脉,不但表寒证可用,里寒证只要有寒凝瘀滞之征也可用;实证固可用之,虚证配伍益气温阳之品也常用之，尤对肺、肾、心经寒证有良效。故临床应用大大超出原书范围，可广泛用于内外妇儿多种病症。现举应用麻黄附子细辛汤治验几例说明之。

1. 病态窦房结综合征

病例：张××，男，47岁。心悸、胸闷，伴头晕、乏力6年，夜间加重，舌暗淡，苔薄白，脉迟。24小时动态心电图：心率多在每分钟52次左右，最慢心率每分钟35次。阿托品试验阳性。西医诊断：病态窦房结综合征。中医辨证：心肾阳虚，阴寒内盛。治法：温通心肾。处方：麻黄12克、细辛15克、制附子20克、红参10克（另煎）、鹿角胶10克（烊化冲服）。7剂，水煎服。药后心悸、胸闷减轻，头晕、乏力明显改善，心率有所加快，嘱原方继服1个月后复查。1个月后患者来告，心悸、胸闷、头晕、乏力等症消失，24小时心电图示：心率多在每分钟70次左右，最慢心率每分钟60次。

2. 冠心病心绞痛，房室传导阻滞

病例：赵××，男，67岁。胸闷痛间作3年，加重1天入院。症见胸闷胸痛，心悸，劳累、活动或情绪激动时加重，持续数分钟至半个小时，服硝酸甘油或休息后可缓解，伴头晕，气短，乏力，畏寒，舌暗淡，苔薄白，脉沉细。心电图：房室传导阻滞，ST-T改变，完全性右束支传导阻滞。西医诊断：冠状动脉粥样硬化性心脏病，心绞痛，房室传导阻滞，完全性右束支传导阻滞。中医辨证：心肾不足，阳虚瘀滞。治法：养心益肾，温阳通瘀。处方：炙麻黄10克、细辛10克、制附子20克、黄芪30克、党参15克、茯苓20克、白术15克、炒枣仁20克、三七10克、灵芝30克、仙茅10克、仙灵脾10克、炙甘草10克、桂枝10克。此方连服15剂，患者胸闷痛、心悸等症消失，病情显著好转出院。

3. 病毒性心肌炎，频发室性早搏

病例：王×，男，26岁。患者1个月前患感冒，伴腹泻，自服速效感冒胶囊、黄连素等药，感冒腹泻止，但感心悸、胸闷，在外院查心电图有频发室性早搏，诊为病毒性心肌炎，经服用板蓝根、肌苷等药，病情无好转。现症：心悸，胸闷，头昏，神疲，乏力，肢冷，舌淡红，苔薄白，脉缓、结。动态心电图：室性早搏6230次/24小时。西医诊断：病毒性心肌炎，频发室性早搏。中医辨证：心肾阳

虚, 心阳不振。治法: 补益心肾, 温阳散寒。处方: 炙麻黄10克、细辛10克、制附子20克、酸枣仁30克、柏子仁10克、灵芝30克、黄芪30克、党参20克、茯苓20克、白术15克、桂枝10克、炙甘草15克、鹿角胶10克(另烊服)。服药7剂, 心悸、胸闷减轻。继服21天, 诸症消失。复查动态心电图: 室性早搏32次/24小时。

4. 腰椎病

病例: 李×, 女, 58岁。患者近半年来腰痛, 逐渐加重, 伴下肢发麻、无力, 以左足为甚, 不能远行。腰椎X光片示腰椎增生。现腰酸腰痛, 弯腰受限, 下肢发麻, 畏寒肢冷, 舌淡红, 苔薄白, 脉沉细。西医诊断: 腰椎病(腰椎增生)。中医辨证: 肾阳不足, 寒凝经脉。治法: 温肾助阳, 散寒通络。处方: 麻黄10克、细辛10克、三七10克、杜仲20克、桑寄生30克、川续断20克、川牛膝20克、仙茅15克、仙灵脾10克、巴戟天15克、制附子15克、制乌头15克、当归15克。服药7剂, 腰痛大减, 下肢麻木好转, 原方附子、乌头各减为10克, 继服15剂腰已不痛, 下肢不麻, 能行走5公里。

5. 荨麻疹

病例: 孙×, 男, 27岁。患者皮肤反复发作风团块2年余, 每因冷风吹袭(如进空调房)而发作, 发作时全身起风团块, 突出皮肤表面, 边缘清楚, 呈淡红色或苍白色, 剧烈瘙痒, 抓搔后风团加大, 持续1—2个小时消退。在外院皮肤科诊为荨麻疹, 曾服用多种抗过敏西药, 均只能暂时缓解。近几日发作加剧, 四肢不温, 舌淡红边有齿痕, 苔薄白, 脉沉细。西医诊断: 荨麻疹(寒冷型)。中医辨证: 脾肾阳虚, 风寒束表。治法: 温补脾肾, 发散风寒。处方: 麻黄15克、细辛15克、桂枝15克、防风20克、荆芥20克、附子10克、干姜10克、甘草10克。上方连服15剂, 诸症消失, 随访3个月, 病未再发。

体会: 通过以上几个病案的学习, 体会到, 麻黄附子细辛汤的功用主要是散寒通滞, 应用指针是阴寒凝滞导致的各种病症。临床病症只要有阴寒凝滞的病机, 不论实寒虚寒, 皆可投以麻黄附子细辛汤以温之、散之、通之。

(华青)

187

第二章 经验篇

二十七、地黄饮子的临床运用

地黄饮子是罗老师常用的一条方,临床使用常加减变化,治疗多种疾病,现探讨如下:

1. 组方分析

地黄饮子出自刘完素的《黄帝内经·宣明论方》,组方阴阳双补,滋肾阴、补肾阳、开窍化痰,治疗下元虚衰、痰浊上犯之症。全方标本兼顾,上下并调,而以治本为主。方中熟地黄、山茱萸滋补肾阴;肉苁蓉、巴戟天温补肾阳为君药;附子、肉桂辛热,温补真元、摄纳浮阳;麦门冬、石斛、五味子甘寒滋阴,并制约肉桂、附子之燥热太过;石菖蒲、远志、茯苓化痰开窍。本方原用以治疗喑痱。喑是舌强不能言语,痱是足废不能行走,病机为下元虚衰,虚阳上浮,痰浊随之上浮,堵塞窍道。

罗老师在临床上用于治疗肾元亏虚之中风、眩晕、胸痹、虚劳、痴呆等诸证。临症随证加减,重于辨证用药,用药灵活,如偏于阴虚,去附子、肉桂;偏于阳虚,去麦冬、石斛;肾精亏虚,肢体痿弱不遂,加杜仲、续断、怀牛膝;头晕,肢体不遂加全蝎、蜈蚣、地龙以通络;口眼歪斜,加白附子、白僵蚕、全蝎;小便失禁者加桑螵蛸、山茱萸、益智仁;寐差者加磁石、龙骨牡蛎;虚风内动,加白僵蚕、天麻、蜈蚣熄风通络。

2. 临床病案分析

（1）中风

病例: 何×,男,53岁。右侧肢体活动不利2月就诊。症见:右侧肢体不利,行走不稳,全身疼痛,口角左偏,面目浮肿,舌淡红,右偏,苔薄白,脉弦。患者长期吸烟史。CT:多发腔隙性脑梗塞,左侧额叶基底节,脑室脑梗塞;MRA:颅内动脉硬化;下肢动脉超声:下肢多支动脉粥样硬化,并有斑块。处方:熟地15克、山茱萸10克、茯苓20克、巴戟天30克、制附子15克、石菖蒲10克、远志10克、肉苁蓉20克、当归20克、川芎30克、桂枝15克、田七10克、泽泻20克、全蝎15克、蜈蚣5条、地龙20克。

体会：本病中医诊断为中风，辨证属肾元亏损，痰瘀交阻。金代刘完素是中风病因学说从外风转向内风的倡导人之一。他指出："所以中风瘫痪者，非谓肝木之风实甚而卒中之也，亦非外中于风尔，由乎将息失宜而心火暴甚，肾水虚衰不能制之，则阴虚阳实，而热气怫郁，心神昏冒，筋骨不用，而卒倒无所知也。"阐明中风病因从肾虚导致阴阳失衡立论。地黄饮子为其代表方剂。本病例患者因年过半百脏腑虚衰，且长期吸烟，损伤正气，肾气亏虚，气血运行不畅而生瘀血，长期吸烟，遂生痰浊，痰瘀交结，脉络痹阻而生本病。治疗当补肾活血化痰通络为法。方用地黄饮子。因证型偏于阳虚，故去麦冬、石斛，加当归、川芎、田七、全蝎、蜈蚣、地龙以加强活血通络，加入泽泻，改肉桂为桂枝，以温阳利水。

（2）胸痹

病例：刘×，男，75岁。因"胸闷、心悸间作7年"就诊，症见胸闷，心悸，气短，活动后发作，头晕，乏力，腰膝酸软，眠差，小便频，舌淡红，苔薄，脉沉细。处方：熟地20克、山萸萸20克、茯苓20克、巴戟天30克、黄芪30克、制半夏15克、制南星15克、天麻10克、肉苁蓉20克、当归20克、川芎30克、田七10克、仙茅15克、仙灵脾10克、全蝎15克、蜈蚣5条、地龙20克。

体会：本病为胸痹病人。中医辨证肾虚，痰瘀阻滞。患者高龄且病久，脏腑亏虚，肾气不足，不能鼓动心气，气血运行失畅，内生痰瘀，痹阻心脉而生本病。治疗当补肾活血化痰通络。方用地黄饮子补肾化痰，病人以肾气亏虚为主要表现，故去附子、麦冬、石斛，加黄芪、仙茅、仙灵脾以加强补肾益气，远志、石菖蒲偏于化痰开窍，故减去，而加制半夏、制南星、天麻以化痰，当归、川芎、田七、全蝎、蜈蚣、地龙以活血通络。

（邢洁）

二十八、黄连汤的运用

《素问·阴阳应象大论》"热者寒之，寒者热之"指出治疗大法，温法和清法为常用治法之一。所谓寒热并用法是指将寒热异性的药物合并使用，在八法中属温清两法，亦称温清并用。《伤寒论》中常用寒热并用法，如泻心汤类、乌梅丸、大青龙汤等。如寒热错杂互结于中焦，脾胃升降失常导致气机痞塞，可见满而不痛之痞证，立半夏泻心汤、生姜泻心汤、甘草泻心汤三方，用苦寒之黄芩、黄连泄热而和胃,配辛热之半夏、干姜、生姜祛寒而散结,再用人参、大枣、甘草甘温药坐镇中州,补益脾胃以复其升降之职,寒热并用,辛开苦降,和中消痞。厥阴病以寒热错杂为特点,乌梅丸为寒热错杂,上热下寒之蛔厥证而设,又主治寒热虚实错杂,上热下寒之久利。方中除用乌梅和肝安胃,益阴和阳,又用辛温大热之附子、干姜、桂枝温经扶阳以祛寒,用味辣性温之川椒、细辛通阳破阴杀虫,用苦寒之黄连、黄柏清热,人参补气健脾,当归补血养肝,诸药合用使寒热去,阴阳调,肝安胃和,气血调畅。

温热药属阳,能散寒,温阳,发散,宣通,引阴药以入阳;寒凉药属阴,能清解通降,沉敛下行,引阳药而入阴,故寒热并用,加之君臣佐使,轻重缓急得当,则可平寒热之失衡,理气机之失序,阴阳之失衡。在临床所见往往不是单纯热证或寒证,由于某些疾病病程较长,病机复杂,常表现为虚实寒热错杂,尤以慢性病为常见。罗老师常用伤寒方,见老师使用寒热并用法,收效良好,现举例分析如下:

1. 上热下寒口糜案

病例: 安×,男,50岁,长期口疮反复2年就诊。症见口疮反复发作,胃胀痛,得热减,舌淡红,边有齿印,苔薄白,脉沉细。处方:党参30克、白术20克、茯苓30克、黄连10克、肉桂3克、吴茱萸3克、木香10克、砂仁10克、丹皮10克、炙甘草10克。

按语: 本病中医诊断为口糜,舌为心之苗,心经有热而见口糜。若实火,心胸烦热,口渴,小便涩痛等症,舌红脉数,方用导赤散。本病例无实热之证象,反见脾肾虚寒之征象,可见为上热下寒,脾肾虚寒,心肾不交,虚火上浮,而见口糜,脾阳不足而见胃胀痛,得热减;舌淡红,边有齿印,苔薄白,脉沉细为脾肾阳虚之象。治疗当补脾肾,泻心火,交通心肾,引火归元。使用交泰丸寒热并用,交通心肾。黄连苦寒清心火,肉桂辛热温补脾肾阳气,合用泻南补北,交通心肾,加吴茱萸温中暖肾散寒,丹皮清热凉血,香砂、四君健脾行气固本。

2. 不寐案

病例： 蔡×，男，44岁，失眠3年，有长期嗜烟史，见精神差，诉长期睡眠差，常有咯吐黄痰，黏稠，望诊见鼻翼暗红，肥大，舌淡，苔黄腻，脉弦细。中医诊断：不寐，处方：党参20克、白术30克、茯苓30克、陈皮10克、苏梗15克、木香10克、砂仁10克、葛根30克、黄连10克、黄芩10克、吴茱萸10克、炙甘草10克。

按语： 本病人为中年男性患者，长期嗜食肥甘厚味及烟酒，损伤脾胃，脾胃虚弱，运化失职，肝胃郁热，扰动心神而不寐，长期嗜烟，肺内蕴热而见咯黄痰。辨证为中焦虚寒，肝胃郁热。故用四君子汤、陈皮、苏梗、木香、砂仁以健脾化湿行气，黄芩清肺热，葛根、黄连以清泄胃热，吴茱萸温中散寒，合黄连成左金丸，辛开苦降，寒热并用，调和阴阳。本病诊断为不寐，而用药并无使用安神药物，辨证为寒热错杂，表现为中焦虚寒，肝胃郁热，病为在中焦，故予健脾理气，清泄胃热，寒热并用之法，方用四君子合左金丸。

3. 胸痹案

病例： 张×，女，50岁。因胸闷、心慌间作1年就诊，症见胸闷、心慌，夜间易发作，心烦易怒，口苦，舌淡红，有齿印，苔薄白，脉沉细。绝经1年。处方：党参30克、白术30克、茯苓30克、黄芪30克、仙茅15克、仙灵脾10克、杜仲30克、巴戟天20克、当归30克、川芎30克、煅龙牡各30克、肉桂3克、黄连10克、三七15克。

按语： 本病人为绝经之后，肾气亏虚，从舌脉象可见脾气亏虚。脾为后天之本，脾气亏虚，气血生化不足，以致血不养心，心失所养而见胸闷、心悸；肾为先天之本，肾阳不足，不能鼓舞五脏之阳，以致心中阳气不足。夜间人体阴气盛而阳不足，故胸闷夜间易发作；肾阴不足，不能上奉于心，水不济火，虚阳上扰而见心烦易怒而口苦。故本病辨证为脾肾亏虚，心肾不交。方用四君子合二仙汤、交泰丸。脾肾不足，气血运行失畅内生瘀血，故久病必有瘀血，又加当归、川芎、田七活血。交泰丸出于《韩氏医通》，治疗心肾不交之证。心肾不交是指心和肾正常的水火相济关系失调而导致寒热错在之症。临床常见于失眠、心烦、多梦、心悸、遗精等。本病虽无失眠，但心肾不交病机相同，故亦可用。

4. 胃痛案

病例：张×，女，45岁，因"胃痛2年"就诊。症见胃脘疼痛，胀满不适，嘈杂心烦，恶心欲呕，畏寒肢冷，焦虑，舌淡红，有齿印，苔薄黄，脉弦。中医诊断：胃痛，脾虚胃热肝郁，寒热互结证型。处方：党参20克、白术20克、桂枝15克、黄连10克、干姜10克、吴茱萸5克、香附15克、陈皮10克、白芍15克、柴胡10克、炙甘草10克。

按语：本病诊断为胃痛，病人脾胃虚弱，脾阳不足，而见胃痛，畏寒肢冷，舌淡红有齿印。而病人又有嘈杂心烦，恶心欲呕之胃中有热症状，可见寒热错杂于中焦，脾胃升降失常，气机不通而发本病。属于寒热错杂之证。肝和脾为木土相克关系，故胃病常见有脾虚肝郁的病机特点，本病人焦虑、心烦为肝郁之征象。故治疗应健脾温中，清泄胃热，疏肝行气。方药用理中丸健脾温中，黄连、干姜、吴茱萸寒热并用，辛通苦降，香附、柴、芍、陈皮以疏肝解郁。

（邢洁）

二十九、论交泰丸的方义及临床运用

交泰丸出自明代韩懋《韩氏医通》："黄连生用为君，佐官桂少许，煎百沸，入蜜，空心服，能使心肾交于顷刻。"清代王士雄《四科简效方》为该方命名，"生川连五钱，肉桂心五分，研细。白蜜丸，空心淡盐汤下。治心肾不交，怔忡无寐，名交泰丸"。原文药少字简，后世医家对该方方义解释争论较多，有列为滋阴泻火之方，或释为补阳泻火之剂，还有作为引火归原解，使后学者常常茫然无措。现寻求文献，请教罗老师，学习体会如下：

1. 理论探讨

从《韩氏医通》及《四科简效方》原文可看出：一、以黄连为君药, 肉桂为佐药。两者用量比例为10∶1。二、功效为使"心肾交于顷刻", 治疗"心肾不交, 怔忡无寐", 而何谓心肾不交? 有谓肾阴耗伤, 不能上奉于心, 水不济火, 则心阳独亢。但交泰丸并无滋阴之效。有谓肾阳不足, 阳虚浮越, 火不归元。但本方官桂只佐少许, 若为肾阳不足, 治当温补, 而非只是官桂少许。

但又如何理解心肾不交的含义? 罗老师认为应从五行学说来理解。心属火, 居上焦; 肾属水, 居下焦, 两脏之间有着密切的关系, 必须相互交通。《格致余论》:"人之有生, 心为火居上, 肾为水居下, 水能升而火有降, 一升一降, 无有穷已, 故生意存焉。""水火通济, 上下相寻, 人能循此, 永不湮沉。"即心火下降而交于肾水, 肾水上升而济于心火, 从而使心肾两脏水火相济、升降平衡, 人体正常的生命活动。所以肾水并非肾之阴, 为肾属水, 心火并非心之火, 为心属火, 心肾不交指心肾之水火关系功能失调, 升降失常, 水火不济。

从交泰丸方名来看, 交泰出自《周易·泰》:"象曰: 天地交, 泰。"义为天气从上降于下, 地气从下升于上, 天阳地阴之气相交和, 既对立斗争, 又相互依存、生养、消长、转化, 即互斗、互根、互生、互用, 交变谐和, 生生不息, 如此的阴阳相交名泰。与泰卦相反的否卦,《周易·否》:"象曰: 天地不交, 否。"义为天气在上而不降, 地气在下而不升, 天阳地阴之气不相交, 只有对立斗争, 而无相互依存、生养、消长、转化, 即无互根、互生、互用。否即不交、不泰。阴主夜息, 阳主昼作。阳入于阴则夜瞑而息, 阴入于阳则昼精而作。先合而后分。心肾不交而致的昼不精夜不瞑的失眠不寐。若心肾相交, 如同天地阴阳气相交的泰卦, 故名交泰丸。义使心肾相交象天地阴阳交泰卦, 阴阳相交而治疗不寐。

再从交泰丸药物组成分析, 黄连、肉桂, 一寒一热, 一阴一阳, 黄连苦寒入心, 清降心火以下交肾水; 肉桂辛热入肾, 温升肾水以上济心火。合调阴阳, 能使心肾水火阴阳二气相交。如《本草新编》所说:"黄连、肉桂寒热实相反, 似乎不可并用, 而实有并用而成功者, 盖黄连入心, 肉桂入肾也。……黄连与肉桂同用, 则心肾交于顷刻, 又何梦之不安乎?"

从药物配伍比例分析, 黄连肉桂比例为10∶1, 故肉桂性虽辛热, 但用量仅为黄连的十分之一, 故全方偏于清泻心火, 又可制约黄连苦寒伤阳之性。治疗心肾不交、心火亢盛之失眠、心悸、胸痹、口糜、情志疾病。

2. 临床运用

（1）不寐案

病例： 姜×，女，51岁。因"失眠两月"就诊，症见心烦，不寐，夜间胸闷心慌反复发作。停经1年。舌淡红，有齿印，苔薄白，脉沉细。中医诊断：不寐，证型为脾肾亏虚，心肾不交。处方：党参30克、白术30克、茯苓30克、黄芪30克、仙茅15克、仙灵脾10克、杜仲30克、巴戟天20克、当归15克、煅龙牡各30克、黄连10克、肉桂2克。

按语： 本病西医诊断为更年期综合征，患者年过半百，肾气渐虚，肾水不能上济心火，水火不济，阴阳不交而见失眠；心火独亢，心神失养而见胸闷、心烦、心慌。从舌脉象分析又有脾气亏虚之象，故辨证脾肾亏虚，心肾不交。方用四君子合二仙汤合交泰丸，加杜仲、巴戟天补肾，当归养心血，煅龙牡安神。

（2）口糜案

病例： 李×，男，38岁。反复口舌生疮1月就诊，症见口舌生疮反复，胸闷，寐差，腰膝酸软，乏力，畏寒肢冷，小便频不利，舌淡红，苔薄白，脉弦。中医诊断：口糜，辨证为心肾不交。处方：生熟地15克、山茱萸20克、制附子15克、白芍10克、杜仲30克、泽泻15克、淮山15克、茯苓20克、炙甘草10克、黄连10克、肉桂2克。

按语： 交泰丸除治疗心肾不交之失眠，亦可扩展用于除了治疗心悸、遗精、郁证、咽痛、口舌生疮等，辨证为心肾不交者。本病例为口糜，舌为心之苗，心经有热而见口舌生疮，治当用导赤散，但本病人又兼有肾阳虚的征象，表现有腰膝酸软，乏力，畏寒肢冷，小便频不利。肾虚肾水不能上济心火，心火亢盛而见口舌生疮反复，胸闷，寐差。治疗当以温补肾阳，交通心肾。方用肾气丸合交泰丸。

（3）心悸案

病例： 罗×，女，38岁，心悸1年就诊。症见心悸，心烦，头晕，情绪焦虑不稳，体胖，多汗，寐差，口干口苦，舌尖红，苔薄白，脉沉。中医诊断：心悸，心脾亏虚，心肾不交。处方：党参20克、白术20克、茯苓30克、黄芪30克、当归15克、川芎30克、远志10克、龙眼肉30克、黄连10克、肉桂2克、煅龙牡各30克。

按语： 本病西医诊断为抑郁证，从症候分析，表现为心脾两虚，又有心火亢盛之象。患者平素劳累，长期情志抑郁，思虑过度，心脾两虚，七情内郁，心火内盛，不能下交于肾，心肾失交而发本病。故治疗当养心健脾，交通心肾。

（邢洁）

三十、大青龙汤治疗肺动脉高压

病例： 陈×，女，28岁，医院护士。主诉4个月前出现手指、足趾浮肿，逐渐发展而浸及肘、膝关节。先后在自家医院和其他西医院就诊，诊断为"肺动脉高压"，多方治疗，效果不佳，遂转我院求治于中医。当时听其主诉，观其四肢浮肿，第一印象就是《金匮要略》所讲"饮流四肢，谓之溢饮"。按压其浮肿处，凹陷随即回复，舌淡而略胖，舌根苔腻，脉浮缓无力。问四肢与身体有无汗出，心烦与否，回答四肢无汗而身体微有汗意（时在盛夏），略有心烦。遂诊断为"溢饮"。

中医诊断：溢饮。西医诊断：肺动脉高压。

治法：清热解表，逐水化饮。

处方：大青龙汤加茯苓、薏苡仁，药用麻黄10克、桂枝10克、炙甘草10克、生石膏10克、杏仁6克、茯苓18克、薏苡仁25克、生姜6片、红枣12枚（去核）。考虑其舌脉情况，仅处1剂，煎分2次服，汗出停后服。

二诊，次日，患者甚喜，浮肿已退去大半，并言没有明显汗出，察舌苔变薄白，脉象依旧，遂再进原方1剂。6日后，患者复诊，言服用第二剂后浮肿完全消失，自以为痊愈而未再来诊，不意昨浮肿又起。察舌苔薄白，舌淡胖，脉象浮缓，因思患者体质较差，舌脉有脾虚之象，遂于原方加生白术25克，再进两剂。

两剂服讫，果然浮肿尽消而身体有汗。1个月后随访，未见复发。

体会：青龙是四象之一，是代表东方的神兽，东方属木，色青，故曰青龙。龙是我国古代传说中的神异动物，身长，有鳞，有头角，有腿脚，能行走，能飞腾，能翻江倒海，能行云降雨。言青龙者，必然与水有关系，大青龙汤能发汗解表，与"水"相关，得名也由此而来。大青龙汤是《伤寒论》中一首重要的方剂，方由麻黄汤倍麻黄再加石膏、生姜、大枣而成，是比麻黄汤更加猛烈的"发汗峻剂"。

（程红）

三十一、加减复脉汤临床一得

病例：刘×，女，77岁。手足麻木1年，有鼻咽癌放疗术，症见神倦乏力，口干，行走无力，皮肤干燥，手足麻木，心悸失眠，大便秘结，舌红，无苔，脉细。处方：生地30克、白芍30克、阿胶15克（烊化）、火麻仁30克、麦冬15克、花旗参30克、沙参30克、玉竹20克、炙甘草30克、鸡子黄2枚。

体会：患者鼻咽癌放疗术后，老年肾气亏虚，又兼放疗术后，伤及阴分，肾阴亏耗而发本病。肾阴不足，精不养神而见神倦乏力、行走无力；精血亏耗而见皮肤干燥，手足麻木；肾水不能上济，心神失养而见心悸、失眠；阴亏虚火而见口干，大便秘结；舌红，无苔，脉细为肾精亏虚之象。治疗当以滋肾养阴，主方予加减复脉汤。生地、阿胶、麦冬、白芍、花旗参、沙参、玉竹补肾滋阴补血；炙甘草配白芍以酸甘化阴；麦冬、麻仁润燥救阴。

加减复脉汤出自《温病条辨》："风温、温热、温疫、温毒、冬温，邪在阳明久羁，或已下，或未下，身热面赤，口干舌燥，甚则齿黑唇裂。脉沉实者，仍可下之。脉虚大，手足心热，甚于手足背者，加减复脉汤主之。"温邪久羁阳明，或误下，或误表，三者皆可伤及阴液，劫烁肝肾之阴，罹致邪热虽减、阴虚益甚的"邪少虚多"之候。如实证居多，正气未败，阳明实热依然存在。脉沉实者可急下存阴之法。若其人脉虚大，手足心热甚于手足背，身热面赤，口干舌燥，甚则齿黑唇裂，或心中震震，就不能再下，下之更竭其津液，阴不恋阳，易生内闭外脱之危候。亟宜救阴复脉，加减复脉汤主之。炙甘草汤去参、桂、姜、枣诸补阳药加白芍所组成，列为温热病邪深入下焦、肝肾阴伤之主方。方中地黄、阿胶、麦冬、白芍滋阴补血；炙甘草、麻仁扶正润燥，救阴复脉。清代吴鞠通对此解释："在仲景当曰，治伤于寒者之阳，今伤于温者之阳亢阴竭，不得再补其阳也。用古法而不拘用古方，医者之化裁也。"

若症现便溏者，是阴液下泄，有伤阴之势，《温病条辨》："下焦温病，但大便溏者，即与一甲复脉汤。"一甲复脉汤由加减复脉汤去麻仁加牡蛎而成，方中仍以加减复脉汤养阴退热，去麻仁润滑下泄，加牡蛎补而能清，涩而不燥，可固摄阴液，以缓解亡阴之变。

《温病条辨》中，二甲与三甲复脉汤均以咸寒甘润立法，其中二甲复脉汤是在加减复脉汤基础上加生牡蛎、生鳖甲组成，三甲复脉汤是在二甲复脉汤基础上加生龟板而成，两方均可治疗下焦肝肾阴津被灼之证。然临床所主各有偏重。如《温病条辨》指出："热邪深入下焦，脉沉数，舌干齿黑，手指但觉蠕动，急防痉厥，二甲复脉汤主之。""下焦温病，热深厥甚，脉细促，心中大动，甚则心中痛者，三甲复脉汤主之。"肝阴亏损，筋脉不得濡养为主，为防止痉厥发生，用二甲复脉汤滋阴柔肝；若因热邪深入，下灼肾阴以肝肾阴虚为甚者，予三甲复脉汤，滋阴复脉。

温病邪留下焦，日久耗灼真阴，或因误治而致虚风内动者，以酸甘咸立法，以大定风珠汤。大定风珠是在三甲复脉汤基础上加五味子、鸡子黄而成。

《温病条辨》以三焦辨证治疗温病，温病下焦一般在温病后期，邪热深入下焦，劫烁肾水，损伤肝肾真阴，导致阴精亏耗，甚虚风内动，属于邪少虚多之候。如吴氏所说："温邪久羁中焦，阳明阳土，未有不克少阴癸水者。或已下而阴伤，或未下而阴竭。"故治疗重于滋肾养阴。此病例无外感发热，属内生杂病，病机相同故运用而获良效。可见临证贵在辨证。

（邢洁）

三十二、四妙勇安汤治疗深静脉血栓例析

病例：洪×，女，80岁，因右下肢肿痛4月，加重1周就诊。症见右下肢小腿肿胀，疼痛，活动加重，休息抬高患可减轻，自觉怕热喜凉，近1周病情加重，见局部皮肤潮红，发热，舌淡暗，苔薄白，脉沉。患者形体肥胖，既往有高血压病史15年，服替米沙坦，血压可控制。西医诊断：右下肢深静脉血栓。中医诊断：股肿，辨证：瘀热互结。中药处方：金银花60克、玄参30克、生地30克、当归30

克、水蛭15克、地龙15克、全蝎15克、蜈蚣5条、鸡血藤30克、桂枝30克。并于静滴丹红、川芎嗪注射液。使用第二天，水肿逐渐消，连用1周，水肿完全消退，效果明显。

辨证分析：本病人老年患者，脏腑虚衰，又兼患者肥胖，长期久坐，气血亏虚，气血运行不畅，血脉涩滞，血停为瘀；瘀血内停，蕴积化热，而热毒炽盛，炼熬血液，凝而成瘀血，体内瘀血和血分之热相互搏结，阻滞脉络而发本病，见患肢肿痛，局部皮肤潮红，发热；舌淡暗，苔薄白，脉沉为气虚血瘀之象。故本病中医诊断：股肿，中医辨证为瘀热互结。

用药分析：中医辨证为瘀热互结，病机以瘀热相结，阻滞搏结脉络，病情缠绵，病史4月未愈，此次有急性加重，治疗上以祛邪为主，活血清热为治法。方用四妙勇安汤加味治疗，四妙勇安汤由四味药物组成，金银花甘寒清香，清热解毒，甘寒清热而不伤胃，清香透达而不恶邪，为君药；玄参甘咸苦寒，凉血滋阴，泻火解毒；当归甘温而润，辛香善行，既可补血，又活血，兼有行气止痛之功，甘草甘平，泻火解毒，合用清热解毒，活血止痛。又加生地养阴清热凉血；水蛭、地龙、全蝎、蜈蚣虫类药物活血化瘀通络，鸡血藤补血行血，舒筋活络；桂枝祛风温经通络。并配合使用丹红、川芎嗪注射液加强活血力量。

体会：深静脉血栓性形成相当于中医的股肿，是指血液在深静脉血管内异常凝固而引起静脉阻塞、血液回流障碍的疾病，其主要表现为肿胀、疼痛、局部皮温升高和浅静脉怒张四大症状，好发于下肢髂股静脉和股静脉，可并发肺栓塞和肺梗而危及生命。其形成发病机制主要是静脉血流滞缓与血液高凝状态。本病使用中药治疗，效果明显，主要临床体会有以下几点：

（1）辨证为瘀热互结。瘀热互结的感念最早见于《伤寒论》："太阳病六七日，表证仍在，脉微而沉，反不结胸，其人发狂者，以热在下焦，少腹当硬满，小便自利者，下血乃愈。所以然者，以太阳随经，瘀热在里故也。"指出体内滞留的瘀血，与血分之热相互搏结为病。其后各医家对瘀热病机研究大多在血证及温病方面。罗老师认为在深静脉血栓急性期的病机主要是瘀热互结。本病多发于老年人、手术、外伤、产后病人，这些原因导致瘀血内停，郁积日久化热，而火灼津少，血行淤滞又加重瘀血，瘀热互结，阻滞脉络而发本病。

（2）使用四妙勇安汤。原方药少且量大，四妙勇安汤出自《验方新编》，原方治脱疽，热毒炽热。"脱骨疽：此症生手、足各指，或生指头，或生指节、指缝。初生或白色痛极，或如粟米起一黄泡。其皮或如煮熟红枣，黑色不退，久则溃烂，节节脱落，延至手足背腐烂黑陷，痛不可忍。古方有截去指头一法，断不可用。宜用顶大甘草，研极细末，用香麻油调敷。药敷极厚，一日一换，不可间断。忌食发物。不出10日必愈，真神方也。再用金银花、元参各15克，当归100克，甘草50克，水煎服，一连10剂，永无后患。药味不可减少，减则不效，并忌抓擦为要。本病人舌脉象并无热象，但临床症状见局部红肿热痛热毒炽盛表现，且病人畏热喜凉热象，故舍脉从症辨为热毒，使用清热解毒之四妙勇安汤，虽非脱疽，但病机相同，体现中医学异病同治的思想。

（3）使用多种虫类药。罗老师善用虫类药物。虫类药有推陈致新之妙用。虫性走窜，活血通络之力强，本病例使用水蛭、地龙、全蝎、蜈蚣活血祛瘀通络，推陈致新。

（4）使用桂枝。桂枝温经通阳通经络，本病人虽然有热毒证型，但其老年体虚且肥胖，气血不足，阳气亏虚为其本质，故本病为寒热错杂之证，热重寒轻，故使用桂枝温阳补虚治本。

（邢洁）

三十三、通脉地仙丸制剂药物分析及临床运用

通脉地仙丸为我院院内制剂，采用罗老师经验方，在我科广泛使用于冠心病、高血压病、慢性心衰、中风、脑动脉硬化症，中医辨证为肾虚痰瘀内阻型。该药在临床运用中，病人反映疗效良好。尝试分析如下：

方药：川牛膝6千克、黄芪6千克、花椒2千克、防风2千克、白术2千克、仙茅2千克、甘草1.2千克、远志0.6千克、地龙6千克、杜仲3千克、茯苓2千克、何首乌3千克、菟丝子2千克、红参须3千克、覆盆子2千克、骨碎补2千克、肉苁蓉2千克、仙灵脾2千克、制附子0.6千克、石菖蒲0.6千克。

制法：黄芪、牛膝，用水煎煮2次，各2小时。滤过并浓缩至流浸膏，余药物洗净烘干，碾成细粉，混匀，加入药膏炼蜜制丸。

功效：补肾益气温阳，活血化痰通络。

用法：10克，一日三次。

方解：本方重用黄芪、川牛膝，为君药。黄芪补气固表，川牛膝活血祛瘀，补

肝肾,并具有引血下行之功效,地龙通经活络,人参大补元气,白术、茯苓健脾祛湿,防风为祛风圣药,配合黄芪以益气固表,杜仲补肝肾,强筋骨,何首乌补肾益精血,菟丝子补肾,仙茅、仙灵脾补肾壮阳祛寒湿,骨碎补补肾活血,覆盆子补肝肾,并有收敛固涩之效,肉苁蓉补肾壮阳通便,配合川椒辛热温里,附子补火助阳,远志、石菖蒲化痰开窍。诸药合用补肾益气温阳,活血化痰通络。

体会: 本方共20味药,其中补药占大半,补药中又偏于补肾益气温阳,故本方治病思路是以扶正补肾为主,活血化痰为次。该方体现罗老师中医治疗心脑血管性疾病的学术理念——从肾论治。罗老师对此有独到的看法,肾为生命之根,先天之本。肾以阴阳为基,在阴阳互根和相互消长的基础上构成了生命之动力,即所谓肾气,明代张介宾:"水火具焉,消长系焉,故为受生之初,为性命之本。"若肾虚则造成人一系列相互影响的劳损过程,故中医学有"百病生于肾"之说。心脑血管疾病常见于中老年人,又称为老年病,其患病率及病死率随年龄增加而上升,这说明心脑血管疾病的发生与衰老有密切关系,而人之衰老决定于肾气之盛衰。《素问·上古天真论》曰:"丈夫五八,肾气衰,发堕齿槁。""女子六七,三阳脉衰于上,面始焦,发始白。"这表明肾气是随年龄的增长而逐渐衰减的。中年以后,人体肾气逐渐衰退,本病的发生率明显升高,可见该病的发生与肾虚有着必然的内在关系。而现代社会节奏紧张,起居无常,劳心劳神,房劳过度,嗜食寒冷生冷这些因素都导致肾气损伤。故心脑血管疾病以肾气亏虚为主要基本病机。在肾阴肾阳中,肾阳地位更为重要,阳气是宇宙间万物变化的动力,《素问·生气通天论》:"阳气者,若天与日,失其所,则折寿而不彰。""阴阳之要,阳密乃固。"这说明阳气的重要。痰浊、血瘀是肾气亏虚所导致的病理产物。肾主津液,对津液的贮存、分布、利用及津、液、精、血之间的转化起主导作用,肾气亏虚,则津、液、精、血输布异常,导致痰浊、血瘀内生,痰瘀互结。由此可见,对本病治疗宜从肾论治,重于温阳,并化痰活血通络。因为本方以补肾益气温阳、活血化痰通络为法,故在临床运用中,应注意辨证准确,阴虚火旺者不宜服用。

病例: 蔡×,女,78岁。因"胸闷痛间作8年,加重伴头晕5天"于2009年11月30日入院。症见:精神倦怠乏力,胸闷痛,呈压迫性,每次发作数分钟,休息或服药后不易缓解,伴头晕昏沉感,腰膝酸软,失眠,纳呆,二便调。舌暗,苔薄白,脉沉。既往有多发腔隙性脑梗塞、脑萎缩、高血压病3级、Ⅱ型糖尿病病史。中医诊断: 胸痹心痛, 辨证为: 心肾亏虚, 痰瘀内阻。给予养心补肾、活血化痰通络治法, 用药: 茯苓20克、黄芪30克、柏子仁15克、酸枣仁30克、杜仲30克、仙茅15克、淫羊藿10克、天麻20克、法半夏20克、全蝎15克、蜈蚣5条、地龙10克、煅牡蛎30克、桂枝10克。住院10天后症状稳定, 出院后长期口服通脉地仙丸巩固疗效。

（邢洁）

三十四、真武汤治疗心衰的临床体会

病例: 吴×, 90岁, "双下肢水肿伴活动后胸闷气喘1月, 加重2周" 今年3月3日后入我科。患者既往有高血压病多年, 未服药治疗。2009年因气喘、房颤在人民医院住院（具体诊治不详）, 出现双下肢水肿3月, 近2周明显, 曾在门诊给口服予强心、利尿剂无效。入院症见精神萎靡, 乏力, 轻微活动即心悸、气喘, 日常活动受限, 四肢、背部、臀部皮肤高度水肿, 四肢皮肤水肿呈透明状, 纳差, 尿少, 舌淡暗, 苔薄白, 脉沉细。检查双侧大量胸水、肺部感染、心衰。中医诊断: 水肿（阳虚水泛）。治法: 温阳利水, 方用真武汤合五苓散。治疗效果明显。每日尿量均4000毫升以上。两周后症状明显减轻出院。

体会: 本病为老年心衰患者, 口服予强心、利尿剂无效, 入院后辨证为阳虚水泛, 运用真武汤合五苓散效果明显。在临床心衰病人表现为阳虚水泛症候最为常见, 使用真武汤治疗一般均能取得较好的效果。在临床上使用广泛, 根据病情不同可配合桂枝甘草龙骨牡蛎汤、苓桂术甘汤、葶苈大枣泻肺汤等。虽没有临床统计观察, 但是临床体会其对病人体力的改善、利小便等方面强于西药（强心利尿剂）。

真武汤是伤寒方, 其功能温阳利水, 故以镇北水神"真武"命名。《伤寒论》中记载真武汤证有两条。第82条: "太阳病, 发汗, 汗出不解, 其人仍发热, 心下悸, 头眩, 身瞤动, 振振欲擗地者, 真武汤主之。"本条文为太阳病发汗表不解而致阳虚水泛的一种变证。第316条: "少阴病, 二三日不已, 至四五日, 腹痛, 小便不利, 四肢沉重疼痛, 自下利者, 此为有水气。其人或咳, 或小便利, 或下利, 或呕者, 真武汤主之。"本条论述了少阴阳虚水泛的证治。少阴包括手少阴心和足少阴肾两经, 属心、肾两脏。心属火, 主血脉, 又主神明, 为君主之官；肾属水，主藏精，内寓真阴真阳，为先天之本。阳气为人体生命活动的原动力，能温运推动血脉运行、化生水谷精微。少阴病，以里虚寒证为主。少阴寒化证病因心肾阳气虚衰，阴寒内盛所致。阳气虚衰，无力温熏血脉，以致脏腑失养，则见但欲寐，精神萎靡，神志恍惚，无热恶寒，四肢厥逆，舌淡苔白，脉微细；下焦阳虚，不能温阳脾土，见呕吐、下利清谷；心衰是指心脏泵血功能异常，心排血量减少，不能满足组织代谢所需。临床见喘息，不能平卧，全身浮肿，尿少，面色灰暗，精神萎靡。与少阴寒化证症候群具有较多的一致性，在临床上可运用真武汤治疗心衰，病机为阳虚水泛。方症相符故疗效好，在临床中广泛使用。

（邢洁）

三十五、镇肝熄风汤运用

镇肝熄风汤出自《医学衷中参西录》。功能镇肝熄风、滋阴潜阳。用以治疗类中风，脉弦长有力，或上盛下虚，头目眩晕，脑中时常作疼发热；或目胀耳鸣；或心中反若；或肢体渐不利；或口眼㖞斜；或面色如醉，甚或眩晕。治愈颠仆，精神短少；或肢体痿偏；或成偏枯。现学习如下：

1. 镇肝熄风汤探源

张锡纯引《内经》脉解篇"肝气当治而未得，故善怒，善怒者名曰煎厥"及调经论"血之与气，并走于上，此为大厥。厥则暴死。气反则生，气不反则死"。认为中风乃风自内生，肝木失和，肝风内动，又加以肺气不降，肾气不摄，胃气上逆，脏腑之气上升太过，血随气逆，气血上冲脑部所致。故治疗宜镇肝熄风，引血下性，使用怀牛膝引血下行，为君药；龙骨、牡蛎、龟板、芍药以镇肝熄风；代赭石降胃、降冲；玄参、天冬以清肺气，肺中清肃之气下行，自能镇制肝木；若肾虚，尺脉重按虚，为肾脏真阴虚损，不能与真阳相维系，真阳脱而上奔，挟气血上冲，加熟地、山萸肉补肾敛肾；川楝子、生麦芽、茵陈清泻肝热，疏肝理气而顺肝木之性。

2. 病例分析

临床见罗老师运用，现举两例分析学习。

病例一： 林×，男，46岁，因左侧肢体活动不利、震颤2年就诊。患者有高血压病史30年，长期未服药，平日经常头晕，2年前脑干出血后肢体不利，CT：多发腔梗、小脑陈旧出血。症见：左侧肢体活动不利、肢体震颤，言语不利，手足麻木，头摇手动，舌淡红，右偏，苔白厚腻，脉弱无力。诊断：中风后遗症，辨证为：肝肾亏虚，虚风内动。西医诊断：①脑出血后遗症；②多发腔梗；③高血压病3级（极高危）。治法：滋阴潜阳，化痰熄风通络。药方：白芍30克、天冬20克、生地15克、熟地15克、代赭石30克、牛膝15克、全蝎15克、蜈蚣5条、天麻30克、麦芽15克、法半夏15克、制南星15克、益母草30克、煅龙骨30克、煅牡蛎30克、三七15克。

按语： 本病人久患眩晕（高血压病）未治，且平素操劳，劳心劳神，以致肝肾亏虚，肝阳上亢而常有头晕，肝阳上亢，肝风内动，气血上充脑部，挟痰走窜经络，脉络不畅而发脑出血，见肢体不利、麻木、震颤，言语不利；舌淡红，脉弱无力为虚证所见舌脉象；痰湿内盛而见苔白厚腻。治法宜滋阴潜阳，化痰熄风通络。选用镇肝熄风汤，加用生地、熟地以滋肾补肾；天麻以平肝；三七、全蝎、蜈蚣以活血通络；益母草、半夏、南星以化湿祛痰。

病例二： 蔡×，男，42岁。头晕、右面肌肉抽搐3年，头晕目眩，耳鸣，腰膝酸软，舌淡红，苔薄白，脉弦。诊断：眩晕（肝风内动）。药方：白芍30克、天冬20克、代赭石30克、怀牛膝30克、玄参30克、全蝎20克、蜈蚣5条、地龙15克、麦芽15克、法半夏30克、制南星30克、煅龙骨30克、煅牡蛎30克、川楝子15克。

按语： 本病患平素操劳，工作压力大，损伤元气，肝肾不足，阴虚阳亢，肝风内动而见眩晕，面肌抽搐，肾虚故耳鸣、腰膝酸软。舌淡红，苔薄白，脉弦为阴虚阳亢之象。使用镇肝熄风汤滋阴潜阳，镇肝熄风；加全蝎、蜈蚣、地龙以活血通络；半夏、南星以化痰通络。

3. 运用体会

眩晕、中风为临床常见疾病，镇肝熄风汤为张锡纯所创。张锡纯力图融会中西，本方治疗高血压脑充血所致眩晕、中风。治疗运用贵在辨证准确。以阴虚阳亢、肝风内动为要点。其次，眩晕、中风病常挟痰、瘀，故运用时常加活血、化痰之药。

（邢洁）

三十六、炙甘草汤的运用

炙甘草汤是《伤寒论》中治疗心动悸、脉结代的名方，用于治疗各种心律失常属心阴阳两虚者，现学习如下：

1. 炙甘草汤方药探讨

炙甘草汤出自《伤寒论》177条："伤寒，脉结代，心动悸，炙甘草汤主之。"方由甘草200克（炙），生姜150克（切），人参100克，生地黄500克，桂枝150克（去皮），阿胶100克，麦门冬半升（去心），麻仁半升，大枣30枚（劈）。煎服法：上9味，以清酒7升，水8升，先煮8味取3升去滓，内胶烊消尽，温服一升，日3服，一名复脉汤。该方主要功能是通阳复脉，滋阴养血，阴阳并调。病始为太阳而渐内累于少阴；太阳与少阴相表里，太阳感寒，若少阴内虚则出现心悸证，而外邪已罢，仅存里虚之证。心主血脉，赖阳气以温煦、阴血以滋养，心阴阳气血不足，则心失所养，故见心动悸；心阳虚鼓动无力，心阴虚脉道不充，心之阴阳俱不足故脉结代。治疗用炙甘草汤补阴阳，调气血复脉。方中重用炙甘草补中益气，以充气血生化之源，合人参、大枣补中气，滋化源，气足血生，以复脉之本；生地、麦冬、阿胶、麻仁养心阴，补气血，以充血脉；桂枝、生姜宣阳化阴，且桂枝甘草相合辛甘化阳，以温通心阳，加清酒振奋阳气，温通血脉，诸药合用，阴阳双补，通阳复脉，滋阴养血。

2. 临床运用分析

病例一：刘×，男，52岁，心悸间作2年，再发1日。近2年反复出现心悸心慌，数小时至数日不等，昨日再发，症见心悸心慌，气短，汗多，动则汗出，乏力，山根低平，舌淡红，苔薄白，脉涩结代。心电图：阵发性房颤。处方：炙甘草60克、熟地60克、桂枝30克、麦冬30克、阿胶30克（烊化）、炒枣仁30克、当归15克、川芎15克、煅龙骨30克、煅牡蛎30克、山茱萸30克。

按语：本病人为教师，长期劳心劳神，心气素虚，2年前感冒后发病心悸，西医诊断为阵发性房颤，此后反复发作。症见心悸心慌，脉结代，心气不足故气短，卫气不足而见汗多，阴血不足而见脉涩，山根低平为心经受损之象。中医辨证为心阴阳两虚。治疗以阴阳双补，通阳复脉，滋阴养血。使用炙甘草汤。加龙骨、牡蛎重镇敛心安神，山茱萸补肾固精，病久兼有瘀血，故加当归、川芎以活血。

病例二：张×，女，61岁，心悸间作5年，加重1周就诊。症见心悸心慌、头晕，汗多肢冷，畏寒、眠差，面色晦暗，舌淡暗，苔薄白，脉结代。心电图：频发室早搏。处方：炙甘草60克、生熟地30克、枣仁30克、桂枝30克、黄芪30克、党参30克、白术30克、麦冬30克、当归20克、川芎20克、煅龙骨30克、煅牡蛎30克、夜交藤30克。

按语：本病为老年患者，久病累及心之阴阳气血而见心悸、脉结代；心之阴阳气血不足，心失所养而见眠差；气血不足，脑失所养而见头晕；气血亏虚，瘀血内阻，不荣于面而见面色晦暗；阳虚失于固摄而见自汗肢冷、畏寒。本病无外感表证，非太阳病，属于内科杂病，但病机符合，故用炙甘草汤阴阳双补，养心复脉，重用炙甘草，并加黄芪、党参、白术健脾益气，当归、川芎以活血养血，夜交藤安神，龙骨、牡蛎敛心安神。

病例三：郭×，女，34岁，心悸间作3年，加重1月就诊。症见心悸心慌、气短，头晕，舌淡红，苔薄白，脉结弱。心电图：房颤。处方：炙甘草60克、生熟地30克、阿胶30克、枣仁30克、桂枝30克、茯苓30克、麦冬30克、煅龙骨30克、煅牡蛎30克。

按语：本病虽非老年患者，但患病日久，气血阴阳俱不足，心失所养故见心悸、脉结，故用炙甘草汤阴阳双补，益心复脉。方中生地、熟地合用。汉代并无生熟地之分，生地养阴生津，熟地养血滋阴，合用滋阴养血功效强，并加龙骨、牡蛎以敛心安神。

3. 体会

过去多认为心律失常治疗多依靠西药,中药效果不明显,但临床见罗老师使用此方治疗各种心悸病人每获良效,有以下两点体会:

(1)炙甘草汤本证为心阴阳两虚,其方滋阴养血、通阳复脉。主症是"心动悸,脉结代",脉结是指脉来缓时一止,止无定数,代脉是指脉来时止,止有定数,良久方来,可见是对临床各种快速、缓慢心律失常如室早、房颤、病窦等各种病证的中医概括,临床运用于各种心律失常,心阴阳两虚证。阴血亏虚和阳气虚浮导致本证的主要病因,而炙甘草汤关键在于降滋阴和温阳药物进行有机配伍,补心阴以生血,通心阳以散寒,阴阳双补达到益心复脉的功效。

(2)重用炙甘草为君药。炙甘草汤中以炙甘草和生地黄孰为君药的问题各家看法不一。《方剂学》教材认为以生地为君,归于补阴剂,以其用量最大为1斤。罗老师认为以炙甘草为君,因本方以炙甘草作为方名,炙甘草补虚,通经脉,利血气,合人参、桂枝以温心阳,合地黄、麦冬、阿胶以养心阴,伤寒用量为4两,约为60克,炙甘草汤选用地黄为鲜地黄,其质重,故用1斤。相比炙甘草质轻而用4两,已是重用。

(邢洁)

三十七、吴茱萸汤治头痛心得

病例:陈×,女,49岁,头痛间作2年,再发1周。述产后出现,巅顶头痛剧烈,畏寒,胸背疼痛,舌暗红,边有齿印,苔薄白,脉细。诊断厥阴头痛,药方:吴茱萸15克、红参15克、当归20克、桂枝15克、川芎20克、陈皮10克、大枣10克、炙甘草10克。服药后头痛缓解。

体会:《伤寒论·辨厥阴病脉证并治》第378条曰:"干呕,吐涎沫,头痛者,吴茱萸汤主之。"系胃中寒饮上犯足厥阴经脉所致。足厥阴肝经上行目系,出于前额,与督脉会合于巅顶。寒邪内犯厥阴肝经,肝经之脉上出额与督脉会于巅顶,阴寒之气循经上冲致巅顶头痛。《临证指南医案·邹时乘按》云:"头为诸阳之会,与厥阴肝脉会于巅,诸阴寒邪不能上逆……"若寒自内生,凝滞肝脉，引起肝胆经脉不利，诱发头痛。治宜温肝补虚。吴茱萸汤出自《伤寒论》，常用于治疗厥阴头痛，君药吴茱萸，所谓辛开苦降，温补肝阳，生姜温胃化饮，人参、大枣益气补脾以扶正，合用暖肝温胃、化饮降浊之效。

（张卫斌）

三十八、运用升麻鳖甲汤的经验

升麻鳖甲汤为《金匮要略》治阴阳毒方，用于治疗真性红细胞增多症等血液病，有一定疗效，现报告如下：

1. 治疗真性红细胞增多症

病例：于×，男，69岁，2011年12月初诊。患者自诉全身暗青斑7月余，1年前劳累后出现胸闷痛，呈胸前区憋闷感，持续约数分钟，休息可缓解，无肩背放射痛，无呼吸困难。查心电图示"T波改变"。诊断为"冠状动脉粥样硬化性心脏病"，今年4月份于深圳市人民医院、广州多家三甲医院诊疗，诊断为真性红细胞增多症，给予干扰素、羟基脲等治疗效果不显，遂找中医治疗。症见面色暗红，肌肤甲错，两目黯黑，唇色紫暗，全身痛，头痛，胸闷，气短，伴心悸，汗出，手足麻木，舌质暗红有淤斑，苔白厚，脉滑。中医诊断：阳毒证，证淤阻脉络。治宜活血通络，予升麻鳖甲汤加味：升麻30克、鳖甲30克、当归15克、蜀椒10克、水蛭15克、雄黄1克，水飞研细末冲服，川芎10克、三七10克、甘草30克，每日1剂，水煎服，共服15剂。二诊：青斑减轻，效不更方，原方续服15剂。胸闷痛减轻，休息可缓解，心悸改善，头晕、头痛减轻，肢体麻木减轻，腰痛减轻，纳眠一般，二便调。

按语：升麻鳖甲汤为《金匮要略》治阴阳毒方，阳毒之为病，面赤斑斑如锦纹，唾脓血，升麻鳖甲汤主之。升麻鳖甲汤方中升麻、鳖甲，主心腹癥瘕坚积寒热，去痞、息肉、阳蚀、恶肉。当归，主咳逆上气，温疟寒热洗洗在皮肤中，诸恶疮疡。雄黄，主寒热鼠瘘，恶疮疽痔死肌，杀精物恶鬼邪气、百虫毒。蜀椒，主邪气咳逆，温中，逐骨节皮肤死肌，寒湿痹痛，下气。加水蛭、川芎、三七行气活血，散淤止痛。真性红细胞增多症，面赤红暗如锦纹，肌肤甲错，全身疼痛，身痛如被杖，症如阳毒症，故用升麻鳖甲汤治疗。

2. 治疗血小板增多症

病例： 许×，男，70岁，2011年12月初诊。近2月反复牙龈出血，鼻衄，皮肤淤紫，头痛，眩晕，手足麻木，胸闷，胸痛，气短，在深圳多家三甲医院诊疗，诊断为原发性血小板增多症，给予干扰素、羟基脲等治疗效果不显，遂找中医治疗。中医诊断：阳毒证，证淤阻脉络。治宜活血通络，予升麻鳖甲汤加减：升麻30克、鳖甲30克、蜀椒10克、雄黄1克，水飞研细末冲服，当归30克、川芎10克、三七10克、水蛭15克、甘草30克，每日1剂，水煎服。

按语： 升麻鳖甲汤，《金匮要略》治阳毒，治疗血小板增多症在原方基础上加甘草、川芎、三七、水蛭，意在加强治血化瘀之功，方中升麻、甘草清热解毒，当归、鳖甲治血解毒，雄黄以毒攻毒，蜀椒温阳解毒，阴阳毒为邪毒入侵机体，毒邪入营血所致，故用升麻鳖甲汤加味解毒清营治血化瘀而安。

3. 治疗白血病

病例： 傅×，男，68岁，近3月反复低热，关节疼痛，牙龈出血，鼻衄，皮肤淤紫，在深圳多家三甲医院诊疗，诊断为急性白血病，给予干扰素、羟基脲等治疗效果不显，遂找中医治疗。中医诊断：阳毒证，证淤阻脉络。治宜活血通络，予升麻鳖甲汤加减：升麻30克、鳖甲15克、蜀椒10克、雄黄1克，水飞研细末冲服，当归30克、川芎30克、甘草30克，每日1剂，水煎服。明显缓解，予服上方加减，随诊3个月见所有症状基本上续步消除。

按语： 本例升麻鳖甲汤加当归、川芎、三七行气活血，散淤止痛。方中鳖甲主癥瘕坚积，雄黄去恶疮、恶鬼邪气、百虫毒，加川芎、三七、当归以强化瘀治血之功，使毒邪去，血脉通而病愈。

4. 原发性骨髓纤维化

病例: 孙×, 女, 59岁, 身痛, 关节疼痛反复发作2年, 近3日加重。胸痛, 胸闷, 气短乏力, 腰痛, 眩晕, 脘痞腹胀, 便溏, 面色萎黄, 舌质淡红, 苔薄, 脉弱。在深圳多家三甲医院诊疗, 因有贫血白细胞计数增加, 骨髓活检见有大量网状纤维组织, 诊断为原发性骨髓纤维化症, 治疗效果不显, 遂找中医治疗。中医诊断: 阴毒证。予升麻鳖甲汤加减: 升麻30克、鳖甲30克、白术10克、仙茅15克、仙灵脾15克、鹿角胶10克(另烊化)、黄芪30克、当归30克、川芎10克、炙甘草30克, 每日1剂, 水煎服。

按语:《金匮要略》阴毒之为病, 面目青, 身痛如被杖, 升麻去蜀椒, 雄黄主之。本例升麻鳖甲汤, 去蜀椒、雄黄加白术、仙茅、仙灵脾、鹿角胶(另烊化)、黄芪、川芎。鳖甲, 滋阴益肾, 软坚去痞、去恶血、阳蚀、恶肉。升麻解时气毒戾, 开壅闭。当归, 和气治血。加黄芪、白术益气健脾, 仙茅、仙灵脾、鹿角胶益肾补血, 川芎活血, 共奏健脾益肾、养精补血之功, 使骨髓纤维化得以改善。

(罗中奇)

三十九、抵当汤治愈因闭经腹绞痛一得

抵当汤是伤寒论治热与血搏, 瘀热在里之蓄, 血证而设, 为化瘀热之峻剂, 临床用于闭经之后腹硬痛症效果之显, 现将临床治验书于如下:

病例: 胡×, 女, 28岁, 因近6周腹绞痛, 月经半年未行。曾在深圳人民医院住院, 每日须注射曲马多0.1克才能稍有缓解。痛甚时, 病人自己口服曲马多片剂0.1克每日约2—3次。因住院10余天病情不能缓解而求助中医治疗。其诉腹绞痛阵作, 下腹痛按之甚, 腹胀满, 每日下午5时、晚11时腹绞痛发作, 痛时呼叫哀哭, 呻吟不止, 抱腹翻滚, 痛楚万状。大便干结、色黑, 月经未行。视其面色萎黄, 暗滞, 两目无神, 悸惊不宁, 烦躁如狂, 健忘, 舌质暗, 边有瘀点, 脉沉细。由于使用曲马多过长过量导致成瘾, 肝功能损害伴贫血。查血: 肝功 AST260U/L、T187/L、RBC 4.9×10^{12}/L、WBC7.3×10^9/L。

此为《伤寒论》之蓄血证，为瘀血入里，血与热结，胞宫闭阻，月经不行，导致腹绞痛。《伤寒论》曰："太阳病，身黄，脉沉结，少腹硬，小便不利者，为无血也，小便自利，其人如狂者，血证谛也，抵当汤主之。""病人无表里证，发热七八日，虽脉浮数者，可下之，假令已下，脉数不解，合热则消谷善饥，至五六日不大便者，有瘀血，宜抵当汤。""阳明证，其人喜忘者，必有蓄血。所以然者，本有久瘀血，故令喜忘，屎虽鞭，大便反易，其色黑者宜抵当汤下之。"该患者腹痛，烦躁，惊悸不宁，呼叫哀哭，有如发狂为热与血结，瘀血入里，心经瘀阻，心神失养。大便难，便干结腹胀满，为热与血结，热瘀下注。患者半年月经未行为瘀血蓄于下焦胞宫，闭阻经脉。热在下焦，下焦即胞宫，冲任二之所起也，冲脉起于气冲，任脉起于中级之下，以上毛际，亦居小腹。瘀热在下焦，故小腹急结，硬满疼痛。《金匮要略》谓："妇人经水不利下抵当汤主之。"故月经半年未行亦为抵当汤证。瘀血不去，新血不生，故患者面色萎黄、暗滞，舌暗，有瘀点。本病热入下焦，阴阳失调，气机不离，瘀结血分，为伤寒论抵当汤证。因此，用抵当汤活血化瘀。方药：抵当汤：炒大黄15克、水蛭15克、虻虫10克、桃仁15克、红花15克。因药房无虻虫，故只好缺虻虫煎服两剂，服药后仍腹痛。嘱其家属到处寻找，找到2两，乃在上方加虻虫10克服，服上方2剂后腹痛减轻。继续服6剂后腹痛基本缓解。后用八珍汤加减调理1月，复查肝功正常，腹痛未作，月经如常。本方为治疗下焦蓄血、瘀热互结之重症而设。方中水蛭味咸平，主逐恶血尿血、月闭，可消瘀血于无形之中。虻虫味苦微寒，主逐瘀血，破下血积，通利血脉及九窍。大黄味苦寒，主下瘀血，血闭，荡涤肠胃，推陈致新，为逐瘀破血之猛药。桃仁气味苦平，主治瘀血月闭。红花味辛温，主腹内恶血不尽，绞痛。合而用之有活血化瘀、通利胞宫、通经止痛的功效。本例瘀血与热结下焦膀胱，故用抵当汤：大黄、水蛭、虻虫、桃仁、红花活血化瘀，通利经脉，荡涤瘀热，推陈致新，瘀热得去，则病可解腹痛止，烦躁如狂平。虽抵当汤中活血化淤药有大黄、水蛭、桃仁、红花，仍如无虻虫，则对淤血阻于下焦胞宫之腹痛之疗效大减，此为用抵当汤一得。

（罗陆一）

四十、补肺治五更泻

五更泻之名见于《张氏医通·大小府门》，又名鸡鸣泻、肾泻。我国古代把夜晚分为五个时段，叫五夜或五更，19点至21点为一更；21点至23点为二更；23点至凌晨1点为三更；1点至3点为四更；3点至5点为五更，因此五更泻是指患者在5更这个时间段即腹痛泄泻，是久病之人及老年人的常见病之一。其主要症状是，每至黎明前，脐腹作痛，肠鸣即泻，泻后则安。诸医家以为病因是由肾阳不足，命门火衰，阴寒内盛所致。多为久病或体质较弱，而致脾肾阳虚。肾阳虚衰，命门之火不能温煦脾土，即不能帮助脾胃腐熟水谷，消化吸收，运化失常就会出现泄泻。而黎明之前，阳气未振，阴寒较盛，故尤易发作。这类病人除黎明前迫不及待地去厕所排便外，平常多见腰膝酸冷，脘腹畏寒，形寒肢冷，四肢不温；肾阳虚衰，小便清长，夜间尿频；舌质淡，舌体胖有齿印，脉沉细无力，均为脾肾阳虚之征。

因此，平常治疗"五更泻"医家多以温肾健脾、固涩止泻。方用四神丸加减。四神丸由六味中药组成：补骨脂、肉豆蔻、吴茱萸、五味子、生姜、大枣可制丸服用，也可做汤剂用水煎服。方中补骨脂是主药，善补命门之火，以温养脾阳，辅以肉豆蔻暖脾涩肠，佐以吴茱萸、生姜以温中散寒，五味子酸敛固涩，另加大枣健脾养胃，诸药合用，成为温肾暖脾、固肠止涩治疗五更泻常用之剂，但临床应用期间，却不能屡屡奏效，医者多再加附子等温肾助阳之品，而罗陆一教授分析认为，此类疾病病位虽在肾与大肠，肾阳亏虚虽是其根本，但肾亏日久，"子病及母"，肺气必虚，因此临证应酌加补肺之品，如黄芪、人参乃补气常用之品，条件许可，可以加用蛤蚧、坎炁等血肉有情之品，可以温肾纳气，是为补肺气之佳品，上药应用以求金水相生，母子相生，则肾气充足，且肺与大肠相表里，脏腑相通，补肺之气，亦可助大肠收敛固涩，用于"五更泻"每获良效。

病例：赵×，男性，63岁。主诉：反复发作晨起腹泻2年。2年前无明显诱因下，每于黎明前即腹痛泄泻，去医院就诊。西医诊断为："慢性结肠炎"，给以氟哌酸、复方地芬诺酯、谷维素等药物治疗后好转，但数日后再发，遂寻中医求治，服药有好转，但数月后再次复发，且晨起醒后即去如厕，隐忍不住，查阅其病历,是为温肾助阳、收敛固涩之品,四神丸为主方加减,方用补骨脂15克、肉豆蔻10克、五味子10克、吴茱萸10克、生姜10克、大枣3枚、附子15克,四诊见:除晨起泄泻,见面色㿠白,形寒肢冷,时有鼻塞易感,并纳后腹胀,日间时有大便再行,为溏便,夜间2—3次小便,舌质淡、边有齿痕,舌苔后根白腻,尺脉沉取无力。辨证为肺肾阳虚、湿邪内阻,罗老师在原方基础上酌加了紫河车30克、黄芪30克、党参30克、白术30克、茯苓15可、薏苡仁15克、木香10克、砂仁10克,另蛤蚧1对、人参10克,文火炖煮,每日服用。患者服用1周后病情好转,复诊,根据患者病情酌情加减,连续服用1个月,后期嘱其以人参、蛤蚧每日煎煮服用,泄泻未再复发。

按语: 该患者肺肾亏虚为本,肺气亏虚,母病及子,肾寓真阳,真阳亏虚,火不生土,治疗予温补肺肾同时加用黄芪、党参健脾,以培土生金,助补骨脂、肉豆蔻、紫河车补肾温阳,使金水相生、子有所养,患者舌苔后根白腻,说明火不生土,湿邪内生,困阻脾阳,阳气不得升腾气化,故大肠固涩不能而见泄泻,因此加用茯苓、薏苡仁、白术等以健脾利湿,使水湿从小便而走,再加木香、砂仁运化脾气,人参、蛤蚧长期服用补益肺气,诸药相伍使得土健金生、金水相生,脾肾得健则泄泻得止。

(程红)

四十一、子午流注纳甲法治疗冠心病心绞痛病例举隅

临床使用子午流注纳甲法按时开穴方法,结合辨证取穴针刺治疗冠心病心绞痛患者4例,报告如下:

病例一: 曾×,女,78岁,2012年5月(丁亥日)初诊。胸闷胸痛反复发作10年,1周前症状渐渐加重,伴畏寒肢冷,喉干夜甚,失眠易醒,舌暗红无苔,脉细数。血压95/55mmHg,心率86次/分,心电图示不完全性右束支传导阻滞,有糖尿病、高脂血症、心动过速等病史。中医诊断:胸痹心痛,证属心脾两虚,阴虚血瘀,治以养心健脾,滋阴化瘀。针刺时辰为丁亥日乙巳时以子午流注纳甲法按时开太冲(单玉堂补穴法),配以太溪、三阴交补阴活血,内关、神门养心通

络，中药处方以炙甘草汤合生脉散加减化裁。治疗10天后胸闷胸痛明显减轻，余症改善。

病例二： 贾×，女，71岁，2012年5月（甲戌日）初诊。胸闷胸痛反复发作6年，近1周症状加重，气短，神疲乏力，失眠多梦，舌暗红苔少有瘀斑，脉弦细数。心电图示非特异性ST-T异常，心房颤动，有高血压、脑梗塞、心律失常、心脏瓣膜病等病史。中医诊断：胸痹心痛，证属气阴两虚，瘀血阻络，治以益气养阴，化瘀通络。针刺时辰为甲戌日庚午时以子午流注纳甲法按时开阳溪穴（单玉堂补穴法）配以足三里、三阴交益气养阴，神门、太溪养心补肾，内关、太冲化瘀通阻，经渠理气止痛，中药处方以血府逐瘀汤加减化裁。治疗3天后胸闷胸痛减轻，失眠改善；治疗7天后胸痛明显减轻，精神改善，活动未见气促，心电图示ST-T改变基本恢复正常。

病例三： 陈×，男，45岁，2012年5月（丙寅日）初诊。胸痛3天，胸闷心悸，气短自汗，头晕目眩，疲倦乏力，畏寒肢冷，自汗，大便溏薄，舌淡苔白腻有齿痕，脉沉滑。心电图示ST段抬高，CHOL 6.59，LDL-C 5.39，吸烟多年，有高脂血症、脂肪肝等病史。中医诊断：胸痹心痛，证属气血亏虚，脾虚瘀阻，治以补气养血，理气健脾。针刺时辰为丙寅日癸巳时以子午流注纳甲法按时开阴谷、然谷，配以足三里、阴陵泉益气健脾，内关、太渊理气通脉，神门、血海养心益血，中药处方以黄芪建中汤加减化裁。第一天针刺治疗后胸痛即时改善，治疗7天后胸痛胸闷缓解，头晕目眩消除，余症改善，心电图基本恢复正常。

病例四： 林×，女，54岁，2012年6月（甲午日）初诊。胸闷胸痛10天，头晕目胀，畏寒肢冷，腰膝酸软，气短自汗，大便不调，难以入眠，舌淡紫苔白厚腻，脉沉滑数。血压125/80mmHg，心率106次/分，正常心电图，有高血压、慢性胃炎、腰椎间盘突出、髋关节退行性病变及骨质疏松等病史。中医诊断：胸痹心痛，证属脾肾两虚，痰瘀阻络，治以健脾益肾，化痰祛瘀。针刺时辰为甲午日己巳时以子午流注纳甲法按时开商丘、隐白，配以足三里、阴陵泉健脾化痰，神门、太溪养心补肾，内关、太冲理气通络，百会、印堂熄风安神，中药处方以瓜蒌薤白半夏汤加减化裁。经过首天治疗后胸闷胸痛、失眠减轻，治疗7天后诸症改善。

罗陆一教授强调能否充分掌握治疗时机，往往是疗效的关键因素。《素问·八正神明论》言："凡刺之法，必候日月星辰，四时八正之气，气定乃刺之。"充分反映时机对针刺治疗疾病的重要性。《素问·藏气法时论》中有："肝主春,足厥阴少阳主治。其日甲乙。心主夏,手少阴太阳主治。其日丙丁。脾主长夏,足太阴阳明主治。其日戊己。肺主秋,手太阴阳明主治。其日庚辛。肾主冬,足少阴太阳主治。其日壬癸。"连系脏腑、经络、季节和天干之间的关系。根据五运六气推演而来的运气学说,进一步发展出以日时天干地支为治疗时间基础的子午流注针法,能准确利用穴位开阖的时机,更有效发挥针刺疗效。

胸痹心痛的病机为本虚标实。《素问·痿论》曰:"心主身之血脉。"由于脏腑虚损,心之气血阴阳失调,致使气血流行不畅,经络血脉痹阻,血不荣心,心失所养。因此,经络气血流通与否,为治疗冠心病的关键所在。"天人相应"为中医理论的核心内容,人体气血流行与自然界的节律息息相关。阴阳学说和五行学说是构筑中医理论体系的重要组成部分,而子午流注是从"五运六气"和"气血流注"中推演而来,以十二经脉在肘膝以下的66个特定俞穴为基础,按时间规律为依据,运用阴阳、五行、天干、地支、脏腑、经脉的相互关系,推算出经络气血流注各个穴位之盛衰开阖时间。通过子午流注按时取穴的方法,充分把握经络气血流注规律和穴位开阖时间进行针刺治疗,提高穴位畅通经络血脉、调节脏腑气血的治疗作用,对以脏腑虚损、经络血脉痹阻为病机的冠心病,疗效甚为显著。

(庄国立)

四十二、运用灵龟八法治疗冠心病心绞痛的临床经验

灵龟八法又名"奇经纳卦法",是古人以天人合一的观点运用大自然变化的规律,结合人体奇经八脉气血的会合取十二经脉与奇经相通的8个穴位(申脉、照海、外关、临泣、公孙、后溪、内关、列缺),这8个穴位既可治疗十二正经疾病,又可治疗奇经八脉疾病,按照日时干支的推演作出按时取穴的一种针刺法,是时间针灸学的重要组成部分。

现将用灵龟八法治疗冠心病验案二则报告如下:

1. 冠心病心绞痛合头痛

病例:患者刘×,男,48岁,本市股票分析员。就诊日期2012年2月29日。于

半年前因工作压力大自觉胸闷、胸痛、痛无定处等症状，继而兼有头晕口干，耳鸣，腰膝酸软，小便频数，大便秘结，舌质红，少苔脉细数。休息时心电图明显心肌缺血，心电图运动试验阳性。治疗：当日针刺时间2012年2月29日庚申日上午9时30分巳时。开穴：双照海、双列缺。配穴：合谷左印堂，双攒竹，天柱，太冲，三阳交、复溜平补平泻，留针30分钟。嘱其按照海列缺每日开穴时间来诊。每日1次，共针8次后，胸闷胸痛、头痛头晕症状消失，改隔日1次，巩固疗效，共15次痊愈。

2. 冠心病心绞痛合痰湿

病例：患者蒋×，女60岁，饮食商人，深圳市龙华村民。就诊日期2012年2月27日戊午日。于3年前，左侧胸处突发憋闷而痛，时作时止，反复发作，持续数十分钟，常兼痰多口黏，恶心呕吐，苔薄腻脉滑。休息时心电图显心肌缺血，心电图运动试验阳性。西医诊断：冠心病心绞痛。中医诊断：胸痹心痛（痰浊闭阻）。当日针刺时间2012年2月27日戊午日，上午11时正午时。开穴：申脉双、后溪双。配穴丰隆、阴陵泉、脾俞，虽稍有减轻但未预理想。隔日2012年2月29日庚申日，下午13时正未时开穴：临泣，外关，但患者如选出当日开公孙对内关可能是理想配穴适应症，合治（心胸，上腹部，胃胸痛，健脾及消化道病变），所以提前于午时。开穴为公孙对内关，主穴：双公孙、双内关。配穴：丰隆、脾俞、阴陵泉，每日开穴特选主穴：公孙对内关穴时来诊。每日1次，共针8次后症状消失，改隔日1次，巩固疗效，共15次痊愈。

体会：冠心病心绞痛采用灵龟八法加辨证论治治疗时，可能有所不足，可辨证加减配穴。气虚：加膻中、脾俞、气海、足三里。阴虚：加三阴交、太冲、复溜、人中。心阳虚：加大椎、关元、素髎。血瘀：加公孙、内关、膈俞、血海、三阴交。痰阻：加脾俞、然谷、丰隆、阴陵泉等。

按语：配用常规及辨证加减穴位会取得较好的疗效。

按照灵龟八法逐日按时开穴，选出当日开申脉或后溪或公孙或内关等8个所选穴及所对应时辰，按时配对取穴即申脉对后溪；公孙对内关。但求诊患者（冠心病），不一定是按时开穴环周盘，可选出当日最合适之穴。如来诊冠心病患者2012年2月29日求诊，当月是壬寅月，庚申日，未时，选出当日开临泣对外关穴，因该两对穴是对带脉的适应症合治（目外眦、耳、后、颊颈、眼疾、高血压等），但患者如选出当日开公孙对内关是最理想配穴。解决方法有以下两点：

（1）可沿用患者原先当日开之临泣对外关穴，后可随症取穴加内关、膻中等穴。

（2）可把患者就诊时间提前于午时，就可选出当日开公孙对内关穴，亦也可随症取穴，这样就可解决以上的问题。

（何志明）

四十三、中药足浴方的临床运用

中药足浴是用中药煎煮取汁足浴的一种临床治疗方法，是我国传统外治法的一个重要的组成部分，此法操作简单方便有效。罗老师在临床中善用外治法，常使用中药足浴方，我科多年来运用罗陆一教授中药足浴方治疗眩晕、头痛、胸痹、失眠等慢性病证取得了较好的疗效，现分析如下。

1. 罗陆一中药足浴方方药分析

罗老师常用中药足浴方：吴茱萸50克、山柰50克、红花50克、半夏50克、南星50克、丁香50克。上药研末，取150克煎煮成2000毫升，温热足浴30分钟，睡前或早晚各1次。本方具有助阳温补肝脾肾，行气活血化痰之功效。适合阳虚痰瘀内阻之眩晕、头痛、胸痹、失眠等病证。方中用吴茱萸性味辛苦热，归肝、脾、胃经，功能温中散寒止痛。《本草纲目》记载："吴茱萸，辛热能散能温，苦热能燥能坚，其所治之证，皆取其寒温中燥湿解郁之功而已。"并有其外治法："咽喉口舌生疮者，以吴茱萸末醋调，贴两足心，移夜便愈。其性虽热，而能引热下行，盖亦从治之义。"山柰性味辛温，入脾胃经，温中散寒，理气止痛，《本草纲目》记载："暖中，辟瘴疠恶气，治心腹冷痛，寒湿霍乱。"丁香温中降逆，温肾助阳。方中使用吴茱萸、山柰、丁香三味温里药，温补脾肾之阳，重于温阳，体现罗老师顾护阳气、重视脾肾的思想，又配以红花活血祛瘀，半夏、南星温燥化痰，痰瘀同治。全方合用能温阳活血化痰，在临床治疗胸痹、眩晕、头痛、中风、心悸、失眠等病证属阳虚痰瘀内阻型。

2. 中药足浴理论

中药足浴是中医药传统外治方法。用中药煎煮取汁浴足的一种保健方法，利用内病外治原理，药物透皮吸收疗法，通过适当温度的药液与脚接触，配合足底按摩刺激，具有促进气血运行，调节阴阳平衡和脏腑功能，从而使人体保持一种阴平阳秘的平衡状态。清代外治医家吴师机提倡外治疗法，著有《理瀹骈文》一书，对外治机理、制方用药等均有较详细系统的阐述。书中说"外治之理，即内治理；外治之药亦即内治之药，所异者法耳"，强调外治与内治实为殊途同归。通过药物的吸收刺激，激发经络脏腑之气，从而发挥其疏通经络、调节气血、扶正祛邪等作用，达到调节脏腑经络平衡，以促进机体功能恢复。

中医学认为人体五脏六腑在脚上都有相应的投影，足部是足少阴肾经、足厥阴肝经、足太阴脾经三阴经的起始点，也是足太阳膀胱经、足少阳胆经、足阳明胃三阳经的终止点。《黄帝内经》记载："阴经集于足心，谓经脉之行，三经皆起于足。"足部有涌泉、至阴、隐白、大都、太白、太溪等60多处穴位。使用罗氏足浴方刺激足三阴经、三阳经，而达到温补肝脾肾助阳，行气活血化痰的作用。在临床常用于治疗胸痹、眩晕、头痛、中风、心悸、失眠等慢性病证，上述疾病多为老年人，阳气亏虚，久病缠绵，体内痰瘀互结而成顽疾难愈。在中药内服上配以足浴方治疗，疏通经络，调节脏腑气血，而改善症状。

3. 运用举例

（1）眩晕病案

病例：颜××，女，44岁，因"头晕、失眠6月"就诊，患者发现血压升高半年，服药络活喜、雅施达，血压控制不稳定，症见精神疲倦，乏力，头晕，耳鸣，失眠，心慌，腰背酸痛，面色晦暗无光，面颊小，舌暗红，有齿印，苔薄白，脉沉细。中医诊断：眩晕，辨证为脾肾亏虚血瘀。中药处方：党参30克、白术20克、茯苓30克、黄芪30克、当归20克、川芎30克、枣仁30克、远志10克、杜仲30克、仙茅15克、仙灵脾10克、桂枝10克、煅龙牡各30克。并以中药足浴方睡前熏洗。1周后复诊诉症状明显改善，血压稳定。

按语：《素问·上古天真论》曰："丈夫五八，肾气衰，发堕齿槁。""女子六七,三阳脉衰于上,面始焦,发始白。"人体中年后肾气逐渐衰退,肾精亏耗,不能生髓,而脑为髓之海,髓海不足,上下俱虚,发生眩晕、耳鸣;脾为后天之本,气血生化之源,每因饮食劳倦所伤,脾胃虚弱,气血不足,脑海失养而致眩晕、耳鸣;故《景岳全书》强调无虚不作眩。治疗中药以健脾补肾活血通络为法。并以中药熏足方温补脾肾助阳,行气活血化痰。

(2) 不寐病案

病例: 姜××,女,52岁,因"失眠2年"就诊,症见失眠,心烦,精神疲倦,胸闷,心悸心慌,头麻,胃脘胀闷,情绪焦虑,舌淡红,苔白腻,脉沉细。心电图:ST-T改变。中医诊断:不寐(脾肾亏虚,肝郁痰结)。处方:党参20克、白术15克、茯苓30克、黄芪30克、当归15克、仙茅15克、仙灵脾10克、陈皮10克、制南星15克、制半夏15克、炒枣仁30克、柴胡15克、苏梗15克、炒延胡20克、木香10克、砂仁10克、白芍10克、炙甘草10克。并以中药足浴方睡前熏洗。

按语: 不寐为临床常见疾病,《景岳全书》:"不寐证虽病有不一,然唯知邪正二字则尽之矣。盖寐本乎阴,神其主也。神安则寐,神不安则不寐;其所以不安者,一由邪气之扰,一由营气不足耳。有邪者多实,无邪者皆虚。"在临床中多为虚实夹杂,以五脏虚弱为本,痰湿水饮、气滞血瘀等为标。治疗应补虚泻实,调整阴阳。本病为久病失眠患者,素体不足,脾肾亏虚,气血不足,心失所养;又兼思虑过度,脾土反侮肝木,肝阳不足,失于疏泻,气机阻滞,痰气郁结,扰乱心神而发为不寐。治疗宜健脾补肾,疏肝行气化痰安神。使用足浴方以调节脏腑,疏通经络。

(邢洁)

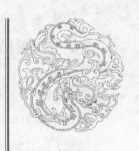

第三章 病案篇

　　本章主要通过临床病案，具体叙述罗陆一教授其独特的临证经验，涉及疾病虽主要为心血管疾病及脑血管疾病，有一些方剂为其根据经方及自己的经验重新组方，有些为利用独特方法治疗心血管疑难杂症，虽总结收集的病案不多，但临证经验在此仅窥一斑。其在临床熟练运用中医理论诊疗心血管疾病自不必说，在小儿科、妇科疾病方面也有着丰富的临床经验，在后续编写中可以继续描述。

一、健脾补肾活血化痰通络法治疗不稳定型心绞痛

病例：庄×，男，79岁，初诊2008年7月。

主诉：胸闷痛间作5年，加重1周。

现病史：患者5年前开始出现胸闷、心悸间作，情绪激动及活动后加重，查心电图示ST-T改变，未予重视，1周前出现上述症状加重，发作频繁，遂到我院门诊就诊，诊断为"胸痹，冠心病，不稳定型心绞痛"，症见胸闷、心悸、乏力，活动后加重，伴头晕，纳差，腰膝酸软，尿频，舌淡暗，苔白，脉沉细。既往有高血压、糖尿病病史。

中医诊断：胸痹心痛（脾肾亏虚，痰瘀内阻）。

西医诊断：冠心病、不稳定型心绞痛。

治法：健脾补肾，活血化痰通络。

处方：胸痛祛痛加减，党参20克、白术20克、茯苓30克、黄芪30克、仙茅15克、仙灵脾10克、当归15克、川芎30克、肉豆蔻15克、杜仲30克、巴戟天20克、三七10克、法半夏15克、制南星15克。

复诊随访：2008年8月，胸闷、心悸、乏力诸证减，无头晕，纳可，小便次数减少，舌淡红，苔薄白，脉细。上方更服30剂，胸闷诸证除。随访病情稳定，胸闷、心悸鲜有发作。

体会：罗老师认为本病的病因病机虽然很多，然而总属本虚标实之病症，本虚指心、肝、脾、肺、肾等脏腑功能失调，气血阴阳亏虚，然脏腑亏虚，以脾、肾为主。肾为五脏六腑之根本，所以肾阳旺则全身之阳旺，肾阳衰则全身之阳衰，肾阳亡则全身之阳亡，人亦死也。肾为先天之本，水火之宅，内藏真阴，"五脏之阴，非此不能滋"。肾血依赖肾之阴精而补充，肾之阴精亏虚，心阴失于濡养，血府失柔、脉道失润、脉道狭窄可致本病。肾气隆盛，则心阳振奋，鼓动有力，血行畅通，脾得温煦，运化功能正常，水谷精微可生气血，输布周身。若肾气亏虚，不能蒸腾，可致心之运血无力，久之致气滞血瘀，发为本病。脾为后天之本，气血生化之源，脾胃虚弱，失于运化，气血化源不足，营亏血少，脉道不充，血行不畅，发为胸痹；或脾肾阳虚，阳气不足，不能鼓舞心阳，心阳不展，胸阳不畅，致胸痹疼痛。或阳气虚衰不能运化水湿，蒸化水液，水湿停聚，

聚湿生痰,上犯心胸,心脉闭阻,致胸痹心痛。故胸痹为本虚标实之证,其本虚为脾肾亏虚,痰浊、瘀血为其病理产物,临证两者往往交互为患。

故在治疗本病多以补肾活血化痰立论,以扶正祛邪。在补脾肾之时,需注意脾肾的阴阳偏盛偏衰,寒湿痰瘀之兼挟,分别予以温肾阳、补肾气、滋肾阴,补脾气,温脾阳,并伍以散寒燥湿、化痰活血之法。

(徐翀)

二、四君子汤合柴胡龙骨牡蛎汤治冠心病

病例: 贾×,女,40岁,初诊2011年9月。

主诉: 胸闷间作半年。

现病史: 患者于2011年3月劳累后出现胸闷、憋气,后多因情绪波动引起间断发作,于2011年9月于我院做心电图示:T波改变。诊断为:冠状动脉粥样硬化性心脏病。

症见: 胸闷,心悸,憋气,气短,情绪波动后明显,失眠,白带多,心烦,急躁,月经有血块,舌淡暗,苔白腻,脉弦细。

中医诊断: 胸痹心痛(心脾两虚,肝郁气滞血瘀)。

西医诊断: 冠状动脉粥样硬化性心脏病。

治法: 健脾养心,疏肝理气,活血化瘀为法。

处方: 拟四君子汤合柴胡龙骨牡蛎汤加减,党参20克、黄芪30克、白术20克、茯苓30克、酸枣仁30克、柏子仁10克、当归15克、川芎20克、柴胡15克、杜仲30克、白芷30克、三七10克、煅龙骨30克、煅牡蛎30克、炙甘草10克。7剂,日1剂,水煎服。

复诊随访: 上方更服30剂,患者胸闷、心悸、憋气、气短见明显好转,病情稳定。复查心电图示:正常。

体会: 认为患者心脾两虚,肝郁气滞血瘀,脏腑耗损,正气亏虚,气化温煦失宜,脾虚失于运化水湿,水湿内停,痰瘀内生,痰瘀痹阻于心脉则胸闷痛;心烦、急躁是肝失疏泄所致;舌淡暗,苔白腻,脉弦细均为气虚痰瘀内阻之征。本病属中医"胸痹心痛"范畴,病位在心,属本虚标实之证,以气虚为本,痰瘀内阻为标,起病缓,病程长,易反复急性发作。故予以四君子健脾,酸枣仁、柏

子仁养心,柴胡疏肝解郁,配合三七、当归、川芎活血通络,白芷止带,以达到治疗的效果。

养心健脾,疏肝行气治疗胸痹,此亦治疗胸痹之又一法,故治疗胸痹,不可拘泥于一法一方,要辨证治疗。

(李根)

三、瓜蒌薤白半夏汤治不稳定型心绞痛案

病例: 薛×,女,61岁,初诊2009年12月。

主诉: 胸闷痛间作5年,加重1周。

现病史: 患者平素劳累,于2006年初开始出现胸闷痛,呈胸前压迫感,每次发作持续时间约数分钟,时有放射至左肩臂,劳累及活动后加重,伴头痛,头部紧箍感,头晕间作。患者未予重视,症状反复发作。经查心电图示:T波改变。诊断为:冠状动脉粥样硬化性心脏病。

症见: 精神疲倦,胸闷痛,气短,心慌,劳累后加重,头痛,头部紧箍感,头晕间作,无天旋地转感,纳可,眠差,二便调。舌淡暗,苔白腻,脉弦细。既往发现腔隙性脑梗塞病史2年,慢性胃炎病史2年。

中医诊断: 胸痹心痛(气虚痰瘀内阻)。

西医诊断: ①冠状动脉粥样硬化性心脏病(不稳定型心绞痛);②腔隙性脑梗塞(陈旧性);③慢性胃炎。

治法: 通阳散结,祛痰宽胸为法。

处方: 瓜蒌薤白半夏汤加减,党参10克、当归15克、川芎30克、砂仁10克(后下)、枳实10克、薤白15克、瓜蒌皮15克、茯苓20克、陈皮10克、杜仲30克、桂枝20克、三七10克、夜交藤30克、白术20克、黄芪30克、法半夏15克。7剂,日1剂,水煎服。

复诊随访: 上方更服30剂,患者胸闷痛、气短、心慌好转,病情好转,复查心电图正常。

体会: 患者久病多病体虚,脏腑耗损,正气亏虚,胸阳不振,气化温煦失宜,痰瘀内生痹阻于心脉则胸闷痛;痰瘀痹阻脑脉,脑失所养故头晕、头痛。舌淡暗,苔白腻,脉弦细均为气虚痰瘀内阻之征。本病属中医"胸痹心痛"范

畴，病位在心，属本虚标实之证，以气虚为本，痰瘀内阻为标，起病缓，病程长，易反复急性发作。治疗本病应注重通阳散结、行气化痰的效果，患者痰瘀内阻症状较明显，故予以擅涤痰散结、开胸通痹之瓜蒌，擅通阳散结、散寒化痰之薤白，二药相配，能散胸中凝滞之阴寒，化上焦结聚之痰浊，宣胸中阳以宽胸。辅以枳实下气破结，消痞除满，法半夏化痰降逆。桂枝通心阳散寒，从而达到通阳散结、祛痰宽胸治疗痰浊中阻之胸痹。气虚予黄芪、党参补气。眠差予夜交藤安神。

（李根）

四、通脉消斑汤治疗不稳定型心绞痛

病例：刘×，男，67岁。

主诉：胸闷痛间作2年，加重1周。

现病史：患者两年前开始出现胸闷痛间作，呈胸前区憋闷感，持续3—5分钟，情绪激动及活动后加重，休息后可缓解，含服速效救心丸可加速缓解，查心电图示ST-T改变，活动平板示：阳性。诊断为"胸痹，冠心病，不稳定型心绞痛"，间断在我院门诊治疗。1周前出现上述症状加重，发作频繁，持续时间延长，症见胸闷痛间作，呈胸前区憋闷感，持续5—10分钟，情绪激动及活动后加重，休息后可缓解，含服速效救心丸可加速缓解，伴心悸、乏力、头晕，偶有天旋地转感，无恶心呕吐，纳一般，眠欠佳，夜尿频，大便正常。舌淡暗，苔白，脉沉细。既往有高血压、糖尿病病史。

症见：精神疲倦，胸闷，心悸，气短，活动后诱发，头晕，乏力，腰膝酸软，记忆力下降，夜尿频，纳眠一般。舌淡暗，苔白腻，脉沉细。

中医诊断：胸痹心痛，辨证分型：肾气亏虚，痰瘀阻滞。

西医诊断：冠心病心绞痛、高血压病3级、Ⅱ型糖尿病。

治法：补肾益气，活血化痰通络。

处方：通脉消斑汤加减，熟地15克、补骨脂15克、怀牛膝15克、山茱萸15克、黄芪30克、桂枝15克、半夏10克、制南星10克、川芎10克、田七10克、全蝎10克、蜈蚣5条。14剂，日1剂，水煎服。

复诊随访：上方服30剂，患者诸证明显减轻。

体会: 肾阳以促进机体的温煦、运动、兴奋和化气为主要功用,这些功能使血液在脉管内正常运行,肾阳虚,则津血运行减慢,津液不得输布、聚液成痰,血液不得运行,留而成瘀;肾阴为促进机体的滋润、宁静、成形和制约阳热等为主要功用,肾阴通过三焦到达全身,促进津液分泌及血液生成,津血有滋润和濡养作用,肾阴亏虚,则津枯血少,化痰成瘀。痰瘀交阻痹阻经络,在心为胸痹,在脑则眩晕、中风;在四肢则为脉痹等周围动脉粥样硬化疾病。因此,肾之阴阳亏虚,痰瘀互结是动脉粥样硬化发生发展的重要病机之一。患者老年多病,脏气必虚,肾之元气虚弱,气血不足,气不行血,瘀血内生;肾气不足,肾主水,水液气化失常,聚而成痰,痰瘀交阻,心脉痹阻,不通而痛而发本病。故本病病机为肾阳虚,痰瘀阻滞。治疗以补肾活血化痰为法,拟通脉消斑汤加减。

(杨志刚)

五、小青龙汤合玉屏风汤治疗先心病

病例: 刘×,女,27岁,初诊时间2011年3月。

主诉: 发现先天性心脏病23年余,咳嗽气促1周。

现病史: 患者1988年3月开始因剧烈活动后出现气促,经检查发现"先天性心脏病"(具体不详),当时未予药物及手术等治疗。之后患者反复出现咳嗽、咯痰、气促,先后于当地医院、深圳市第四人民医院及广东省人民医院住院治疗,经心脏彩超等系统检查,确诊为"先天性心脏病—房间隔缺损,肺动脉高压,艾森曼格综合征",予吸氧、降低肺动脉压力、抗凝、强心利尿及抗感染治疗后,患者病情好转出院。

2011年12月15日晚患者胸闷痛较前加重,伴咳嗽、咯痰、气促,遂至我院门诊就诊,查血常规:WBC12.09×10^9/L,N75.5%,L14.7%,予口服宣肺化痰、温阳化饮之中药治疗后,患者症状未见明显缓解,由门诊拟"先天性心脏病、肺部感染"收入住院。入院症见:精神倦怠,胸闷痛间作,呈胸前区憋闷感,持续数分钟,无肩背及左侧手指放射痛,劳累后加重,休息后可逐渐缓解,心悸,气喘,咳嗽,夜间为甚,咯痰,量多色白,乏力,偶有头晕头痛,无天旋地转,无恶心呕吐,无发热寒战,纳眠一般,二便调,舌淡红、苔白厚滑腻,脉弦滑。

中医诊断: 胸痹心痛(脾肾亏虚,痰饮内阻)。

西医诊断：①先天性心脏病—房间隔缺损、肺动脉高压、艾森曼格综合征；②肺部感染；③高尿酸血症。

治法：以宣肺化痰、温阳化饮为法。

方药：小青龙汤、玉屏风散加减，桂枝15克、白芍15克、麻黄15克、干姜15克、细辛15克、法半夏15克、五味子15克、当归15克、川芎15克、黄芪30克、白术20克、防风15克、炙甘草5克。

复诊随访：2012年1月，胸闷痛、气喘、咳嗽诸症减，纳眠可，二便调，舌淡暗，苔白腻，脉沉细。上方更服30剂，胸闷痛、气喘、咳嗽诸症明显减轻。随访病情稳定，胸闷痛、心悸诸症发作较前明显减少。

体会： 罗老师认为本病的病因为患者先天不足，久病多病，脏腑耗损，脾肾亏虚，则易感冒；温煦运化不够，痰饮内生痹阻心脉，心失所养则胸闷痛、心悸，痰饮痹阻脑窍经络则头晕头痛；痰饮阻滞气机，则见咳嗽气促；舌淡，苔白腻，脉弦滑均为脾肾亏虚，痰饮内阻之征。四诊合参，本病属中医"胸痹心痛"范畴，属本虚标实之证，以脾肾亏虚为本，痰饮内阻为标，积极治疗，预后一般。

故在治疗上以宣肺化痰、温阳化饮立论。在温阳补虚之时，需注意脏腑阴阳盛衰，痰饮虚实之兼挟，分别予温阳、补气，并伍蠲痰化饮之法。

（杨志刚）

六、日间化痰夜间安神法治疗扩张性心肌病

病例： 邓×，女，33岁，初诊2010年5月。

主诉： 心悸、胸闷、气短10年，加重1周。

现病史： 缘患者10年前感冒后长期咳嗽不愈，上楼时出现气喘，活动后加重，下肢轻度浮肿，气喘，胸闷，气短，活动时加重，易疲劳、乏力，在陕西省丹凤县人民医院住院治疗，经检查诊断为"病毒性心肌炎"，经营养心肌等治疗，病情好转出院。1年前患者生小孩后受凉上述症状复发并加重，在广东省人民医院住院治疗，经检查心脏彩超示扩张性心肌病，EF39%，诊断为"心肌炎后遗症，扩张性心肌病"，给予利尿、营养心肌等对症治疗，病情好转出院。1周前受凉后咳嗽，痰多色白，经使用2代头孢类抗生素治疗未见好转，仍心悸、胸

闷、咳嗽,气短乏力,遂来我院就诊。

症见:神清,精神疲倦,心悸,胸闷,气短,咳嗽,痰多色白,平卧或稍活动后加重,无咽痛,头晕头痛,纳一般,睡眠差,二便调,舌淡红、边有瘀点,苔白厚腻,脉滑。

中医诊断:心悸,心肾阳虚、痰瘀内阻。

西医诊断:①心肌炎后遗症;②扩张性心肌病。

治法:温化痰饮,养心温肾,活血化痰通络。

处方:

日方:小青龙汤三子汤加减,麻黄15克、白芍10克、细辛5克、干姜15克、炙甘草20克、桂枝15克、五味子15克、白芥子15克、紫苏子15克、莱菔子15克、附子15克(先煎)。

夜方:参苏饮加减,苏叶15克、葛根15克、法半夏15克、前胡10克、茯苓20克、枳壳10克、桔梗10克、木香10克、陈皮10克、炙甘草15克、干姜15克、细辛15克、五味子15克、厚朴15克、远志15克、酸枣仁30克(打碎)、全蝎15克、蜈蚣5条、党参20克。

二诊:2010年7月

心悸、胸闷较前好转,无咳嗽、气短。

处方:党参20克、白术20克、茯苓20克、炙甘草10克、陈皮10克、法半夏15克、制南星15克、杜仲20克、巴戟天20克、仙茅15克、淫羊藿10克、紫河车30克、木香10克(后下)、远志15克、酸枣仁30克(打碎)、全蝎15克、蜈蚣5条、蛤蚧1对。

随访:复查心脏彩照示心脏扩张较前好转,EF65%。心悸、胸闷偶有发作。

体会:罗老师认为本病的病因病机为心肾阳虚,痰瘀内阻,心主血脉,心阳不振则血脉不通,加之患者素体肾虚,命门火衰,形成心肾阳虚之证,易受外邪侵袭,治宜养心温肾,活血化痰通络。初诊症见心悸,胸闷,气短,咳嗽,痰多色白,为心肾阳虚兼有伤寒表证,《伤寒论》:"伤寒表不解,心下有水气,干呕发热而咳……或喘者,小青龙汤主之。"白日服小青龙汤加三子养亲汤解表化痰通络,加附子温振心阳;夜晚服参苏饮加苓甘五味姜辛汤扶正祛邪祛寒,并酌加养心安神祛痰之酸枣仁、远志、石菖蒲,活血通络之蜈蚣、全蝎。二方白日发散表邪,夜晚养心扶正祛寒,攻补建施,标本同治。二诊时表证已除,故予养心健脾补肾、活血化痰通络方, 加补益先天之蛤蚧、紫河车扶助正气善后。

（徐翀）

七、养心补肾法治疗扩张性心肌病

病例: 张×, 男, 40岁, 初诊时间2011年5月。

主诉: 心悸间作10个月, 加重2天。

现病史: 患者于2011年5月13日开始劳累后自觉心悸、伴气短, 胸闷痛, 乏力, 患者未予重视, 上症反复发作, 活动后诱发, 持续数小时, 休息后逐渐缓解, 于2011年5月19日就诊我院门诊, 查心电图: "窦速, ST段压低", 诊断"冠心病", 给予中药益气养心治疗, 上症无明显缓解。2011年5月20日患者由门诊以"心悸查因"收入我科住院治疗, 入院后查床边心电图示: 窦性心动过速, 左室肥大、ST-T改变。胸片示: 心影增大, 心胸比0.63。心脏彩超示: ①左心房、左心室增大, 右心房、右心室稍大; ②左室室壁运动幅度减低; ③左心室收缩功能减低; ④二尖瓣、三尖瓣轻度返流。确诊为"扩张性心肌病", 予活血通络、营养心肌等治疗后, 患者病情好转出院。出院后患者病情反复, 间断在我院门诊治疗。2012年2月14日患者受凉后出现上述症状较前加重, 休息缓解不明显, 由门诊以"心悸、扩张性心肌病"收入我科。

症见: 精神疲倦, 乏力, 心悸, 气短, 胸闷痛, 上楼梯、活动后加重, 持续数小时, 休息后逐渐缓解, 耳鸣, 自汗, 纳眠差, 二便调, 舌淡红, 苔薄白, 脉沉弱。

中医诊断: 心悸（心肾亏虚, 瘀血阻滞）。

西医诊断: ①扩张性心肌病; ②高血压病2级（极高危）; ③高尿酸血症; ④十二指肠溃疡。

治法: 养心补肾, 活血通络。

处方: 柏子养心汤、陈夏六君子二仙汤化裁。党参20克、当归15克、炒酸枣仁30克（打碎）、法半夏10克、白术20克、川芎30克、制南星10克、茯苓20克、三七15克、仙茅15克、石菖蒲20克、黄芪30克、淫羊藿10克、炙甘草30克。

复诊随访: 2012年3月, 胸闷痛、心悸气短诸症减, 纳眠可, 二便调, 舌淡暗, 苔白, 脉弦细。上方更服30剂, 胸闷痛诸症明显减轻。随访病情稳定, 胸闷痛、心悸诸症鲜有发作。

体会：罗老师认为本病的病因虽然很多，然而总属本虚标实之病症，本虚指心、肝、脾、肺、肾等脏腑功能失调，气血阴阳亏虚，然脏腑亏虚，以心、肾为主。肾为五脏六腑之根本，所以肾阳旺则全身之阳旺，肾阳衰则全身之阳衰，肾阳亡则全身之阳亡，人亦死也。肾为先天之本，水火之宅，内藏真阴，五脏之阴，非此不能滋。肾之阴精亏虚，则心阴失于濡养，血府失柔、脉道失润、脉道狭窄可致本病。肾气亏虚，不能蒸腾，可致心之运血无力，久之气滞血瘀，发为本病。心气亏虚，心虚推血无力，瘀血内生，阻滞胸中心脉，心失所养而发本病，症见心悸、胸闷痛；心神失养而见眠差；肾虚清窍失养则耳鸣；气虚故乏力、自汗；舌淡暗、苔白腻、脉弦细为心肾亏虚、瘀血阻滞之征。四诊合参，本病属中医"心悸"范畴，属虚实夹杂之证，心肾亏虚为本，瘀血阻滞为标，积极治疗，预后一般。

故在治疗上以养心补肾、活血通络立论。在补心肾之时，需注意心肾阴阳盛衰，寒湿痰瘀之兼挟，分别予温肾阳、补肾气、滋肾阴，补心气、温心阳，并伍化痰活血之法。

（杨志刚）

八、养心补肺活血化痰通络法治疗肥厚型心肌病

病例：朱×，男，55岁，初诊2010年5月。

主诉：胸闷痛间作8年，气促1月。

现病史：患者于2002年开始出现胸闷痛，劳累及活动后明显，曾晕厥一次，至孙逸仙心血管医院住院治疗，查心电图提示ST–T改变，冠状动脉造影未见明显异常，心脏彩超提示肥厚型心肌病，诊断为"肥厚梗阻型心肌病"，予减慢心率、营养心肌等治疗后病情好转出院。出院后胸闷痛间有发作，间断门诊治疗。1月前患者一般活动后出现气促，夜间阵发性呼吸困难，无肢肿，1周前于我院门诊就诊，予益气活血通络中药治疗，患者上症缓解不明显，为进一步诊治，由门诊收入院。

入院症见：神清，精神疲倦，胸闷间作，步行200米出现气促，夜间阵发呼吸困难，咳嗽咯痰，鼻塞，畏寒，肢冷，纳可，眠差，二便尚调。舌淡胖，边有齿印，苔白，脉滑。

中医诊断: 胸痹心痛, 心肺亏虚, 痰瘀内阻。

西医诊断: ①肥厚型心肌病; ②慢性心功能不全 (心功能3级)。

治法: 养心补肺, 活血化痰通络。

处方: 归脾汤苍耳子散加减, 黄芪30克、白术20克、茯苓30克、党参20克、当归15克、川芎30克、石菖蒲15克、远志15克、法半夏15克、制南星15克、陈皮10克、白芷30克、苍耳子15克、辛夷15克、蜂房30克、煅龙骨30克 (先煎)、煅牡蛎30克 (先煎)、酸枣仁30克 (打碎)、首乌藤30克。

复诊: 2010年8月, 患者精神可, 胸闷、气促好转, 夜间寐安, 无呼吸困难, 无咳嗽, 鼻塞好转, 纳可, 二便调。上方去酸枣仁、首乌藤、远志、石菖蒲、煅龙牡, 加五味子10克、仙茅15克、淫羊藿10克、肉豆蔻10克、补骨脂10克、巴戟天20克。服药后症状好转, 随访3年, 胸闷痛鲜有发作, 可正常工作。

体会: 罗老师认为本病病机为心肺亏虚, 痰瘀内阻, 患者素体肺肾亏虚, 肺为娇脏, 易受外邪侵袭, 表虚不固, 易受风寒, 咳嗽咯痰, 鼻塞, 肺失宣降, 肾主纳气, 肾气虚则肾不纳气, 气机升降失调, 故见气短、气促, 气机不畅则痰瘀内生, 痹阻经络血脉, 故胸闷, 治宜养心补肺, 活血化痰通络。初诊时患者精神疲倦, 胸闷间作, 心悸, 气短, 无法入眠, 鼻塞, 予归脾汤加重镇安神之煅龙牡, 化湿通窍之白芷、辛夷、苍耳子, 祛风消肿之蜂房。服用3月后胸闷、气短好转, 续予养心汤养心益肺, 加温里补肾之二仙、肉豆蔻、补骨脂、巴戟天以助金水相生。

(徐翀)

九、固本强心汤治风湿性心脏病心衰

病例: 周×, 女, 66岁, 湖南长沙人。2010年12月5日初诊。

主诉: 气短, 胸闷, 水肿半年。

现病史: 心脏彩超检查为风湿性心脏病, 心力衰竭3级。舌淡红苔薄白, 脉滑数。

中医诊断: 胸痹 (心肾阳虚, 痰瘀阻脉)。

治法: 温阳利水, 化痰祛瘀, 健脾补肾, 固本强心。

处方: 固本强心汤加减, 黄芪30克、红参15克 (另炖)、紫河车30克、白术

15克、茯苓30克、猪苓30克、仙茅15克、仙灵脾10克、丹参30克、田七15克、酸枣仁30克、桂枝15克、附子15克（先煎30分钟）。14剂。

2010年12月20日二诊：气短、胸闷、水肿基本消失，脉弦，舌淡红苔薄白。守方14剂。

体会：本案为心肾阳虚型心悸，在培元固本的基础上用温阳利水方，以达标本兼治的目的，方中附子最小剂量15克，根据情况可加大到30克先煎30分，猪苓、茯苓用到30克，丹参30克，非重剂无以起沉疴。

（邓斌）

十、养心补肾活血化痰通络法治房颤案

病例：郭×，女，74岁，初诊2012年3月。

主诉：心悸间作9年，加重3天。

现病史：患者于2003年劳累后心悸、胸闷不适，到我院门诊查心电图示：阵发性心房颤动。经养心补肾、活血化痰通络及抗心律失常等药物治疗后，患者病情好转。其后间断门诊治疗。

症见：精神疲倦，心悸气短，偶有胸闷，无胸痛，头晕，乏力，纳一般，眠欠佳，大便时干时稀，小便调，舌淡暗，苔白腻，脉促。

中医诊断：心悸（心肾气虚，痰瘀内阻）。

西医诊断：心律失常（阵发性心房纤颤）。

治法：以养心补肾，活血化痰通络为法。

处方：归脾二仙汤加减，党参10克、黄芪30克、麸炒白术15克、白芍15克、当归15克、陈皮10克、茯苓20克、仙茅10克、淫羊藿10克、柴胡15克、桂枝15克、鸡内金30克、醋延胡索15克、炙甘草10克、干姜10克、制巴戟天15克。2剂，水煎服，日1剂，分两次服。

复诊随访：上方更服30剂，患者心悸气短好转，头晕好转，病情明显好转。

体会：患者平素劳累，耗损心气，致心气不足，气血不能运化，故出现心悸间作，久病及肾，肾阳亦不足，痰瘀阻滞，阻塞心络，可致心悸间作反复发作。心肾亏虚，痰瘀内生，痹阻脑脉则见头晕。舌淡暗，苔白腻，脉弦为心肾亏虚，痰瘀内阻之征。四诊合参，本病属中医"心悸"范畴，属虚实夹杂之证，痰瘀内

阻为实、为标，心肾亏虚为虚、为本。积极治疗，预后一般。

故治疗本病标本同治，以养心补肾、活血化痰通络为法，扶正以祛邪。在补心肾之时，需注意心肾的阴阳偏盛偏衰，寒湿痰瘀兼夹，分别予以温肾阳、补肾气，补脾气，温心阳，并伍以化痰活血治法，已达到临床治疗目的。

心悸病较难根治，可为原发病，亦为继发病，临床上应积极治疗。

（李根）

十一、养心归草汤治房颤案

病例：谢×，男，61岁。

主诉：心悸间作1年。

现病史：2010年发现有阵发性房颤，外院给予胺碘酮，患者服用后不适，房颤反复发作就诊我院求中医治疗。

症见：精神疲倦，心悸间作，伴乏力，头晕头痛，纳眠可，二便调。望诊见面色萎黄，下极低平。舌淡红，苔薄白，脉结代。

中医诊断：心悸（心脾亏虚）。

西医诊断：阵发性心房纤颤。

处方：养心归草汤加减，炙甘草60克、桂枝30克、党参30克、熟地60克、炒枣仁30克、麦冬30克、阿胶30克（烊化）、龙眼肉30克、黄芪30克、当归15克、木香10克、砂仁10克。

患者服药后症状明显减轻，坚持门诊治疗3月，房颤逐渐缓解，随访两月未再发作。

体会：患者为退休老师，长期劳心耗神，以致心气耗伤，心脾亏虚，气血不足，心神失养而发本病，症见心悸间作，脉结代；心气不足故望诊见下极低平；气血不足则精神疲倦，乏力，面色萎黄；气血不足，脑髓失养见头晕头痛；中医辨证为心脾亏虚、气血不足。治疗以养心归草汤以养心健脾，补益气血。

（邢洁）

十二、养心归草汤治频发室早搏案

病例： 张×，女，43岁。

主诉： 心悸间作2年，再发1月。

症见： 心悸，心慌，夜寐差，心烦，舌淡红，苔薄白，脉弦细代。心电图：频发室早搏。

中医诊断： 心悸（心脾亏虚）。

西医诊断： 频发室性早搏。

处方： 养心归草汤加减，炙甘草60克、桂枝30克、生熟地各30克、炒枣仁30克、麦冬30克、阿胶30克（烊化）、龙眼肉30克、黄芪30克、当归15克、柴胡10克、木香10克、煅龙牡各30克。

体会： 本病人平素劳累，耗伤气血，心脾两虚，心失所养而发本病，症见心悸，心慌；心神失养而见心烦，夜寐差；故用养心归草汤以补益气血，养心复脉。方中生地、熟地并用，汉代并无生熟地之分，生地养阴生津，熟地养血滋阴，合用养血滋养。本病人平素性情忧郁，肝气郁结，故加柴胡、龙骨、牡蛎以疏肝养心，重镇安神。

（邢洁）

十三、河鹿麻辛汤治病窦综合征案

病例： 黄×，男，46岁。初诊2009年3月。

主诉： 胸闷间作1年。

现病史： 患者平素易感冒。1年前受寒外感后出现胸闷、气短，查心电图发现窦缓。给予营养心肌等药，症状反复。查心电图：窦缓45次/分，动态心电图：窦缓，平均心率54次/分，窦性停搏伴结性逸搏3次，长达2－2.8s。阿托品试验阳性。症见胸闷，气短，乏力，头晕头痛，心悸，畏寒肢冷，自汗，舌淡暗，有齿印，苔薄，脉细迟。

中医诊断： 胸痹，辨证为心阳亏虚。

西医诊断： 病毒性心肌炎，病窦综合征。

处方：河鹿麻辛汤加减，麻黄12克、制附子15克、细辛10克、紫河车15克、鹿角胶15克、仙茅15克、仙灵脾10克、巴戟天15克、桂枝15克、黄芪30克、党参20克、白术20克、茯苓20克、甘草10克。服药10剂，二诊症状减轻，心率50次/分，仍服原药。再服30剂后诉症状明显减轻。查动态心电图：平均心率58次/分，无窦性停搏。嘱病人长期服用红参。随诊2年，病人无胸闷痛发作，心率在50—60次/分。

体会：本例患者素体气虚易外感，寒邪入侵，寒凝气滞，痹阻胸阳而发本病。在麻黄附子细辛汤之外，加用仙茅、仙灵脾、巴戟天补肾温阳，桂枝以温补心阳，黄芪、党参、白术、茯苓、甘草以益气健脾。诸药合用达益气温阳散寒之效，阳气得复，阴寒之邪乃散，则病消。

（邢洁）

十四、河鹿麻辛汤治病窦晕厥案

病例：刘×，男，52岁。初诊2010年11月。

主诉：心慌间作15年余，加重伴头晕1年，晕厥1次。

现病史：心动过缓病史15年，头晕间作1年，伴晕厥发作入院。动态心电图：窦缓，最慢31次/分，最快89次/分，可见窦性停搏3.2s。症见头晕，头痛，活动后气喘、乏力，舌淡暗，有瘀点瘀斑，苔薄白，脉迟。

中医诊断：厥证（心阳亏虚，瘀血内阻）。

西医诊断：病窦综合征。

处方：河鹿麻辛汤加减，麻黄15克、附子15克、细辛10克、紫河车30克、桂枝15克、巴戟天20克、熟地10克、白芍10克、炙甘草10克、田七10克、当归15克、川芎10克。7剂。二诊，加用红参10克，守上方1月后三诊症状消失。心电图：心率55次/分。随诊2年无晕厥发作。

体会：本例中医诊断为厥证。久病必瘀，瘀血是本病最常见的兼证，病人在阳虚征象外兼有舌暗，有瘀点瘀斑之象。治疗当以温阳活血为法。使用麻黄附子细辛汤温经散寒，紫河车补气血，桂枝、甘草以温通心阳，熟地、巴戟天以补肾固元，加用田七、当归、川芎以活血。服药后诸症消失。

（殷建明）

十五、益气养阴化痰通络法治疗慢性心衰

病例： 贲×，女，71岁，初诊时间2008年3月。

主诉： 胸闷痛间作4年，加重1周。

现病史： 患者于2008年3月开始劳累后出现胸闷痛间作，呈胸前区憋闷感，气短间作，持续3—5分钟，无大汗、濒死感，无恶心呕吐，无肩背及左侧手指放射痛，劳累及情绪波动时加重，休息后可逐渐缓解，患者遂至我院门诊就诊，经查心电图示：P波消失，呈小F波，心房纤颤。活动平板阳性，BNP阳性。诊断为"冠状动脉粥样硬化性心脏病—慢性心力衰竭、心房纤颤"。1周前患者劳累后出现胸闷痛较前加重，发作较前频繁，呈胸前区憋闷感，放射至后背，每次发作5—10分钟不等，劳累及情绪波动时加重，休息后可逐渐缓解，我院门诊予口服益气活血之中药治疗，患者胸闷痛缓解不明显，为求进一步诊治，由门诊拟"胸痹心痛（冠心病）"收入院。

入院症见： 精神疲倦，胸闷痛间作，呈胸前区憋闷感，持续约5—10分钟不等，放射至后背，劳累及情绪波动时加重，休息后可逐渐缓解，伴心悸，气喘，周身乏力，颈腰酸痛，四肢麻木，纳差，眠欠佳，小便量少，大便稀烂，舌红苔薄白，脉涩。

中医诊断： 胸痹心痛（气阴两虚，痰瘀内阻）。

西医诊断： ①冠状动脉粥样硬化性心脏病，不稳定型心绞痛，冠脉搭桥术后慢性心力衰竭心功能Ⅲ级；②心脏瓣膜病二尖瓣置换术后主动脉瓣置换术后三尖瓣闭锁不全；③心律失常心房纤颤；④高血压病3级（极高危）；⑤腔隙性脑梗塞。

治法： 以益气养阴，化痰通络为法。

处方： 通脉消斑汤加减，党参30克、白术20克、茯苓20克、黄芪30克、当归15克、川芎30克、全蝎15克、蜈蚣5条、仙茅15克、淫羊藿10克、盐杜仲20克、桑寄生30克、麦冬20克、百合20克、三七15克、炙甘草5克。

复诊随访： 2012年6月，胸闷痛、心悸气短诸症减，纳眠可，二便调，舌质红，苔少，脉细。上方更服30剂，胸闷痛诸症明显减轻。随访病情稳定，胸闷痛、心悸诸症发作较前明显减少。

体会： 罗老师认为本病的病因总属本虚标实之病症，本虚指心、肝、脾、肺、肾等脏腑功能失调，气血阴阳亏虚，以气阴两虚为主。胸痹日久，气阴两虚，气虚则无以行血，阴虚则脉络不利，均可使血行不畅，气血淤滞，故见胸闷隐痛，时作时止。心脉失养，故见心悸。气虚故见短气、倦怠懒言，面色少华。阴虚阳亢故见头晕目眩。虚不耐劳，故遇劳则甚。患者年老脏腑亏耗，久病多病，气阴两虚，痰瘀内生，痰瘀内阻于心脉，心失所养，故间有胸闷痛、心悸；痰瘀阻滞经络，经络失养则见四肢麻木；舌质红，苔少，脉细均为气阴两虚，痰瘀内阻之征。四诊合参，本病属中医"胸痹心痛"范畴，属虚实夹杂之证，气阴两虚为本，痰瘀内阻为标，积极治疗，预后一般。

故在治疗上以益气养阴，化痰通络立论。在补气养阴之时，需注意脏腑阴阳盛衰，痰瘀虚实之兼挟，分别予补气、养阴，并伍化痰活血之法。

（杨志刚）

十六、养心补肾活血化痰通络法治慢性心衰案

病例： 林×，女，92岁，初诊时间2008年2月。

主诉： 活动后气喘4年，加重1周。

现病史： 患者于2008年2月开始活动后出现气喘，休息后可缓解，无夜间阵发性呼吸困难，伴胸闷，呈胸前区憋闷感，每次发作持续约3—5分钟不等，无大汗、濒死感，无左侧手指放射痛，体力活动后加重，休息可逐渐缓解，周身乏力，遂来我院门诊就诊，查心电图提示：ST-T改变，心脏彩超提示：左心功能不全，肺动脉、主动脉瓣、三尖瓣轻—中度返流；二尖瓣中—重度关闭不全，考虑诊断为"慢性心功能不全—心功能Ⅲ级"，2012年3月14日晚8时患者活动后出现气喘，安静状态下无缓解，胸闷，头晕，无天旋地转，无恶心呕吐，周身乏力，站立不能，2012年3月22日由急诊以"喘证，慢性心功能不全—心功能Ⅳ级"收入我科。

入院症见： 精神疲倦，活动后气喘，安静状态下无缓解，伴胸闷，呈胸前区憋闷感，每次发作持续约5—10分钟不等，无大汗、濒死感，无左侧手指放射痛，活动后加重，休息可缓慢缓解，伴心悸，头晕，无头痛，无天旋地转，无恶心呕吐，周身乏力，偶咳，无痰，纳一般，眠欠佳，大便失禁，舌淡红，苔薄白，脉沉细。

中医诊断: 喘证(心肾阳虚, 痰瘀内阻)。

西医诊断: ①慢性心功能不全(心功能Ⅳ级); ②冠状动脉粥样硬化性心脏病(不稳定型心绞痛); ③肺部感染; ④左下肢静脉血栓; ⑤皮层下动脉硬化性脑病; ⑥肾功能不全。

治法: 以养心补肾, 活血化痰通络为法。

处方: 通脉消斑汤加减, 党参20克、白术30克、黄芪30克、茯苓30克、当归15克、川芎30克、仙茅15克、淫羊藿10克、全蝎10克、蜈蚣5条、盐杜仲30克、制远志20克、石菖蒲30克、猪苓30克、酸枣仁20克、合欢皮15克。

复诊随访: 2012年5月, 胸闷痛、头晕诸症减, 纳眠可, 二便调, 舌淡暗, 苔少, 脉沉细。上方更服30剂, 胸闷痛诸症明显减轻。随访病情稳定, 胸闷痛、心悸诸症发作较前明显减少。

体会: 罗老师认为本病的病因总属本虚标实之病症, 本虚指心、肝、脾、肺、肾等脏腑功能失调, 气血阴阳亏虚, 以心肾亏虚为主。胸痹日久, 心肾两虚, 病延日久, 长期气血运行失畅, 瘀滞痹阻, 故见胸闷且痛。心脉失养, 不能充润五脏, 故见心悸。患者年老脏腑亏耗, 久病伤正, 心肾阳虚无以行血而成瘀, 正气亏虚, 无以化津, 聚而为痰, 痰瘀阻滞心络, 可见胸闷, 瘀阻肺络, 宣降失常, 肺气上逆而为气喘, 咳嗽, 证属心肾阳虚, 痰瘀内阻。舌淡暗, 苔少, 脉沉细均为心肾阳虚, 痰瘀内阻之征。本病病位在心、肾。病性属本虚标实, 气虚为本, 痰瘀为标。本病虽积极治疗, 预后不佳。故在治疗上以养心补肾, 活血化痰通络立论。在养心补肾之时, 需注意脏腑阴阳盛衰, 痰瘀虚实之兼挟, 分别予养心、补肾, 并伍化痰活血之法。

(杨志刚)

十七、六君子汤加减治高血压病案

病例: 曾×, 女, 83岁, 初诊2012年4月。

主诉: 头晕头痛间作1年余, 加重2天。

现病史: 患者于1年前劳累后出现头晕、头痛, 测血压偏高, 未系统服药。后血压反复升高, 曾在我院门诊测血压最高达180/100 mmHg, 诊断: 高血压病3级, 曾服用地尔硫卓降压, 但未规律用药及复测血压。

症见：精神疲倦，头晕，头痛，伴耳鸣，重则天旋地转感，劳累及活动后加重，手足麻木，腰膝酸软，口干，纳可，眠差，二便调。舌淡暗，苔薄白，脉弦滑。既往发现有肝囊肿病史3年。

中医诊断：眩晕（脾肾亏虚，痰瘀内阻）。

西医诊断：①高血压病3级（极高危）；②肝囊肿。

治法：健脾补肾，活血化瘀为法。

处方：六君子汤加减为方，党参10克、黄芪30克、白术20克、当归15克、川芎15克、法半夏15克、砂仁10克（后下）、盐杜仲30克、制巴戟天15克、茯苓20克、制何首乌15克、陈皮10克、龙眼肉10克、川楝子10克、麸煨肉豆蔻10克、麸炒枳壳10克。2剂，水煎服，日1剂。

复诊随访：上方更服20剂，患者头晕头痛，手足麻木，腰膝酸软，口干，见明显好转，病情稳定。复测血压示：BP130/86mmHg。

体会：认为患者脾肾亏虚，肝郁气滞血瘀，年老体弱，温煦气化不够，脑窍失其濡养，而见头晕、头痛；肾虚经络失养则手足麻木，腰膝酸软；肾开窍于耳，肾虚则见耳鸣。舌淡暗，苔薄白，脉弦滑均为脾肾亏虚之征。四诊合参，本病属中医"眩晕"范畴，属本虚标实之证，以脾肾亏虚为本，痰瘀内阻为标，积极治疗，预后一般。故予四君子健脾，半夏、砂仁、豆蔻、陈皮理气化湿，杜仲、巴戟天、何首乌补肾阳，当归、川芎、龙眼肉、枳壳行气补血活血，川楝子疏肝解郁，以达到治疗效果。

脾为先天之本，肾为后天之本，老年人年老体弱，多见脾肾亏虚，正气不足，邪气内生，故扶正为主，祛邪为辅。

（李根）

十八、补肾通脉汤治中风后遗症案

病例：王×，女，76岁，初诊2008年7月。初诊：右侧肢体乏力1月。症见右侧肢体乏力，头晕，耳鸣，记忆力下降，腰膝酸软，尿频，舌淡暗，苔白，脉沉细。既往有高血压、糖尿病病史。

中医诊断：中风后遗症（肾气亏虚，痰瘀内阻）

处方：补肾通脉汤加减，熟地15克、山茱萸15克、巴戟天15克、黄芪30克、怀牛膝15克、桂枝15克、半夏15克、制南星30克、石菖蒲15克、磁石30克、远志10克、田七10克、全蝎10克、蜈蚣5条、地龙10克。

体会: 患者老年多病,脏气必虚,肾之元气虚弱,气血不足,气不行血,瘀血内生;肾气不足,肾主水,水液气化失常,聚而成痰,痰瘀交阻,经脉阻,不通而痛而发本病。故本病病机为肾虚,痰瘀阻滞。治疗应补肾活血化痰为法,使用本方,并重用虫类药物以通络。

(邢洁)

十九、加减地黄饮子治疗中风

病例: 林×,男,52岁,初诊2011年4月。

主诉: 右侧肢体麻木乏力、言语不利1年余,加重1周。

现病史: 患者缘于2010年4月在家中无明显诱因突然出现右侧肢体麻木乏力,头晕,头痛,言语不利,无意识障碍、呕吐等症状,遂由家属送入南山医院就诊,当时查头颅MRI提示"急性左侧基底节脑梗塞",并收入住院治疗,予抗血小板聚集、改善脑代谢及活血化瘀等治疗,后患者遗留右侧肢体乏力、言语不利、反应迟钝等症状。后间断于我院门诊,口服阿托伐他汀稳定斑块及脑珍治疗。

症见: 精神疲倦,右侧肢体麻木乏力,言语不利,头晕,无天旋地转感,头痛、以前额为甚,无恶心呕吐,气短乏力,腰膝酸软,纳眠一般,小便调,大便可。舌淡红边有瘀点,苔薄白,脉沉弱。既往有高血压病2级病史2年余,Ⅱ型糖尿病病史2年余。

中医诊断: 中风——中经络(脾肾亏虚,痰瘀内阻)。

西医诊断: ①脑血管病恢复期(后遗症期);②高血压病2级(极高危组);③Ⅱ型糖尿病。

治法: 健脾补肾,活血化瘀通络为法。

处方: 地黄饮子加减,熟地黄15克、山萸肉20克、茯苓30克、黄芪30克、当归15克、川芎30克、全蝎10克、蜈蚣3条、地龙10克、天麻30克、姜半夏30克、制远志15克、石菖蒲15克、制巴戟天20克、盐杜仲30克、防风10克、酒乌梢蛇15克、制南星15克。7剂,自煎。

复诊随访: 上方更服30剂,患者右侧肢体麻木乏力好转,肌体肌力正常,言语不利改善, 头晕、头痛好转, 病情明显好转。

体会: 认为本病患者平素劳累, 久病多病体虚, 脏腑耗损, 脾肾亏虚, 温煦运化失常, 痰瘀内生痹阻肢体经络则见右侧肢体麻木乏力, 言语不利; 阻滞脑窍经络则见头晕、头痛; 脾虚运化不足则见气短乏力, 腰为肾之府, 肾虚温煦运化不足则见腰膝酸软; 舌淡暗、苔白腻、脉沉均为脾肾亏虚、痰瘀内阻之征。本病属中医"中风——中经络"之范畴, 属本虚标实之证, 以脾肾亏虚为本, 痰瘀为标, 病位在脑、脾、肾。

故治疗本病标本同治, 以健脾补肾、活血化痰通络为法, 扶正以祛邪。在补脾肾之时, 需注意脾肾的阴阳偏盛偏衰, 寒湿痰瘀兼挟, 分别予以温肾阳、补脾气, 并伍以化痰活血治法。方用地黄饮子以补肾化痰开窍加入蜈蚣、全蝎、酒乌梢蛇加强搜风通络功效。

(李根)

二十、补肾通脉汤治下肢动脉闭塞案

病例: 杜×, 男, 78岁。初诊2010年2月。

主诉: 右下肢疼痛1月。

现病史: 患者有冠心病三支病变, 下壁心梗病史。见精神疲倦, 乏力, 诉右下肢疼痛, 肢冷, 麻木, 右足拇趾发黑。患者有长期嗜烟史。经彩超检查: 下肢动脉闭塞。外院要求截肢, 患者拒绝。

中医诊断: 痹症(肾虚痰瘀内阻型)。

处方: 补肾通脉汤加减, 熟地15克、山茱萸30克、补骨脂15克、怀牛膝30克、姜半夏30克、制南星30克、川芎30克、陈皮10克、田七10克、蜈蚣5条、桂枝15克、水蛭10克、全蝎15克。经过治疗3周后, 上症明显减轻, 效果较好, 目前患者继续治疗中。

体会: 本病为下肢动脉粥样硬化, 并发生动脉闭塞证, 病情严重。中医辨证看, 一方面患者老年, 存在本虚, 为肾气亏虚; 另一方面, 患者存在标实, 为痰浊、瘀血互结, 痹阻血脉, 不通而痛而发本病。治疗用补肾通脉汤以补肾活血化痰通络, 重用虫类药物以通络。

(邢洁)

二十一、益肺温肾固涩止遗治疗小儿遗尿

病例: 任×,男,6岁,初诊2010年5月。

主诉: 遗尿3月。

现病史: 患者3月前开始遗尿,1周4—5次,气短声怯,动则汗出、乏力,易感冒,面色晦暗,眼圈凹陷发黑,眉间色青;查心电图、尿常规未见异常,到我科门诊就诊,症见气短、动则汗出,咳嗽,夜间为甚,遗尿,纳可,寐差,大便调。舌淡苔薄白,边有齿印,脉沉细。

中医诊断: 遗尿(肺肾亏虚,禀赋不足)。

西医诊断: 小儿遗尿。

治法: 益肺温肾,固涩止遗。

处方: 桂枝麻黄各半汤合玉屏风散、二仙汤化裁,黄芪20克、党参15克、白术15克、茯苓10克、桂枝15克、白芍10克、干姜10克、麻黄12克、制附子10克、益智仁10克、砂仁10克、桑螵蛸10克、山茱萸15克、仙茅15克、仙灵脾10克、韭菜子10克、炙甘草15克、煅龙牡各20克。

复诊随访: 2010年7月,遗尿次数减少,1周1—2次,气短、乏力好转,自汗减轻,无咳嗽。上方去干姜,加附子5克、锁阳15克、补骨脂10克。

2010年8月,遗尿未作,气短、乏力诸证减,自汗好转,无咳嗽。上方去韭菜子,加防风10克、石菖蒲10克。

至今遗尿未作,无自汗,无气短、乏力,鲜有感冒。

体会: 罗老师认为本病的病因病机为先天禀赋不足,肺气亏虚,肾元不足,水失通调,固涩不行。小儿"脏腑娇嫩,形气未充",脏腑功能未臻成熟,易受各种因素影响而致肺肾功能失常,水液代谢、固摄障碍而致病。肺主一身之气,宣降气机,通调水道,肺虚则气机失调,气虚不摄;肾主水,主纳气,小儿"肾常虚",肾气不足,则不能化气行水,固摄无权,肾与膀胱相表里,因而影响膀胱开合,《诸病源候论》说:"膀胱为津液之腑,既冷气衰弱,不能约水,故遗尿也。"肺肾阳虚,温煦气化失常,下元不固,固遗尿。治法易益肺温肾,固涩止遗。

初诊症见气短、动辄汗出,咳嗽,夜间为甚,遗尿,属肺肾亏虚兼有伤寒表

虚证，方予桂枝麻黄各半汤合玉屏风散、二仙汤宣肺散寒，桂枝加龙骨牡蛎汤外散风寒，内和营卫，收敛阳气，并加补肾温阳之山茱萸、韭菜子、砂仁，固涩之益智仁、桑螵蛸，共奏宣肺散寒，温肾固涩止遗之功。

二诊症状好转，遗尿次数减少，续前方之法，并加锁阳、补骨脂以加强补肾固涩之力。

三诊遗尿未作，诸症状好转，故去韭菜子，加防风合成玉屏风散巩固肺卫，并加石菖蒲安神化痰，改善睡眠以收敛心阳以资命门火。

（徐翀）

二十二、温肾助阳活血通脉治疗不孕

病例：吴某，女性，23岁，初诊2010年10月。

主诉：结婚1年余未孕。

现病史：患者于2009年3月结婚，至2010年10月未孕，故前来就诊，追问病史，该患者诉，其家居于山区，家里开有一个金矿，为看守金矿，该患者从小随父母即居于矿中，成年后遇冷则腿痛，至月经来临时，开始时出血不止，出血量大，在西医医院求治，经口服药后，血止，但其后1年未来月经，多方求治无效，后服用激素及黄体酮等药物，月经则有时可来，但量极少，色泽晦暗，行经腹痛，有时两三个月不来，或月经来后两三个月淋漓不尽，婚后1年余，未曾受孕，故来就诊。四诊见：患者面色暗黄，口唇青暗，体型适中，指甲青白，畏寒肢冷，腰痛，腿痛，遇冷加重，并浮肿，月经量少，时而不来，时而淋漓不尽，颜色暗淡，行经少腹及小腹隐痛，白带量多、呈青灰色，纳差，时有腹胀、腹痛、腹泻，受寒后加重，夜寐不安，舌薄、质淡，苔薄白，脉沉取无力。

诊断：不孕症（肾阳虚寒、寒瘀内阻胞宫）。

治疗：温肾助阳，活血通脉。

处方：胶艾汤、二仙汤加减。熟地15克、白芍10克、仙灵脾10克、阿胶10克、枸杞子15克、韭菜子15克、水蛭15克、当归15克、川芎15克、巴戟天20克、桑螵蛸10克、续断30克、仙鹤草30克、益母草30克、杜仲30克、桑寄生30克、紫河车30克。以上方加减服用数月，患者畏寒肢冷、腰痛、腿痛等症状好转，但遇冷仍有发作，白带色泽由青灰转清，月经周期逐渐恢复正常，无明显行经腹痛,月经量仍少,但色泽转红,于2011年3月怀孕,但孕后3个月,无明显诱发因素,胎死腹中,后去医院清宫处理,继续使用上方进行调理,于2012年2月再次受孕,于同年11月1日顺产一子,母子安好。

体会: 近年来,不孕症的发生率越来越高,现代医学认为主要是以下原因:一些不可控因素,如自然环境污染,饮食健康很难得到保障,现代生活节奏加快,导致压力增大,以及免疫性因素、遗传性因素、感染性因素、内分泌性因素、解剖因素等,都会造成不孕不育。而中医学认为,妊娠与肾气以及冲任二脉之间关系密切,胞脉系于肾,胎儿居于母体之内,以肾系胎,以气载胎,以血养胎,冲任二脉以固胎。《灵枢·决气》又云:"两神相搏,合而成形,常先身生,是谓精。"指胚胎本男精女血相结而成,有赖先天肾精之滋养及肾气之温煦。因此,在排除器质性原因及男方因素后,给予患者补肾健脾,益气养血活血,调理冲任使得肾气盛,脾气和,气血充盈,任冲稳固则易有子。该方中熟地、仙茅、仙灵脾、枸杞子、韭菜子、巴戟天、杜仲、桑寄生、桑螵蛸、续断、紫河车温肾助阳,患者久病血瘀故加用水蛭、当归、益母草、川芎活血化瘀。不论不孕何因,中医认为必始于肾虚而后发。此皆应"肾藏精以系胞","肾以载胎"之古训,故方中予以补肾药为重中之重,肾气盛则肾精充足胚胎乃成,可有子。

(程红)

二十三、调坤育麟汤治疗不孕症

病例: 周×,女,31岁,初诊2012年12月。

主诉: 月经推后,4年。

现病史: 患者结婚4年未孕,月经30-40日一行,经行腹痛,月经量适中,色暗,有血块,平素面色晦滞,神疲乏力,2012年12月月经后3日查激素六项示:FSH8.08mIU/ml,LH13mIU/ml,孕酮0.20ng/ml;子宫及附件彩超示宫颈纳氏囊肿,余未见明显异常。遂到我院门诊就诊,诊断为"不孕,不育症",症见神疲乏力,月经推后,行经腹痛,纳眠尚可,二便调,舌淡暗,舌体胖大,边有齿痕,苔白,脉沉。

西医诊断: 不孕症。

中医诊断：不孕（脾肾亏虚，寒凝瘀滞）。

治法：温肾健脾、调坤育麟。

处方：调坤育麟汤加减。党参20克、白术20克、茯苓30克、黄芪30克、当归15克、川芎15克、熟地10克、紫河车30克、鹿角胶15克（烊化）、菟丝子15克、枸杞子15克、韭子15克、蛇床子15克、五味子10克、巴戟天20克、桂枝15克、赤芍15克、水蛭10克、煨肉豆蔻10克、陈皮10克。服60剂。

复诊随访：2013年2月，月经30—35日一行，腹痛减少，月经色转鲜红，血块减少，面色较前红润、有光泽，偶有腹胀，舌淡红，苔薄白，脉细；复查子宫及附件彩超可见优势卵泡，余未见异常。上方去鹿角胶，加炒二芽各15克、神曲10克，更服60剂，诸证除。2013年4月患者怀孕，随访胎儿发育正常。

体会：《傅青主女科》认为不孕症有：身瘦不孕、胸满不思饮食不孕、下部冰冷不孕、胸满少食不孕、少腹急迫不孕、嫉妒不孕、肥胖不孕、骨蒸夜热不孕、腰酸腹胀不孕、便涩腹胀足浮肿不孕十类，可见本病病因病机主要为脾虚、肾虚，冲任不调，寒气内生，瘀血阻滞。病位在脾肾。肾为五脏六腑之根本，先天之本，《素问》曰：女子七岁，肾气盛，齿更发长，二七而天癸至，任脉通，太冲脉盛，月事以时下，故有子……七七任脉虚，太冲脉衰少，天癸竭，地道不通，故形坏而无子。肾气充则天癸至，太冲脉盛方能有子。先天禀赋不足，后天房事不节，均可损伤肾气，冲任虚衰，不能系胞，胞宫胞脉失养，则不能摄精成孕。肾阳亏虚，命门火衰，外感寒邪，客于胞宫，而致宫冷不孕。脾为后天之本，气血生化之源，"冲脉者，经脉之海"，冲脉之血为阳明水谷之所化，可见阳明胃气为冲脉之本也。固后天脾不足亦导致不孕。涉水感寒，邪与血结，瘀血内阻，或肝气郁结，血行不畅而成瘀，均导致瘀滞冲任、胞宫、胞脉，以致不能成孕。

治疗本病多以温肾健脾、调补冲任为法。以八珍汤化裁，旨在调补气血，气血不足育麟无本；臣以菟丝子、枸杞子、韭子、巴戟天温补肝肾，蛇床子燥湿杀虫，五味子补气安神，加鹿角胶、紫河车等气血有情之品大补精血、脾肾之先天不足；加桂枝、芍药调和阴阳，再加水蛭活血通络，辅以健脾行气之炒二芽、神曲、陈皮、肉豆蔻，诸药配伍共奏温肾健脾、调坤育麟之功。

（徐翀）

二十四、参苏饮、苦酒汤治咽中生疮案

病例：胡×，女，40岁，因"咽痛声哑3日"就诊。患者平素工作繁忙，体质虚弱，易外感。此次因熬夜受空调冷风后出现感冒咽痛，声音嘶哑，不能言语，恶寒，服清热解毒中药后腹泻不止，舌淡红，苔薄白，脉浮。

中医诊断：咽中生疮（风寒外感，痰结咽喉）。

治法：疏风散寒，涤痰开结。

处方：参苏饮、苦酒汤。党参20克、白术20克、茯苓30克、苏叶15克、荆芥15克、制半夏15克、防风15克、桔梗15克、陈皮15克、厚朴15克、炙甘草15克。

苦酒汤：半夏10克、鸡子清1个、白醋适量煮开后取汁，1日多次时时含服。

体会：本病例患者平素体虚且又熬夜，正气不足，外受风寒之邪，肺气不宣，金实不鸣而见咽痛，风寒外感，痰浊痹阻咽喉而见声嘶；风寒外束，卫阳被郁，而见恶寒；体虚外感风寒，误用清热药物，脾胃受损故见腹泻。治疗以益气解表为法。同时使用苦酒汤涤痰开结，消肿利咽。苦酒汤出自《伤寒论》少阴咽痛证中，其方药易被忽视。通过本病例使用苦酒汤治疗咽痛，可以看到中医经典魅力无穷。手少阴心经，起于心中，出属心系，下络小肠，其支脉挟咽；足少阴肾脉，从肾上贯肝膈，入肺中，循喉咙，挟舌本，故张仲景将咽喉病，皆冠以少阴病。苦酒汤所致咽痛为痰浊客于咽喉，咽喉红肿糜烂，不能语言，影响发声，称之为"咽中生疮"。治法以涤痰开结，敛疮消肿。方中半夏辛温滑利，涤痰散结。鸡子清润利咽，苦酒摄入阴分，劫涩敛疮消肿。半夏得鸡子清，有利咽之功而无津燥之弊，半夏得苦酒，更能辛开苦降，以增涤痰敛疮之功，三味药配伍，入阴分，涤痰而不伤阴。本方的煎法也很特别。《伤寒论》苦酒汤方后注："半夏十四枚，鸡子一枚（去黄，内苦酒着鸡子壳中），上二味，内半夏苦酒中，以鸡子壳置刀环中，安火上，令三沸，去渣，少少含咽之。不差，更作3剂。"苦酒、蛋清代替水煎，煎药时间短。少少含咽，不拘时，使药物直接作用于咽喉部位以提高疗效。

（邢洁）

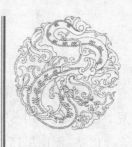

第四章　验方篇

　　本章收集八个罗老之经验方，固本强心汤：主要治疗扩张型心肌病、风湿性心脏病；补肾通脉汤：主要治疗脾肾亏虚、痰瘀互结之动脉硬化性疾病；河鹿麻辛汤主要治疗脾肾亏虚、心阳不足之缓慢性心律失常；养心归草汤主要治疗各种快速心律失常之气血亏虚者；胸痹祛痛方主要治疗脾肾亏虚、痰瘀互结之胸痹、心痛病；通脉消斑汤：主要治疗肾虚痰瘀互阻之全身各部位之动脉粥样硬化性疾病如冠心病、脑动脉硬化、颈动脉硬化、双下肢动脉硬化等；清瘀活血消栓汤：主要治疗下肢静脉血栓；调坤育麟汤：主要治疗不育不孕。以上八个经验方在临床中均得到验证，能够有很好的疗效。

一、胸痹祛痛方

组成: 党参20克、白术20克、茯苓30克、黄芪30克、仙茅15克、仙灵脾10克、当归15克、川芎30克、肉豆蔻10克、杜仲30克、巴戟天20克、三七10克、法半夏15克、制南星15克。

上药水煎服, 每日1剂, 2次分服。

功效: 健脾补肾, 活血化痰通络止痛。

主治: 脾肾亏虚, 痰瘀互结之胸痹心痛。胸闷痛, 心悸气短, 乏力, 舌淡暗, 苔白腻, 脉弦细或沉细无力。

方解: 本方组成以黄芪、党参、白术、茯苓补气健脾, 扶助正气; 以当归、川芎、三七补血活血, 通络祛痛, 再以仙茅、仙灵脾、杜仲、巴戟天温阳补肾, 肉豆蔻、法半夏、制南星以健脾温中化痰, 诸药合用, 标本兼治, 共奏补气血、健脾胃、温阳补肾、化痰湿、活瘀血、通经络、治胸痹驱心痛之功效。

常用加减: 温脾阳选用干姜、肉豆蔻、吴茱萸; 温肾阳可用: 巴戟、鹿茸、葫芦巴、锁阳、仙茅; 补肾气可用: 仙灵脾、菟丝子、杜仲、山萸、蛤蚧; 滋肾阴可用: 女贞子、龟板、天冬、熟地; 兼寒者用温阳散寒法: 肉桂、制附子; 兼湿痰者用燥湿化痰法: 厚朴、陈皮、薤白、草果、苍术、石菖蒲; 兼寒痰者用温化寒痰法, 药用: 制南星、制半夏、白芥子; 兼热痰者用消热化痰法, 药用: 胆星、瓜蒌、浙贝母、竹茹、海藻、昆布; 兼瘀血者用活血化瘀法, 药用: 丹参、当归、川芎、地龙、全蝎、蜈蚣; 瘀血甚者用破血法, 药用: 水蛭、三棱、莪术、乳香、没药等。

(邢洁)

二、固本强心汤

组成: 黄芪50克、红参15克(另炖)、紫河车30克、白术15克、炙甘草6克、当归15克、茯苓15克、仙茅15克、仙灵脾10克、丹参15克、田七10克、法半夏10克、远志9克、酸枣仁30克。

功效: 补气固元, 健脾益肾, 化痰行瘀。

主治：扩张型心肌病、风湿性心脏病等。中医之胸痹、喘证、心悸、水肿。症见胸闷，气短，心悸，水肿，乏力，咳嗽，头晕，舌质暗，苔厚腻，脉滑或数。

方解：扩张型心肌病的发病多为各种原因导致元气亏虚，元阳不足，邪毒乘虚而入，传入于脉，内舍于心，日久心气耗散，心体胀大。病位在心，与肺、脾、肾相关。肺气不足，治节失司，心血运行不畅，血行瘀滞。脾气虚弱，气血乏源，宗气不足，心脉失养。肾阳虚衰，不能治水，水饮上凌心肺，发为胸痹（扩张型心肌病等）。扩张型心肌病存在肺、脾、肾皆虚，痰瘀阻滞的病机，当标本兼治取补气固元，补肺、健脾、益肾活血之剂，分辨脏腑的阴阳偏盛偏衰、兼痰兼瘀，分别予以加减化裁。方中重用黄芪为君药，味甘微温，补益中气；配用人参、白术、甘草补气健脾为臣药，以增强其补益中气之力；当归和营养血，协人参、黄芪补气养血；酸枣仁、远志养心安神，引药入心经；茯苓健脾化痰，法半夏燥湿化痰；仙茅、仙灵脾温补肾阳，丹参、田七活血化瘀，甘草调和诸药。全方共奏益气固元、健脾补肾、化痰行瘀之效。

常用加减：气喘明显需补肺，加蛤蚧1对（另炖）；面色无华，精血亏虚明显者，加鹿角胶15克（烊化）；偏阴虚者，去红参、仙茅，加太子参15克、麦冬12克、五味子9克；偏阳虚者，加附子10—15克、吴茱萸10克、干姜10克；水肿较盛者，加泽泻15克、猪苓20克；心悸较重者，加酸枣仁30克、柏子仁15克、煅龙骨30克（先煎）、煅牡蛎30克（先煎）。

（邓斌）

三、补肾通脉汤

组成：熟地15克、山茱萸15克、黄芪30克、巴戟天15克、牛膝30克、茯苓30克、制半夏15克、制南星15克、石菖蒲15克、远志10克、川芎10克、田七10克、蜈蚣5条、全蝎10克。

功效：补肾益气、活血化痰通脉。

主治：脾肾亏虚，痰瘀互结之动脉硬化性疾病，如中风、脑动脉硬化症及颈动脉硬化、下肢动脉硬化等。

方解：方中熟地补血滋阴，益精填髓，山茱萸补肝肾之阴；黄芪以益气固本；牛膝、巴戟天温补肾阳；茯苓健脾和胃，宁心安神；远志安神益智，祛痰；石菖蒲化痰开窍；制半夏、制南星具有燥湿化痰；川芎辛香善升，能上行头目巅顶，具有活血祛瘀、祛风止痛之功效；全蝎、蜈蚣熄风止痉，温通血脉。各药相配，共奏补肾扶正、活血痰通脉的功效。

常用加减：肾阳虚：加附子、桂枝；肾阴虚加麦冬、五味，熟地加量；脾虚加四君；肺虚加玉屏风；心虚加桂枝、甘草；心悸失眠者加酸枣仁、柏子仁、煅龙骨、煅牡蛎；气滞加柴胡、厚朴；痰重者半夏30克、南星30克；瘀血者重虫类药物如全蝎、蜈蚣、水蛭、地龙。

（邢洁）

四、河鹿麻辛汤

组成：炙麻黄15克、制附子15克、细辛10克、紫河车15克、鹿角胶15克、仙茅15克、仙灵脾10克、桂枝15克、干姜10克、黄芪30克、党参20克。

功效：健脾补肾、温通心阳。

主治：脾肾亏虚，心阳不足之缓慢性心律失常，如病态窦房结综合征、房室传导阻滞。症见头晕，心悸，气短，乏力，脉迟缓者。

方解：缓慢性心律失常临床症状多样，但以迟脉是本病最主要的脉象。《内经》："其脉迟者病"，"寒气入经而稽迟。"《诊家枢要》云："迟为阴盛阳亏之候，为寒，为不足。"《频湖脉学》："迟来有一息至唯三，阳不盛阴血寒。"指出迟脉的病机在脏腑亏虚，阳虚阴盛，气虚血寒。故本病主要病机是阳气虚衰。河鹿麻辛汤为麻黄附子细辛汤加味。麻黄附子细辛汤源于《伤寒论》，为少阴、太阳两感而设，温经通阳散寒，方中用麻黄辛温微苦，温散寒邪，附子大辛大热，能温一身之阳，细辛气味辛温雄烈，助附子以内散少阴之寒，佐麻黄外解太阳之表。鹿角胶、紫河车为血肉有情之品，滋润脉道，以使脉道通利，脏腑经络有养。桂枝辛温，可温通心肾之阳。仙茅、仙灵脾辛甘温，补肾温阳。黄芪补气助阳，党参补气安神、定魂魄、止惊悸。诸药配伍后温阳散寒之力更强，能振奋阳气，心阳鼓动有力。

常用加减：兼痰湿者，加半夏、瓜蒌、制南星；兼瘀血者，加丹参、田七、赤芍、当归等药；兼心阴亏虚者，加生地、麦冬、甘草、白芍等药。

（殷建明）

五、养心归草汤

组成：炙甘草60克、党参30克、白术30克、茯苓30克、桂枝30克、炒枣仁15克、当归15克、熟地30克、阿胶30克、黄芪30克、龙眼肉15克、木香10克（后下）。

功效：养心安神，益气补血，平稳心律。

主治：各种快速性心律失常之心气血两虚者。症见心悸、头晕、气短、乏力、脉结代促者。

加减：兼瘀血加川芎、田七；兼痰浊加制南星、法半夏；兼肾虚加仙茅、仙灵脾、菟丝子；肝郁加柴胡、桂枝、龙骨、牡蛎；肺气虚加蛤蚧、红参、核桃；阳虚加制附子；阴阳两虚加麦冬、生地；湿重加豆蔻、厚朴；便溏者阿胶减量至10克。

方解：养心归草汤以炙甘草汤及归脾汤二方为基本方，合而化裁加减组成。炙甘草汤又名复脉汤，源于汉代张仲景。《伤寒论》曰："伤寒，脉结代，心动悸，炙甘草汤主之。"本方重用炙甘草，甘草《本经》曰"五脏六腑，寒热邪气，坚筋骨，长肌肉，倍气力"，有祛邪扶正之功效。炙甘草合生地滋养心阴，合人参、桂枝以温心阳，归脾汤为心脾两虚，气血不足之名方。两方相合，补益气血，阴阳双补而复脉。方中重用炙甘草补中益气复脉；党参、黄芪、白术、茯苓补气健脾以温养后天之本；熟地、当归、阿胶补血，取"血为气之母"，"补母而令子实"之意。《得配本草》认为龙眼肉"益脾胃，葆心血，润五脏，治怔忡"。桂枝温通心阳，炒枣仁养心安神，木香行气温中。加米酒益气养血，滋阴补肾，助药力，引药直达病所。诸药共奏养心安神，益气补血之功。

（殷建明）

六、通脉消斑汤

组成：熟地15克、补骨脂15克、怀牛膝15克、党参20克、黄芪30克、白术15克、姜半夏10克、制南星10克、当归10克、川芎30克、地龙10克、石菖蒲10克。

功效：益元活血，化痰通脉。

主治：各种动脉硬化性疾病，如冠心病、脑动脉硬化症及颈动脉硬化、下肢动脉硬化等周围动脉硬化症等。

方解：方中熟地补血滋阴、益精填髓，《本草纲目》有云："填骨髓，长肌肉，生精血，补五脏内伤不足，通血脉，利耳目，黑须发。"可见，熟地黄不仅有补益的功效，同时可以通利血脉；补骨脂补肾壮阳、温脾止泻，治疗脾肾阳虚之腰膝冷痛、五更泄泻，两药配伍，肾之阴阳双补，津血互生，血脉得津血滋润而通利、气血得阳气助运而通畅；怀牛膝可以补肾精、散瘀血，《药性论》："治阳痿，补肾填精，逐恶血流结，助十二经脉。"动脉粥样硬化形成的原因一方面与摄入高脂饮食有密切关系，使脂质代谢异常，形成中医所谓痰浊，滞于血脉，留而不去，凝聚成块，形成动脉粥样硬化，姜半夏、制南星、石菖蒲具有燥湿化痰、消痞散结、和胃止呕的功效；瘀血是现代中医研究动脉粥样硬化所认为的主要病机，已经有大量的研究证实川芎、当归两种药物可以从多个方面发挥抗动脉粥样硬化的作用，两药配伍一者可补血润脉、二者可活血通脉；党参、黄芪、白术补气健脾化湿，截断生痰之源，血脉壅塞不通可以导致头晕、目眩、肢体麻木、痉挛抽搐等，"诸风掉眩，皆属于肝"，地龙可以熄风止痉，温通血脉。总之，各药相配，共奏补肾活血、化痰通脉的功效。已经有动物实验证实该组方可以阻碍动脉粥样硬化兔模型的斑块增厚并具有稳定斑块的作用。

常用加减：肾阳虚加附子、肉桂；肾阴虚加麦冬、五味子；脾虚加茯苓；肺虚加百合；心虚加酸枣仁、柏子仁；气滞加薤白、厚朴；瘀血重用虫类药全虫、蜈蚣、水蛭等。

（程红）

七、清瘀活血消栓汤

组成：金银花60克、玄参30克、生地30克、当归30克、水蛭15克、地龙15克、全蝎15克、蜈蚣5条、鸡血藤30克、桂枝30克。

功效：清热消瘀活血通络。

主治：下肢静脉血栓，下肢肿痛，中医之股肿瘀热互结证，血脉涩滞，血停为瘀；瘀血内停，蓄积化热，而热毒炽盛，炼熬血液，凝而成瘀血，体内瘀血和血分之热相互搏结，阻滞脉络。患肢肿痛，局部皮肤潮红，发热，舌淡暗，苔薄白，脉沉者。

方解：方用四妙勇安汤加味治疗，四妙勇安汤由四味药物组成，金银花甘寒清香，清热解毒，甘寒清热而不伤胃，清香透达而不恶邪，为君药；玄参甘咸苦寒，凉血滋阴，泻火解毒；当归甘温而润，辛香善行，既可补血，又活血，兼有行气止痛之功，甘草甘平，泻火解毒，合用清热解毒，活血止痛。又加生地养阴清热凉血；水蛭、地龙、全蝎、蜈蚣虫类药物活血化瘀通络，鸡血藤补血行血，舒筋活络；桂枝祛风温经通络。

常用加减：痰湿较重者加姜半夏、石菖蒲；水饮较明显者加猪苓、茯苓、泽泻、白芍；热入营血证者加赤芍、犀角、丹皮，脾虚者加白术、茯苓。

（徐翀）

八、调坤育麟汤

组成：党参20克、白术20克、茯苓30克、黄芪30克、当归15克、川芎15克、熟地10克、紫河车30克、鹿角胶15克（烊化）、菟丝子15克、枸杞子15克、韭子15克、蛇床子15克、五味子10克、锁阳15克、桂枝15克、赤芍15克、水蛭10克。

功效：温肾健脾、调坤育麟。

主治：各种不孕不育证属脾肾亏虚，寒凝瘀滞者，包括女性患者多囊卵巢综合征、盆腔炎、输卵管阻塞等原因导致的不孕；以及男性精子质量低下导致的不育。症见面色淡白或晦滞，神疲乏力；女子月经延后，量少，色暗，有血块，或经间期出血等；男子精子活动度低下，腰酸痛、夜尿频等。

方解：本方以八珍汤为基础，旨在调补气血，气血不足育麟无本；加菟丝子、枸杞子、韭子温肾助阳，蛇床子燥湿杀虫，五味子补气安神，取五子衍宗汤温肾君药数位，舍其清热通淋药；又加鹿角胶、紫河车大补经血、脾肾之先天不足；加桂枝、芍药调阴阳，《本草原始》记载锁阳"补阴血虚火，兴阳固精，强阴益髓"；水蛭活血通络，《神农本草经》记载，水蛭"主逐恶血、瘀血、月闭，破血瘕积，无子，利水道"，可见水蛭自古为治妇人无子之要药，在以补益滋养为主的方药中起关键作用。诸药配伍后温阳平补，温而不燥，补而不滞，为调坤育麟之验方。

常用加减：脾虚腹胀、便溏者，暂去鹿角胶，加炒二芽、神曲、肉豆蔻、陈皮；兼心火虚旺，夜寐不安者，加肉桂、黄连；兼气阴两虚，口干者，加麦冬、甘草、白芍等药。

（徐翀）